金宇安

临证经验荟萃

金宇安　主编

中国医药科技出版社

内 容 提 要

本书系统整理了金宇安教授的临床经验及遣方用药特色。全书分为专病论治、医论医话及学术传承三部分，可供中医临床医师参考，亦可供医学生及中医爱好者学习。

图书在版编目（CIP）数据

金宇安临证经验荟萃 / 金宇安主编 . —北京：中国医药科技出版社，2017.1

ISBN 978-7-5067-8743-7

Ⅰ.①金… Ⅱ.①金… Ⅲ.①中医临床—经验—中国—现代 Ⅳ.① R249.7

中国版本图书馆 CIP 数据核字（2016）第 253322 号

美术编辑 陈君杞

版式设计 锋尚设计

出版　中国医药科技出版社

地址　北京市海淀区文慧园北路甲 22 号

邮编　100082

电话　发行：010-62227427　邮购：010-62236938

网址　www.cmstp.com

规格　710×1000mm　$^1/_{16}$

印张　14 $^1/_4$

字数　211 千字

版次　2017 年 1 月第 1 版

印次　2017 年 1 月第 1 次印刷

印刷　北京市密东印刷有限公司

经销　全国各地新华书店

书号　ISBN 978-7-5067-8743-7

定价　32.00 元

编 委 会

前　言

中医学源远流长，上启神农岐黄、仲景、叔和，名家辈出，而京城名医更是代代相承。老中医药专家的学术经验和技术专长是中医药理论与长期实践相结合的结晶，是中医学文化宝库的珍贵财富。历史的长河中涌现出一批医术高超、医德高尚的中医药专家，他们无私奉献、提携后学，将自己宝贵的学术思想和临床经验毫无保留地传授给了年轻一代，体现了"不薄古人爱今人"的可贵精神，正是他们的谆谆教诲，才使众多学子成为中医药事业的栋梁之才，使中医药学术薪火世代相传。

金宇安教授，少承家学，后师从于全国名老中医屠金城教授，熟读《内》《难》诸经，行医四十余载，临床擅于治疗脾胃病、呼吸系统疾病及疑难重症，临床辨证思路严谨，用药配伍精当，起沉疴于旋踵，于平淡中而收奇功。

本书中所记录的内容均为金宇安教授四十余年临床经验之总结，书中一方一药可启迪后学，值得年轻医师加以借鉴。本书"专病论治""医论医话"部分由金宇安教授编著，"学术传承"部分由其弟子郑燕鸿、吕晖、俞翔撰写，"医家简介"部分由工作室负责人窦进编写。

北京中医药大学附属护国寺中医医院

北京市金宇安基层老中医传承工作室

2016年1月

目 录

专病论治

医论医话

学术传承

专病论治

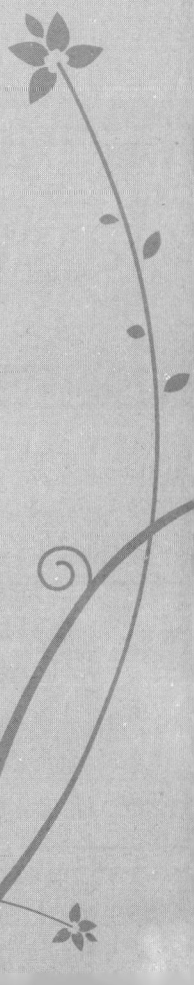

| 感　冒 |

感冒是临床中常见疾病，四时均有发作，中医学认为本病主要与风邪侵袭人体有关，并且是人体内外因素共同作用的结果。外因主要是风邪为主，并兼夹寒、暑、湿、燥等六淫邪气。内因则是人体卫外之气不足，所谓"邪之所凑，其气必虚"。《证治汇补·伤风》云："有平昔元气虚弱，表疏腠松，略有不慎，即显风症者，此表里两因之虚证也。"本病病位主要在肺卫，多表现为恶寒、发热、头痛、肢体酸痛等卫表症状，或喉痒咳嗽、鼻塞、喷嚏、流清涕等肺系症状。

一、辨证论治

对于感冒的治疗，疏风解表为要，同时要结合四时气候的不同以及人体正气强弱，因时因人，辨证治疗。

1. 春季感冒

春季气候转暖，但此时气温并不稳定，所谓"乍暖还寒"是春季的气候特点，而人体精气经过冬日的潜藏，至春阳气生发，此时感冒外感风邪易入里化热。春季感冒多见到发热、身微恶风寒、头痛等症状，是风邪袭表，肌表郁闭所致，同时可见到咽干口渴、咽痛、咳嗽等症状，提示里热已成。风盛则汗出者提示风邪偏盛，而无汗者则是表气郁闭，舌苔薄白，脉浮而滑数。对于春季感冒的治疗，要辛以散在表之风邪，凉以清内里之热。

处方：荆芥6～9g　　防风6～9g　　秦艽9g　　　连翘9g
　　　忍冬藤15g　　牛蒡子9g　　霜桑叶15g　　淡竹叶9g
　　　鲜芦根15～30g　射干9g　　　黄芩6g　　　龙葵6g
　　　生石膏30g

伴咽痛、牙龈肿痛者加黄芩；伴咳嗽者加杏仁、苏子。

2. 夏季感冒

夏季天气炎热，且暑热易兼夹湿邪为患，而此时人们为了避暑热，往往贪凉饮冷，易导致内有湿邪，复感暑热，再因为贪凉饮冷，暑热为寒邪所郁闭于体内。余形容其为"三明治证候"，临床症见：烦躁口渴，咽干头痛，微恶风寒，周身酸痛游走，面红目赤，小便短赤，汗出不畅而黏，舌红苔白，脉洪数或浮。夏季感冒治疗时要散表寒，给邪以出路，化中焦之湿，兼清暑热。但解表不可过于温燥，防助暑热之邪；化湿不可过于分利，防阴液损伤；而清暑祛湿则常加用芳香药物共奏解表清热，祛湿和里之功。

处方：香薷9g　　　茵陈15g　　　滑石12g　　　藿香15g

　　　佩兰12g　　　青蒿12g　　　法半夏6g　　　厚朴9g

　　　竹叶9g　　　生薏苡仁18g　　六一散^包15g

有大渴，大汗，脉洪大者，加石膏、知母；年老体弱之人，因热盛伤津，出现脉大而芤者，加西洋参、玉竹。

3. 秋季感冒

秋季气温逐渐转凉，且最明显的不同是天气干燥。而此时人体经过炎炎夏季的消耗，多见气阴不足，如果复感风燥之邪则症见：恶寒燥热，咽干口燥，鼻干甚至衄血，干咳少痰，舌红少津苔薄，脉浮数。在治疗上，宜采用疏风甘润解表的方法。

处方：防风6g　　　蔓荆子6g　　　荆芥6g　　　黄芩8g

　　　桑叶15g　　　知母15g　　　贝母15g　　　玄参15g

　　　忍冬藤30g　　天花粉30g　　青连翘12g　　鲜芦根30g

　　　鲜茅根30g

伴咽痛明显加金银花、大青叶；口干加天花粉、竹茹；恶寒加苏梗、薄荷；大便干燥加瓜蒌、元明粉。

4. 冬季感冒

冬季北方地区气候严寒干燥，此时人体阳气潜藏。而人们在冬季多喜食辛辣肥甘温热食品以抵御严寒，进食此类食品后多有汗出，汗出当风，易风寒袭表。故此时感冒可同时见到肌表感受风寒的单纯表寒证，以及更多见的内有郁热、外感风寒的表寒里热证。所以冬季感冒常症见：头痛恶寒，鼻塞流涕，咳嗽咳痰，无汗或少汗，周身酸痛，咽痛舌红，苔薄腻，脉浮紧或滑。风寒证，治当以疏风散寒；而表寒里热证，当以解表清热为法。

处方：荆芥穗9g　　羌活9g　　　独活9g　　　桑寄生15g

　　　炙麻黄6g　　杏仁9g　　　生石膏15g　　生寒水石6g

连翘9g	防风9g	白芷9g	锦灯笼9g

若咳痰不出，加天竺黄、瓜蒌；大便秘结加大黄、郁李仁。

5. 虚人感冒

素体正气亏虚，或因高龄久病，导致卫表不固。此种病人易感外邪，感邪后因为正气亏虚，抗邪无力，往往病势迁延，又依据症状不同而有气（阳）虚外感、阴虚外感的区别。

（1）气（阳）虚外感：畏寒肢冷，鼻塞头痛，咳嗽咳痰，小便清长，舌淡苔白，脉沉。治以温阳益气解表。咳嗽痰多，加杏仁、陈皮；恶心呕吐加竹茹、半夏。

（2）阴虚外感：鼻塞流涕，咽干头痛，口渴欲饮，干咳少痰，舌暗少津，苔薄，脉沉细。治以滋阴解表。药用玉竹、淡豆豉、葱白、甘草、桔梗、苏叶、薄荷、白薇等。表证较重者，加防风、葛根；心烦口渴甚者，加竹叶、天花粉。

二、病案举例

1. 张某，女，61岁。

主因"感冒1天"就诊。症见：恶寒汗出，肢冷，鼻塞流涕，咳嗽，黄痰，咽干痛，大便干。舌暗，苔黄，脉浮滑。

辨证：内有肺热，外感风寒。

治法：疏风解表，兼清肺热。

处方：

防风9g	连翘10g	金银花10g	桔梗10g
龙葵9g	板蓝根12g	西青果12g	黄芩10g
桑白皮10g	白前12g	生石膏30g	炙杷叶12g
鱼腥草20g	辛夷10g	薄荷^{后入}6g	鲜芦茅根^各30g

5剂，水煎服，日两次。

二诊：恶寒肢冷、鼻塞流涕已解，偶有汗出，咳嗽已愈，白痰、咽痛渐平，大便可。舌暗，苔白，脉滑。此为表证已解，湿热仍存。上方去薄荷、金银花、龙葵、辛夷、青果，减鱼腥草10g、石膏15g、鲜芦茅根^{各}15g，加茯苓15g、半夏12g。再进5剂而愈。

按语：本例表现为恶寒汗出，肌表感受风寒之邪。风为阳邪，其性开泄，风郁肌表，营卫不和，故见汗出；寒侵肌表，故见恶寒；但同时见到咳嗽、咽痛、黄痰为外邪入里化热，热扰于肺之证；大便干燥但无痞满燥实、腹痛等表现，辨证为肺气失宣，导致大肠传导失司，而非阳明热证。总之外有表寒，内有里热，治疗时以辛温性平的防风、辛夷疏解表邪，开腠理；石膏、黄芩清肺；龙葵配伍西青果是治疗咽痛常用的药对配伍，清热利咽以开喉闭。

2. 张某，男，92岁。

主因"感冒3天"就诊。症见：鼻塞流涕，身痛，偶有咳嗽，少痰，神疲气短，不思饮食，大便稀溏。舌暗，苔水滑，脉沉细。

辨证：中阳亏虚，外感风寒。

治法：温阳益气，解表祛邪。

处方：党参10g　　生黄芪20g　　白术12g　　防风9g
　　　辛夷10g　　羌活8g　　　半夏10g　　云茯苓15g
　　　白芷9g　　　陈皮12g　　干姜10g　　防风9g
　　　枳壳9g

4剂，水煎服，日两次。

一诊：鼻塞身痛已愈，饮食渐复，气短好转，大便仍溏。舌暗，苔薄，脉沉细。此为表证已解，正气渐复，但中阳亏虚。上方去辛夷、羌活，减陈皮9g，改党参15g，加谷芽9g，再进4剂。

三诊：活动后气短减轻，胃纳渐增，大便正常。舌暗，苔薄，脉沉细。脾湿仍重，加肉豆蔻6g。再进5剂，诸症皆平。

按语：此患高龄体弱，阳气不足，复受外寒。《伤寒论》曰："太阳病，或已发热或未发热，必恶寒体痛，脉阴阳俱紧。"患者周身疼痛，外寒束表之象明显，但出现神疲气短、纳呆便溏为脾肾阳气虚衰之象。以党参、白术建中焦之气以为屏障；生黄芪补肺气以助祛邪；加防风、白芷、羌活、辛夷散在表之邪；二陈降气、燥湿，以绝生痰之源，防其痰湿内生，阻滞肺气；干姜温脾阳以助生化之源。待表证已解，则辛散之药及时停用，防止耗伤正气。

总之，感冒一病，其外感者，应随季节变化而调整用药。因感邪轻重不同，寒热性质各异，症状亦有分别。其来路为口鼻与皮毛，故去路当为疏解得汗，通便利水。但在发病早期，为尽快驱邪外出，应慎用或不用攻下之剂，以免引邪内陷。而在外邪已去大半之后，则应遵"伤寒下不厌迟，温病下不厌早"之旨。内伤者，应避免过早进补，以致闭门留寇。

|咳　嗽|

　　咳嗽是肺系疾病的主要临床表现，基本是人体祛除呼吸道异物的一种自我保护方式，有利于痰液的排出，但咳嗽的症状过重则会影响正常的工作和生活。肺居上焦，古人将肺视为娇脏，言其不耐寒热，易被外感六淫及内生五邪所扰。而且肺朝百脉，百脉皆朝于肺，所以人体五脏六腑所生疾病，皆可影响肺的宣发肃降，导致咳嗽的发生。《素问·咳论》云："五脏六腑，皆令人咳，非独肺也。"说明咳嗽的发生，可以涉及肺以外的其他脏腑，因此古人又有肾咳、脾咳等称谓。但立论多繁，张景岳"咳嗽之要有二，曰外感、曰内伤"之论比较简单明了，又似乎失之过简。余以为，可将咳嗽发生的基本病机变化分为虚实二纲，风、寒、痰、热四端为目。

一、辨证论治

1. 风气盛者

　　肺居上焦，是为阳位，风邪为百病之长，善行而数变，易袭阳位，所以说"风邪上收，首先犯肺"。故外感风邪，风气盛于肺，可称为实风。实者，邪气壅实，肺气被外风所束。风盛则痒，所以外风所致咳嗽，多见咳嗽咽痒，咳而上气，可见到少量白色痰液，舌淡红，苔薄白，脉浮。治疗以疏风宣肺止咳为法。药用：桔梗、甘草、白前、马勃、紫菀、荆芥、化橘红、百部、芦根，风邪化热者可加金银花、黄芩、薄荷。另有虚风伤肺者，是内生之风，其人或因肝阳素亢，木火刑金，久而津液耗伤，或思虑忧郁，肺主志节，忧思日久伤肺，津液不布，肺失濡润，日久虚风内生，可见咽痒作呛而咳，咳声干哑声嘶，舌红而干，苔黄少而干，脉细弦。治以润肺息风降逆止咳。药用：青黛、海蛤壳、沙参、甘草、枇杷叶、杏仁、桑白皮、牛蒡子，肝热者加茵陈、天竺黄、龙胆草；声音嘶哑者加龙葵、北豆根、西青果。

2. 寒郁肺气

实证为外感寒邪，营卫不和，肺气为外寒所束，或过食生冷。手太阴肺经起于中焦，还循胃口，故滋食生冷可郁闭肺气，清肃之令不行，作咳，多见恶寒，周身酸楚，胃中冷，咳嗽声重而深，舌淡苔白，脉弦紧。治疗以温肺散寒止咳为法。药用：麻黄、桂枝、杏仁、生姜、白芍、细辛、半夏、炙甘草，寒甚者加干姜；胃中冷痛，泛吐痰涎者加茯苓。肺中虚寒往往是因为脾之阳气亏虚，寒饮上逆袭肺，多见咳嗽痰稀白，咳声低怯，恶寒，乏力，面浮肢肿，舌淡水滑苔，脉沉细。治以温肺建中，化饮止咳为法。药用：茯苓、桂枝、生姜、甘草、五味子、细辛、陈皮、党参、白术，阳虚较重者可加干姜、附子。

3. 痰湿咳嗽

肺本身有通调水道之功，其人多长期吸烟，导致肺气不利，水道不畅，聚液为痰，痰阻肺气，是为实痰，多见咳嗽晨起较重，往往咳痰量多，痰黏稠，色灰秽浊，痰郁化热者可见黄痰，舌暗，苔白腻，脉滑。治以化痰止咳为法。药用：白芥子、炙苏子、莱菔子、百部、清半夏、化橘红、茯苓、冬瓜了、瓜蒌、葶苈了、鱼腥草，痰热者加浙贝母、竹茹、黄芩、桑白皮。虚痰者，多为脾虚生痰，平素奔波劳碌，或嗜酒肥甘，导致脾气亏虚，失于健运，痰湿内生。所谓"脾为生痰之源，肺为贮痰之器"是指痰湿最易壅阻肺气，治疗要健脾化痰，宣肺止咳，要使脾胃功能恢复，以绝生痰之源。药用：党参、白术、陈皮、甘草、法半夏、茯苓、鸡内金、莱菔子、槟榔，气虚甚者加黄芪、佐少许干姜以少火生气，助脾之运。

4. 火热咳嗽

实者或感受热邪，或内热熏蒸，肺火上逆，可见咳嗽咳引胸痛，痰黄或见痰中带血丝，恶热口渴，便秘，舌红苔黄，脉数。治以清肺降逆止咳。药用：生石膏、金银花、连翘、黄芩、杏仁、浙贝母、瓜蒌、薄荷、鲜芦根、鲜茅根、生薏苡仁、桔梗，便秘者加大黄、玄明粉。虚热者多为肺阴亏虚，或热病之后，热邪留恋，肺热叶焦，可见干咳无痰，口燥咽干，潮热盗汗，舌嫩红，少苔，脉细数。治以清热养阴，润肺止咳。药用：百合、天冬、麦冬、沙参、川贝粉、半夏、蜜紫菀、蜜款冬花、百部，热盛者加知母、石膏、竹叶。

二、病案举例

1. 马某，男，65岁。

主因"咳嗽3天"就诊。症见：咽干，咽痛，痰黄量多，无明显胸闷，纳可，二便尚可。舌暗苔黄，脉浮细滑。

辨证：痰热郁肺，外感风邪。

治法：清热化痰，解表宣肺。

处方：防风10g　　牛蒡子10g　　杏仁10g　　生石膏30g

　　　海浮石30g　　葶苈子20g　　海蛤壳15g　　射干15g

　　　制白前15g　　鱼腥草20g　　枳实12g　　北豆根6g

　　　龙葵10g　　鲜芦茅根^各30g

7剂，水煎服，日两次。

二诊：咳嗽大减，痰量减少，咽痛已平。舌暗苔白，脉细滑。热象已去，痰湿仍存，上方去防风、牛蒡子、射干、北豆根，减海浮石15g、葶苈子10g，加法半夏10g、茯苓15g、白芥子10g。继服7剂，咳嗽遂止。

2. 李某，女，60岁。

主因"咳嗽反复发作1月余"就诊。症见：干咳少痰，昼重夜轻，气短乏力，咽干口渴，不思饮食，二便尚可。舌暗少津，苔薄，脉沉弦。

辨证：肺津亏虚，肺气上逆。

治法：润肺降逆，滋阴清热。

处方：生赭石^先30g　　旋覆花9g　　杏仁10g　　紫菀12g

　　　射干15g　　白果12g　　白前15g　　盐知母12g

　　　百部20g　　百合20g　　二冬^各15g　　枳实12g

　　　沙参30g　　黄精15g　　熟地黄15g　　白豆蔻10g

　　　川贝粉^冲6g

7剂，水煎服，日两次。

二诊：咳嗽渐平，咽干口渴好转，饮食渐复，仍有气短。舌暗苔薄，脉沉细滑。痰湿渐去，脾气渐运，上方去生赭石、旋覆花、射干，减百部10g、白果6g，加太子参15g、茯苓15g、焦三仙30g。继服7剂，咳嗽未再发作。

按语：依据一天中咳嗽最剧烈的症状出现在何时，亦对于咳嗽的辨证治疗有参考意义。如白天无咳嗽而到夜间咳嗽明显，结合时辰，在凌晨2~3时，这个时辰正值肝胆主时，说明肝胆气盛，导致木火刑金。咳嗽之声本出在肺，患者夜间咳嗽，伴有胸胁痞满，两胁胀痛，咳嗽剧烈时可见痰中带血，此种病人，多为木火刑金，舌脉多表现为舌红苔黄，脉弦滑而大，属于肝气旺盛，导致肺气不得宣降。治疗可选平肝降逆之品，方药可选咳血方加减化裁，加用生赭石、旋覆花、生石决明、生龙骨、生牡蛎、青黛、海蛤壳、苏子、枳实、葶苈子、青礞石、煅海浮石、射干、白前，治以平肝降逆，肃肺止咳。

又如同是咳嗽，在晨起3~5时，咽痒咳嗽，干咳无痰，咳声低却，舌红，舌体瘦薄，舌质红无苔，脉沉细数，此时为阳气将升，而患者阴液不足，故阴阳交替之时，阳气蒸腾阴液，津液不足，水不济火，阴虚肺燥。药用：知母、贝母、玄参、天冬、麦冬、石斛、荷叶、藕节、桑叶、百合，治以滋阴润肺，生津止咳。

再如咳嗽以日间9~11时为主，是脾经主时，"脾为生痰之源，肺为贮痰之器"，同时见到痰声辘辘，量多，面目虚浮，黄胖，舌苔白或黄腻，脉沉细，或濡缓。患者不欲饮食，脾胃困顿，是脾虚痰湿内困，此种咳嗽与脾虚兼有痰湿相关，方药可选二陈汤及导痰汤合裁。药用：桔梗、清半夏、茯苓、白术、陈皮、白芥子、橘红、款冬花、桑白皮、生薏苡仁等，治以健脾和中，祛痰止咳。

咳嗽作为临床的常见病，无论外感内伤，总要四诊相合，谨守病机，寒者温之、热者清之、痰者化之、风者散之、虚者补之、实者泻之。总之以肺气清肃，通宣为顺；肺气充足，津液润泽为要。

| 哮 病 |

哮病是一种发作性的痰鸣气喘疾病，发作时常伴有喉中哮鸣，呼吸迫促，甚或张口抬肩，不能平卧的症状表现。哮病的发生大多由于脾肺气虚，痰湿内蕴，上扰郁肺，每遇外邪侵袭、饮食不当、情志抑郁、体虚劳倦等诱因引发，导致痰气互结，壅阻气道，肺失宣降，气道狭窄，一呼一吸引动停痰，从而引发高亢的痰鸣音，如水鸡声。此病之发，与肺之宣化、脾之运化、肾之温化密切相关。

临证时要根据病人的具体病情选择治法，在急性期，当降气平喘豁痰攻邪以治其标。病势趋缓后，当补其不足，扶正治本。

病案举例

1. 蒋某，男，11岁，2008年9月6日初诊。

主因"每年入秋发作哮喘4年"就诊，现咳嗽夜间发作，不得眠，痰吐清稀，大便次数增多，小便清长，面色暗黑，形寒体瘦，不思饮食，动则气喘，喉中哮鸣。舌质淡，苔白厚腻，脉沉细无力。

辨证：脾肾阳虚，水湿蕴肺。

治法：温阳利水，健脾和胃。药用二陈丸加味。

处方：

茯苓12g	清半夏10g	陈皮10g	白术15g
射干10g	桂枝6g	炮姜6g	白芍12g
细辛1g	桑白皮10g	苏梗9g	焦三仙30g
橘络6g			

7剂，水煎服，日1剂。

二诊：服药后，痰量减少，夜间咳嗽减轻，仍有胸闷，喉中哮鸣时作。上方加生姜5g、款冬花9g、白芥子6g，再服7剂。

三诊：咳嗽咳痰明显减轻，喉中哮鸣减少，胸闷已缓解，但仍不思饮食，乏力，上课精神不集中，大便日行4次，不成形，时有腹胀，小便量多色白。舌质淡，苔白滑，脉沉细。

处方：

党参12g	白术12g	茯苓12g	生姜6g
砂仁^{后入}6g	炮附子6g	防风9g	陈皮9g
白芥子6g	炮姜9g	射干10g	诃子9g
焦三仙30g	鸡内金15g	车前子15g	

7剂，水煎服，日1剂。

四诊：服药后夜间无明显咳嗽，已无明显喉中哮鸣，进食量渐增，精神转佳。继服前方1月，诸症痊愈。

2. 谭某，男，41岁，2010年3月17日初诊。

主因"哮喘反复发作3年余"就诊，近半月来因大怒后发作更甚，胸部憋闷明显，连及两胁肋，痰多咳喘。胸部起伏不定，咯黄黏痰，不易咯出，咽干且痒，心急易怒而口唇紫，大便黏腻不爽。舌质暗红，苔黄厚腻，舌体胖大，脉弦滑细，平素嗜烟嗜酒。

辨证：肝气犯肺，痰热上扰。

治法：平肝降气，清肺化痰。

处方：

生赭石30g	旋覆花^包9g	炙麻黄9g	杏仁泥10g
生石膏^先30g	青礞石30g	射干15g	黛蛤散^包15g
制白前15g	海浮石30g	黄芩12g	川楝子12g
茯苓9g	枳实12g		

7剂，水煎服，日两次。

二诊：哮喘减轻，胸憋咳痰好转，咽痒仍作，时咳，大便不爽。上方减炙麻黄、生赭石，加葶苈子20g、北胡连6g、锦灯笼6g，再进7剂。

三诊：哮喘再减，咽痒好转，咳嗽已止，排便通畅，便后乃感胸膈爽然。上方继服10剂，以善其后，并嘱其少食肥甘厚腻之品，少饮酒勿吸烟，适当锻炼身体。

3. 姜某，男，57岁，2011年10月22日初诊。

主因"咳喘数年"就诊，遇冷即发，屡治未愈，曾服用孟鲁司特纳片或使用沙丁胺醇气雾剂等。症见：面色苍白少华，眼睑浮肿，喘息抬肩，呼吸急促，不能平卧，形寒肢冷，痰多纳呆，大便溏薄，小便失禁。舌质暗，苔薄滑，脉浮而无力。

辨证：痰气上逆，肾不纳气。

治法：温肾纳气，益肺平喘。

处方：

生晒参10g	党参30g	生龙骨^先30g	生牡蛎^先30g
蛤蚧^{另煎}1对	射干15g	白前15g	橘红15g
山茱萸15g	胡桃肉10g	百合30g	茯苓20g
黑附片9g			

7剂，水煎服，日两次。

二诊：药后稍有缓解，呼吸舒畅，左右转侧可以入睡，不思饮食，腰膝酸软。

处方：

红参10g	海浮石30g	蛤蚧1对	射干15g

款冬花15g	山茱萸15g	白果10g	黑附片9g
橘红15g	桂枝6g	百合30g	细辛2g
生龙骨^先30g	生牡蛎^先30g	五味子15g	

7剂，水煎服，日两次。

三诊：气力有佳，畏寒减轻，二便好转，面色略见泛红，喘息抬肩未作。上方再增白术15g、鸡内金20g、焦三仙30g，以后天补先天，服药近两个月，病愈如新。

4. 余某，女，22岁，2012年4月19日初诊。

患者咳喘13年，每逢春季发作，每晚发作，持续1～2周，曾用氨茶碱、激素、脱敏等疗法，针灸中药只能稍有缓解。症见：面色㿠白虚浮，喘息咳嗽，胸部憋而气短乏力，心悸汗出，不得平卧，痰多纳呆，大便干，小便赤。舌质红，苔薄干，脉象浮细。

辨证：气阴两伤，邪热壅肺，失于清肃。

治法：益气养阴，清热化痰，肃肺定喘。

处方：
麻黄3g	杏仁10g	知母10g	生石膏^先30g
苏梗10g	瓜蒌皮20g	清半夏12g	生藕节20g
制白前15g	玄参5g	北沙参30g	鲜芦根30g
冬瓜仁30g			

5剂，水煎服，日两次。

二诊：前日哮喘稍减，胸憋时有针刺感，痰黄带血丝，咽痒口干，心急躁扰。此乃余热未清，热入营血。当施以透热转气，清营凉血之法。

处方：
青蒿10g	连翘12g	忍冬藤12g	玄参15g
知母15g	生石膏^先30g	荷叶15g	生藕节30g
桃仁10g	红花10g	炒栀子12g	粉丹皮15g
胆南星12g	地骨皮20g	野百合20g	莲子15g
鲜芦根30g	鲜茅根30g		

5剂，水煎服，日两次。

三诊：药后胸憋刺痛大减，心急躁扰好转，痰中带血丝仍不除。故上方减桃仁、红花、连翘、忍冬藤、青蒿、地骨皮，加黄芩9g、仙鹤草20g、大小蓟^各15g、白花蛇舌草15g、棕榈碳15g、白及6g、百合20g、生地黄30g，7剂。

四诊：药后喘憋已止，痰中带血已除，余症皆轻，上方再进5剂而安。

按语：病例1为脾肾阳虚，水湿上浮于肺，肺失宣降所致，故采取温阳补气以化气行水。桂枝、细辛、炮姜为君药以治其本，辅以半夏、茯苓、陈皮、桑白皮宣肺平喘以治其标，再增以白术、焦三仙、生姜健脾利湿，以绝生痰之源。

病例2属素体痰湿壅盛，情志抑郁，化火上涌于肺，肺失清肃，故又有木火刑金之谓。当用生赭石、旋覆花、青礞石、黛蛤散平肝降气，肃肺下行；炙麻黄、杏仁、生石膏、黄芩、枳实宣肺化痰，止咳定喘。

病例3乃属肾阳不足，气不化水，湿困中焦，脾失健运，土不生金，金气亦虚，审病求因当以温阳利水，健脾补肺为法。用生晒参（红参）、胡桃肉、黑附片、桂枝补肾温阳、化气利水；加山茱萸补阴济阳，配合蛤蚧补肺纳气；生龙骨、生牡蛎潜阳固脱，使之阴阳交汇，气机和顺。

病例4证属气阴两虚，湿热久蕴，入于血脉的病理反映。"冬伤于寒为之伤寒，春伤于阴为之温病"，此病人待春患病说明邪热内陷入于营血，出现胸憋针刺感，痰中带血丝。故用黄芩、荷叶、生藕节、白花蛇舌草、生石膏清肺浮火；知母、玄参、百合、生地黄清热养阴；仙鹤草、大小蓟、棕榈碳、白及凉血止血，从而达到祛病愈疾之效。

"肺为娇嫩之脏"，外感上浮之邪，内伤七情之郁，皆可侵犯肺之清旷，继而发病。在治病时，一定要把握住"攘其外安其内"之要。对于外来之邪，或辛温或辛凉或寒温并用，宣肺解表，驱邪引达；附于自内而生之邪如寒、湿、热、痰等病理产物，或宣肺，或肃肺，或散寒，或化痰并施，肃肺降气，止咳平喘。如果出现邪实正虚，要适其病情，实几分泻几分，虚几分补几分，不可犯虚虚实实之诫。

| 喘　证 |

喘证主要表现为呼吸困难，甚则张口抬肩，患者体力活动明显受限，严重者无法自行穿衣起床。《素问·五邪》谓："邪在肺，则病皮痛，重热，上气喘，汗出，喘动肩背"。《素问·举痛论》曰："劳则喘息汗出"。喘证病因主要是外邪侵袭、饮食不当、情志所伤、劳欲久病等。究其病机主要是宗气不利，无法贯息道以行呼吸。当责之于肺，久病者多为肺肾两虚，升降失司。"肺为气之主，肾为气之根"，故有虚实之分。其中实证，多为肺气壅实，因外邪、痰浊、肝郁气逆、宣降不和所致。而虚证，应责之在肺肾两虚，气失所主与摄纳。结合临床表现又可分为肺阴不足、肺气不足、肾阴不足、肾阳不足。

一、辨证论治

1. 实喘

（1）风寒外袭：呼吸急促，胸部胀闷，痰多稀薄而带泡沫，色白且黏，并伴有恶风、恶寒、周身酸楚，无汗，舌暗，苔薄白，脉浮或紧。治宜宣肺散寒。药用：麻黄、桂枝、防风、荆芥穗、紫苏子、杏仁、射干、清半夏、茯苓、陈皮、甘草等。

（2）表寒里热：胸憋或痛，呼吸气粗，咳而不爽，咳痰黏稠，微恶风寒，汗出，口渴。治宜解表清热，化痰平喘。方药以麻杏石甘汤加减，药用：麻黄、杏仁、生石膏、黄芩、鱼腥草、瓜蒌、金银花、连翘等，痰黏不易咳出，加海浮石、葶苈子、胆南星、黛蛤散、天竺黄；咽痛可加射干、锦灯笼、马勃。

（3）痰热郁肺：胸部胀痛，痰多色黄或夹有血丝，胸中烦闷，身热有汗，口渴而喜饮。治宜清热化痰，宣肺平喘。药用：茵陈、款冬花、冬瓜仁、生石膏、龙葵、生寒水石、桑白皮、黄芩、知母、射干、瓜蒌皮、前胡、地龙等，咳痰腥臭可加鱼腥草、桃仁、红花、生藕节、荷叶；口干口渴可加天花粉、麦冬。

（4）痰浊阻肺：喘而胸满闷痛，痰多黏稠色白，咳吐不利。治宜祛痰降逆，宣肺平喘。药用：陈皮、半夏、白芥子、天南星、干姜、细辛、莱菔子、苏子、茯苓等。

（5）肺气郁闭：每因情志刺激而诱发，息粗气憋，胸闷胸痛。治宜开郁降逆，宣肺平喘。药用：生赭石、旋覆花、醋柴胡、射干、麻黄、海浮石、煅青礞石、沉香、木香、厚朴花、枳壳、苏子、杏仁等。

2. 虚喘

（1）肺气虚：喘促短气，自汗畏风，痰少痰稀，舌质淡，苔薄，脉沉弱。治宜补肺益气。药用：黄芪、人参、党参、五味子、陈皮、茯苓、白术、桑白皮、薏苡仁等，咽干口渴可加北沙参、天花粉、知母、川贝母、玄参、石斛；潮热盗汗可加地骨皮、青蒿、鳖甲。

（2）肾虚不纳：喘促日久，动则喘甚，呼多吸少，浮肿汗出，肢冷而青，唇紫，舌淡，苔白或黑而润滑，脉沉细或沉弱；或兼面红烦躁，口咽干燥，足冷，汗出如油，舌红少津，脉细数。治宜补肺益肾。药用：黄芪、人参、蛤蚧、熟地黄、山茱萸、山药、肉桂、附子、白果、胡桃肉、紫河车、煅龙骨、煅牡蛎等。

因"肺为娇脏"，故用药时不可攻伐太过，且在正气尚支之时，切不可过早补虚，以免引邪入里，闭门留寇。

二、病案举例

1. 何某，男，78岁。

主因"咳嗽喘息反复发作20余年，加重3天"就诊。症见：咳嗽，喘息气促，痰多色黄，可平卧，微恶寒，气短乏力，咽干咽痛。舌淡，苔黄腻，脉弦细滑。此乃久病，素痰伏肺，复受外邪，引动内痰所致。

辨证：痰浊阻肺，外感寒邪。

治法：祛痰降逆，宣肺平喘，兼以解表。

处方：牛蒡子9g　　蝉蜕6g　　　炙麻黄9g　　杏仁10g
　　　　射干15g　　白芥子15g　　海蛤壳15g　　苏梗12g
　　　　桑白皮12g　海浮石30g　　青黛面^(包)6g　炙白前15g
　　　　炙杷叶10g　芦茅根^(各)15g　防风10g　　荆芥10g

7剂，水煎服，日两次。

二诊：咳嗽喘息减轻，痰色转白，量亦减少，咽痛已平，但仍觉气短乏力。舌暗，苔白厚，脉沉弦滑。表证已解，热象渐去，痰湿仍重。上方去蝉蜕、炙麻黄、青黛面、牛蒡子，改射干9g，加莱菔子30g、法半夏12g、茯苓15g，续服7剂。

三诊：偶有咳嗽，喘息明显减轻，痰少色白，不思饮食，活动后气短。舌暗，苔白，脉沉弦。痰湿渐去，本虚明显，可予扶正培本之品。上方减白芥子6g、桑白皮9g、海浮石15g，加太子参15g、焦白术9g、砂仁6g、黄精15g，再进7剂。而后病情平稳，未再发作。

2. 刘某，男，67岁。

主因"咳嗽喘息反复发作20余年，加重1天"就诊。症见：咳嗽喘息，不能平卧，动则尤甚，痰少色白，形体肥胖，自汗出，腰膝酸软，畏寒肢冷。舌暗，苔薄白，脉沉细。

辨证：痰湿内蕴，肺肾不足。

治法：化痰平喘，补肾纳气。

生牡蛎12g	青黛^{面包}6g	北沙参15g	葶苈子12g
肉桂2g	五味子6g	杏仁9g	苏子12g
炙紫菀9g	炙杷叶10g	白果9g	熟地黄12g
胡桃肉9g	苏梗12g	瓜蒌30g	莱菔子15g
蛤蚧^{另煎}1对			

5剂，水煎服，日两次。

二诊：喘息渐平，已能平卧，自汗已止，四肢转温。舌暗，苔薄，脉沉细。上方再进7剂，而后未见明显发作。

按语：喘证以中老年患者居多，年青者为少数。其中年青者，多表现为实证；中年者，多为虚实夹杂，如阴虚湿热、阴虚痰热等；老年患者，更多合并阴损及阳或阴阳两虚，如阳虚水泛等。所以根据患者年龄发病的特点，遣方用药亦各不同。

| 温 病 |

温病是外感疾病的一种，感受时令热邪，可感而即发，也可见到伏气所发。无论新感或伏邪，一旦发病，即以发热为主要证候。

一、辨证论治

余以为，对于温病的治疗可分为清凉疏表、清热解毒、清营凉血、滋阴生津等几个方面，因其所感常因时令季节不同以及人体正气强弱、脏腑功能各异而有所不同。

治法上，清凉疏表，适用于温病初起，如风温、暑温初期夹证各不相同。对于温病的病机变化及传变，以三焦、卫气营血为其纲目。新感时邪，病尤在表，见到恶寒轻或不恶寒而恶风、发热、咽痛口渴等热郁肌表证，所谓"有一份寒热就有一份表证"。外感疾病多有恶寒发热，但感受寒邪与温热邪气的区别主要在于是否有口渴症状。口渴是津液损伤，不能上承于口的表现，温热实邪伤人，在初期就会损伤人体津液。《伤寒论》言："太阳病，发热而渴……为温病。"此时邪气郁于肌表，营卫不和，所以可见到轻度恶寒，或恶风症状，多伴有汗出而热度不退。

治疗要清疏在表之邪，结合发病季节，春季风温者，银翘散主之，但是应用银翘散时要注意患者是否有恶寒症状，如有则说明表邪郁闭，荆芥、豆豉可用；如不恶寒，如热较重而只见到轻微恶风汗出，则说明热盛，且热邪有深入之势，则应减荆芥、豆豉，酌加葱白清疏表邪；如见到寒热往来，伴有恶心等症状，则加柴胡、黄芩。夏季发病者，多为感受暑湿邪气，往往是因为天气炎热，暑热袭人，而人们为避暑邪，多贪凉饮冷，使得暑热复为寒所闭，可用新加香薷饮加藿香、佩兰。湿邪郁表，见到肌肉关节酸楚、疼痛者加羌活、独活；里湿重，见到腹泻便溏，小便短少者可参以藿朴夏苓汤；热重见烦渴引饮者则加生石膏、寒水石。

二、病案举例

1. 李某，女性，53岁。

主因"反复发热4年，加重5天"就诊。患者连续4年，每于夏末秋初必有发热，经中西医治疗两月方愈。此次就诊，患者已发热5日，体温最高可达40℃～41℃，于外院查：白细胞：25×10^9/L，胸片、CT、核磁共振（MRI）未见明显病变。西医考虑肺部感染，给予抗病毒抗炎治疗罔效，故来我门诊就诊。就诊时患者面暗黑，周身无力，每以午后发热，至夜间体温逐渐上升，四肢欠温，恶心欲呕，口渴不欲饮水，大便尚调，小便短黄。舌质暗，苔黄厚腻，脉沉细且弱。

辨证：湿热内蕴，卫气失宣。

治法：清热利湿，宣达卫气。

处方：茵陈20g   藿香12g   杏仁10g   半夏12g

连翘12g   六一散^包15g   佩兰12g   胡连6g

青蒿10g   厚朴12g   通草5g   黄豆卷12g

生薏苡仁30g

5剂，水煎服，日两次。

二诊：药服1剂后退热，体温降至37.8℃。两剂后，大便稀溏，日排4次，时有腹部下坠感，知饥而不知食，舌质暗，苔薄黄而干，脉沉细而数。3剂后，大便泻下不止故停药。此为湿热渐去，阴液不足，上方去茵陈、胡连、青蒿，加麦冬12g、石斛12g、玄参15g、生稻芽30g，再进7剂。

三诊：大便稀溏已止，体温正常，口干口渴，饮食渐进，乏力困倦已蠲，恢复常人。

按语：清热解毒多用于邪热入里，蕴于肺胃，或湿热相合，或感受四时不正之气，导致热毒炽盛。清热解毒法应用时临床上要注意是否兼夹有湿、食等积滞。单纯的热邪，充斥于气分，白虎汤主之，如大烦渴，饮水不解，且伴有乏力，可加人参叶、天花粉、五汁饮；如烦渴周身不汗，四肢厥冷，是热邪郁阻，所谓热深厥深者，可稍加生姜、葱白、栀子、豆豉。暑温者可用三石汤治疗，药用生石膏、滑石、寒水石、竹茹、金银花、杏仁等。秋季燥热伤人，宜清热润燥，桑杏汤合翘荷汤主之，药用桑叶、杏仁、浙贝母、沙参、连翘、薄荷、生甘草、栀子、桔梗、绿豆。如果热邪与肠内饮食糟粕结合，出现痞、满、燥、实等证，或见谵语者，当增液承气汤、调胃承气汤、大承气汤等急下存阴，神昏者加紫雪散。

应用时注意，须防止阴液因过度泻下而损伤。如果只见到腹满，小便不利，或灼热，舌黄燥，脉沉实，而没有大便干结，是热结于小肠，热盛阴伤，可予冬地三黄汤和导赤散，药用麦冬、黄连、鲜芦根、玄参、金银花、黄芩、生地黄、生甘草、竹叶、木通等；如果热邪与湿邪相合，轻者三仁汤加泽泻、水红花子清宣渗利；纳呆，口中黏腻，大便黏滞不爽者可加大黄、茵陈、槟榔、厚朴、枳实；湿热蕴毒，可以黄连解毒汤、清温败毒饮、甘露消毒丹治之；热邪郁阻肺气，喘而汗出者，麻杏石甘汤可用。

2. 刘某，女性，17岁。

主因"发热咳嗽3天"就诊。症见：咽痛咽痒，口苦心烦，体温39℃，大便干结。舌红，苔黄厚，脉弦滑。

辨证：邪热入于肺胃。

治法：清肺通腑。

处方：麻黄6g　　　桔梗10g　　　生石膏30g　　　黄芩12g

　　　连翘15g　　　杏仁12g　　　大青叶15g　　　熟大黄9g

　　　蒲公英30g　　生藕节30g　　瓜蒌30g　　　　马勃6g

2剂，水煎服，日两次。

二诊：烧已退，咳嗽好转，痰量仍多且黏，不易咳出，大便已通。热邪渐去，湿邪留恋，上方去熟大黄、生石膏、马勃，加鱼腥草20g、化橘红12g、黛蛤散^包15g，再进5剂而愈。

按证：热入营血，是温病的常见证候，顺传、逆传都可见到，这种传变往往发生比较迅速，传变过程的时间较为短暂。此阶段更多见到危重症，甚至导致病人死亡。要注意热邪入营的征兆：往往病人出现发热，最高体温的出现时间向夜间移动，同时最高体温出现时伴有短时的烦躁，言语中词不达意，舌色红绛，舌苔津液减少。叶天士云："入营尤可透热转气"，所以在气分热最盛之时可酌加丹皮、赤芍，或合用玉女煎，防其气血两燔，泻热入营。一旦出现言语词不达意，身热夜甚，则清营汤应及早用之。出现谵语、神昏，清宫汤主之，药用玄参、莲子心、竹叶、连翘心、水牛角、连心麦冬，可合用安宫牛黄丸，但若因该药价格较为昂贵或当药房有所不备之时，亦可用安脑丸短时代替。如见到头目晕眩，头痛欲裂，须防热盛动风，可加羚羊面、菊花、天麻清热息风；如出现皮肤斑疹、则化斑汤合银翘散去豆豉、荆芥，加大青叶、青黛；鼻衄、尿色深红者加大小蓟，或犀角地黄汤主之。

3. 佟某某，女，82岁。

主因"尿频、尿急、尿痛并发热1天"就诊。患者昨晚自觉尿频、尿急、尿痛，并出现发热，无恶寒，自测体温38.2℃，尿液色深黄，无肉眼血尿，自服维C银翘片口服治疗，因发热症状未见明显好转，前往当地医院就诊。后患者转来我院住院治疗，诊断为泌尿系感染。入院后给予静点抗生素及静脉补液治疗，但体温无明显变化，仍尿频、尿急、尿痛及发热，最高体温可达40℃，先有寒战继而发热，以夜间为甚，每于晚间21～22时体温达到最高。家属诉发热时有短时言语混乱，词不达意，汗出，肋胀满如束带，头晕头胀痛，周身乏力，恶心不欲饮食，口苦，眠可，大便调。舌淡，苔少，舌中有裂纹，脉滑数。考虑患者柴胡证备。

辨证：少阳枢机不利，热入营血。

治法：和解少阳，清营透热。以小柴胡汤合并清营汤化裁。

处方：

柴胡12g	黄芩6g	半夏9g	党参15g
甘草15g	百部9g	生地黄15g	金银花15g
竹叶9g	玄参12g	牡丹皮9g	麦冬15g
生姜10g	水牛角丝10g		

2剂，水煎服，日两次。

二诊：服药两剂后患者体温降至36.4℃，神志清，饮食渐增，尿频急涩痛减轻，仍有口干，胸胁束带感。舌淡，苔少，舌中有裂纹，脉沉细数。考虑热病伤阴，肝郁不疏，以一贯煎善后治疗，诸症好转，患者出院。

按语：温热伤津最速，尤其是到温病后期，阴津损伤，故生津滋阴是第一要素，正如古人所云"有得一分津液，便有一分生机"。但此时还应注意是否还有余热，正是"须防灰中有火"，所以生津滋阴清解余热兼顾。同时注意在温病后期津伤的同时，多夹杂有气虚之证，还要注意固护正气，尤其是脾胃之气，用药不可过于滋腻碍胃，这样不利于病情的恢复。可选用竹叶石膏汤、沙参麦冬汤、清络饮，湿温后期可酌加杏仁、生薏苡仁、滑石、竹叶、黄豆卷。

温病是一种阳热亢盛的疾病表现。其发病因素如外界天时气候的影响"非其时而有其气"或"伏气发病"，内在体质"冬不藏精，春必病温"以及情志因素、饮食不节、膏粱厚味，皆可造成温热蕴毒而发病。

| 头　痛 |

头痛系患者的一个自觉症状，可出现于多种急慢性疾病中，临床较为常见。

《伤寒论》把头痛按六经命名，在条文中明确提出头痛有太阳病、阳明病、少阳病、厥阴病，而太阴、少阴则无。唐代《外台秘要·头风及头痛方》提出了脾虚生湿，痰湿上蒙所致头痛的理、法、方、药，对认识和治疗头痛起到了承上启下的作用。《东垣十书》则明确地把头痛分为外感与内伤，又根据发病及临床表现分为伤寒头痛、湿热头痛、偏头痛、真头痛、气虚头痛、血虚头痛、气血俱虚头痛、厥逆头痛等，并补充了太阴头痛及少阴头痛，还根据头痛异同而分经遣药。王清任开后世治头痛用化瘀之先河，倡导瘀血头痛，使内伤头痛的辨证治疗趋于完善。

《内经》明确指出了外邪入侵与脏腑功能失调均能导致头痛。该病的发生余认为可分为内因与外因：内因多由肝、脾、肾三脏的病变以及气血失调所引起，主要与精神长期紧张、情志不和、嗜烟酗酒、喜食辛辣及饮食失宜、房劳过度有关；外因多因起居不慎、坐卧当风，及感受风寒、湿热等邪，自表侵袭于经络，上犯于头部，清阳之气受阻所引起，其中以风邪为主，所谓"伤于风者，上先受之"。

一、辨证论治

头痛是多种疾病早期出现的症状之一，如颅内疾病、五官、心血管疾病及各种急性感染病等。中医认为，不论六腑清阳之气，还是五脏阴经之血，皆朝会于高巅，故称"头为诸阳之会，清阳之府"。脑为髓海，不任受邪，不论六淫外侵、七情内伤、脏腑虚损或经络郁塞等，皆可引起头痛。余认为治疗头痛须有四辨。

（1）辨外感内伤：临证根据起病方式、病程长短、疼痛性质等特点进行辨证。外感头痛，一般发病较急，病势较剧，多表现为掣痛、跳痛、重痛，痛无休止，每因外邪所致；内伤头痛，一般起病缓慢，痛势较缓，多表现为隐痛、空痛、昏痛，遇劳则剧，时作时止。

（2）辨疼痛性质：辨疼痛性质有助于分析病因，掣痛、跳痛多为阳亢、火热所致；重痛多为痰湿；冷感而刺痛，为寒厥；刺痛固定，常为瘀血；痛而胀者，多为阳亢；隐痛绵绵或空痛者，多为精血亏虚；痛而昏晕者，多为气血不足。

（3）辨疼痛部位：临床辨疼痛部位有助于分析病因及脏腑经络，一般气血、肝肾阴虚者，多以全头作痛；阳亢者痛在枕部，多连颈肌；寒厥者痛在巅顶；肝火者痛在两颞。就经络而言，前部为阳明经，后部为太阳经，两侧为少阳经，巅顶为厥阴经。

（4）辨诱发因素：因劳倦而发，多为内伤，气血阴精不足；因气候变化而发，常为寒湿所致；因情志波动而加重，与肝火有关；因饮酒或暴食而加重，多为阳亢；外伤之后而痛，应属瘀血。

二、病案举例

1. 刘某某，男，58岁，2009年10月23日初诊。

主因："头痛1年余"就诊，患者1年前无明显诱因出现头痛且晕，症见：头痛朝轻暮重，遇劳加重，以巅顶为主，伴心烦易怒，口苦，纳食不香，二便可。舌红苔白，脉象弦细数。既往高血压5年，颈椎病2年。

辨证：阴虚阳亢。

治法：平肝潜阳。

处方：天麻15g　　　双钩藤15g　　　煅龙骨^先30g　　　煅牡蛎^先30g
　　　生石决明^先30g　决明子20g　　　菊花12g　　　　藁本10g
　　　白芷9g　　　　白蒺藜9g　　　桃仁10g　　　　红花10g
　　　杭赤芍^各10g　苍术12g　　　法半夏12g　　　云茯苓12g
　　　牛膝9g　　　　丹参12g　　　女贞子20g

7剂，水煎服，日两次。

二诊：头痛头晕好转，兼见腰膝酸软，怕凉，舌红苔白，脉弦细缓。上方去苍术、半夏、云茯苓，加肉桂心10g、菟丝子15g、山茱萸15g，加强补益肝肾之力。

2. 常某，女，52岁，2010年5月20日初诊。

主因："头痛伴呕吐2年，加重2日"就诊。患者两年前突感头痛，症见：巅顶刺痛连及眼后痛，伴恶心呕吐，不欲饮食，心悸，眠差，入睡困难，易醒，口唇紫暗。舌暗红，苔薄白，脉象沉涩。既往更年期综合征5年。

辨证：瘀血阻络。

治法：活血化瘀。

处方：桃仁9g　　　　红花10g　　　茯苓12g　　　　赤芍9g
　　　当归12g　　　全蝎6g　　　　白术12g　　　　僵蚕9g
　　　防风6g　　　　藁本6g　　　　蔓荆子9g　　　密蒙花9g

| 牛膝9g | 炒草决明9g | 女贞子12g | 北沙参20g |
| 苏梗9g | 淡竹叶6g | | |

7剂，水煎服，日两次。

二诊：头痛略减，巅顶为重，舌暗红，苔白，脉沉细涩。上方加桑椹12g，加强补益肝肾之力；加夏枯草20g，防止滋腻太过。继服7剂。

三诊：症状同前，继服14剂。

四诊：头痛大减，继服7剂。

五诊：因外感风寒后出现头痛呕吐3天，手足心热，舌淡红，苔薄白，脉浮。上方加细辛2g、天麻9g，加强散寒、祛风、止痛之力，继服7剂。后随访头痛已愈，未再发作。

按语：头痛的治疗原则，余认为外感头痛主以疏风，兼以散寒、清热、祛湿。内伤头痛实证治以平肝、化痰、行瘀；虚证治以滋阴养血、填精生髓；虚实夹杂，酌情兼治。头痛的临床证候变化较多，需加减用药，前额痛加辛夷6g、白芷6g、薄荷后入6g；巅顶痛加藁本9g、生龙骨先12g、生牡蛎12g、白蒺藜9g、双钩藤9g；后头痛连及颈项加羌活6g、葛根6g、苍术10g；左侧头痛加杭白芍15g、大熟地12g、女贞子9g、鸡血藤9g；右侧头痛加柴胡6g、茺蔚子6g、胆草9g；目眶疼痛加苦丁茶9g、青葙子9g。余常说治疗头痛，首先要详细询问病史，结合四诊，细心辨证，必不可粗疏。

| 顽固性头痛 |

病案举例

1. 曹某，女，32岁。

头痛、头胀，巅顶牵及两侧太阳穴跳痛，头痛剧烈，发作时以头撞墙，多方治疗无效。伴有恶心呕吐酸水，心烦气急，不思饮食，眠差。舌质暗红，舌苔黄厚腻，舌下瘀紫，脉弦滑而数。

辨证：肝阳上亢，痰湿阻窍。

治法：平肝潜阳，化痰通络。

处方：天麻12g　　全蝎10g　　僵蚕12g　　藁本12g
生龙骨^先20g　生牡蛎^先20g　夏枯草20g　决明子15g
当归15g　　水牛角丝30g　清半夏15g　降香9g
没药12g　　延胡索15g　丹皮15g　赤芍15g
生赭石30g

二诊：头痛症状减轻，已无明显剧烈头痛，但仍有隐痛，呈针刺样，前方减生龙骨、生牡蛎、生赭石、决明子，加苏木9g、水蛭6g、穿山甲5g，通络，息风止痉。后头痛缓解，唯有头部恶风，且遇劳累自觉头部不适，但无明显头部胀痛。头为清阳之府，靠五脏六腑精气充养，使得脑窍充盈，而邪不得干，现肝阳已平，瘀血已消。故加当归、夜交藤、枸杞子、山茱萸滋补肝肾，填精；知母、黄柏清热，以善其后。此后随访未发作头痛。

2. 姜某，女。

素体肥胖，头痛沉重，易困倦，头痛发作时自行掐揉头部后更加困倦，两目不愿睁开，继而入睡5～30分钟，醒后头痛症状可减轻，且发作头痛与天气有关，每逢阴雨天气头痛发作明显，晴天则较少发作。伴有颈项强直，纳可，二便可。舌体胖大，舌质暗淡，苔薄，脉沉细濡无力。睡眠打鼾，痰声辘辘。进食后困倦加重，午餐未进食完毕即入睡，将碗盘打破。

辨证：痰湿蒙蔽，清阳不升。

治法：豁痰祛湿，醒神开窍。

处方：川芎12g　　葛根15g　　羌活9g　　清半夏15g
法半夏12g　茯苓15g　陈皮20g　瓜蒌30g
桔梗10g　　密蒙花12g　白术15g　天麻15g
苦丁茶12g　石菖蒲15g　明白矾6g　郁金9g
当归12g　　牛膝9g　白芥子15g。

二诊：服药1个月，头痛症状好转，睡眠打鼾减轻，仍有困倦思睡，自觉记忆力减低。痰湿上蒙，清阳不举，减羌活、桔梗，加佩兰12g、白蒺藜12g、胆南星12g、天竺黄9g。继服半月，症状消失。

3. 李某某，男，42岁。

患者体瘦，头痛发空喜按，睡眠时以手抱头，后头痛加重，患者以哑铃置于自己一侧太阳穴上，方可入睡，眠差易醒，日间疼痛，以手重按。伴心烦易怒，盗汗，两目干涩，舌质红，舌体薄干，脉沉弦细。

辨证：精血不足，不能上濡清窍。

治法：益精补血，填精补髓。

处方：

菊花12g	川芎9g	白芍15g	熟地15g
丹皮15g	当归10g	桑椹20g	鸡血藤15g
女贞子15g	旱莲草15g	枸杞子15g	山茱萸12g
豆蔻10g	夏枯草12g	红花9g	龟甲12g
知母12g	黄柏9g		

二诊：服药1个月，头痛、头空减轻，精力较前好转，继服前方，后随访头痛症状未再发作。

按语：头痛之症，受各种因素影响，如地域之不同、禀赋之各殊、男女之各异、病程之长短、性质之寒热等等。这些都需要临证时互相参照，且谨遵"扶其所主，先其所因"之旨，辨证施药，才能收效。

眩　晕

眩晕在临床上比较常见，随着现代人们生活水平的提高、饮食结构的改变、工作压力的增大，发病有逐年上升之势。眩晕最早见于《内经》，称为"眩冒""眩"，如《灵枢·口问》云："上气不足，脑为之不满，耳为之苦鸣，头为之苦倾，目为之眩。"

历代医家在继承《内经》及张仲景有关眩晕论述的基础上，总结出外感六淫、内伤七情及房事、劳倦、饮食不节、跌仆损伤等都可能引起眩晕。余认为现今之人，常因生活节奏加快，工作压力增大，情志不遂，加之嗜酒肥甘，饥饱劳倦，损伤肝脾，肝胆不畅，郁而化火，横逆犯脾，脾失健运，痰湿内生，郁久化火，痰火上扰，清阳不升而引致眩晕。

一、辨证论治

临证所见，以虚中夹实为多，虚多为肝肾阴虚；实多为肝阳上亢、痰浊中阻、气血瘀滞。临床上常见眩晕，病情有轻有重，其病机虽颇复杂，但不外痰、瘀、风、火、虚五方面。风、火、痰为眩晕之病象，即病之标；脾肾亏虚，则为其病根，即病之本。中老年患者多表现为本虚标实，虚实夹杂。

颈性眩晕临床症状多表现为眩晕、枕项部痛和头痛，主要为发作性眩晕，多在颈部转动或颈部屈伸时发作，伴或不伴有猝倒、心悸、汗出、恶心欲呕等症状，舌淡红，苔白腻，脉滑数。临床所遇该类患者多为长期伏案低头的脑力劳动者，多属中医劳伤心脾、气血不足、痰浊上扰之证。实证眩晕多见于年轻人，发病快，症状重，发作持续，病因多为痰饮；虚证眩晕多见于老年人，病程持续时间长，间断发作，症状也较轻，自身有旋转或晃动感，或目眩，或视景物有旋转感，或自觉头晕，昏沉或晕胀不适。初发以标实（痰湿、肝风）为主，久发则可见虚实夹杂，出现肝肾阴虚或气血亏虚之象。

临床治疗当探本求源，分清标本虚实。从痰浊、肝风入手，兼顾气血亏虚论治为根本大法，燥湿祛痰、健脾和胃应为治疗眩晕的关键。因风而病，多用防风、蔓荆子、羌活、藁本、僵蚕等；若痰湿为胜，半夏白术天麻汤为治疗常用方剂，多用法半夏、白术、苦丁茶、冬瓜仁、瓜蒌皮、茯苓、天南星、泽兰、水红花子、车前子等；因瘀而病，多选用桃仁、红花、丹参、降香等。

二、病案举例

1. 王某，女性，65岁。

眩晕1月余，视物旋转，目赤，眼部分泌物多而黏，伴咽痛，口干，咽痒干咳，舌红苔黄腻，脉滑数。患者素喜食油腻，既往有高血压病史10余年。

辨证：肝肾阴虚，湿热内蕴。

治法：补益肝肾，清热化湿。

处方：茵陈20g   龙胆草10g   夏枯草12g   钩藤9g

青葙子9g	菊花12g	滑石15g	红景天10g
藁本9g	黄芩12g	四季青10g	地骨皮20g
知母15g	炒栀子10g	淡豆豉10g	生地30g

7剂，水煎服。

二诊：服药后眩晕有所减轻，无视物旋转，视物稍模糊，无目赤，无咽痛咳嗽。上方去茵陈、栀子、龙胆草，加密蒙花12g、丹皮12g、牛膝9g，清热凉血。

三诊：偶有头晕，睡眠欠佳，舌淡红，苔薄微黄，脉沉滑。肝胆湿热渐去，余热未清，治以平补肝肾，清热除烦。方用生地黄10g、女贞子15g、知母12g、泽泻10g、合欢皮12g、珍珠母^先30g、地骨皮12g，服7剂病愈。

按语：余认为，现代之人由于饮食结构的改变，嗜食肥甘厚味，湿热内生，加之中老年后，肝肾阴虚逐渐明显，因此，阴虚夹有湿热的病例十分常见，要根据阴虚与湿热的缓急加以施治。疾病初起选用茵陈、胆草、滑石、夏枯草等清化肝胆湿热之品，待湿热渐去后，施以平补肝肾，使补而不腻。

2. 蔡某，女，42岁。

两年前淋雨感冒后出现头晕时作，站立不稳，畏寒，自觉周身冰凉，手足冷，伴时有汗出。舌暗，苔白腻，脉滑细。

辨证：肝肾虚衰，虚阳上越。

治法：补益肝肾，回阳救逆。

处方：天麻12g	草决明15g	石决明^先30g	柴胡10g
枳实15g	白芍12g	黄连6g	企边桂9g
黑附片10g	茯苓20g	仙茅10g	淫羊藿10g
木通6g	泽泻15g	巴戟天15g	白术15g
焦三仙15g	丹参12g	红花12g	北沙参30g

10剂，水煎服。

二诊：服药后，患者头晕略有减轻，身体转温，畏寒喜温，大便偏稀，去枳实、木通、泽泻，加益智仁10g、砂仁6g，继服10剂。

三诊：药后头晕明显减轻，手足心温，无汗，二便调，自觉稍有气短乏力。患者阳气渐复，上方继进7剂，以巩固疗效。

按语：久坐湿地或冒雨淋湿最易出现寒湿蒙蔽清窍，迁延日久，损伤元阳，虚阳不能内守，冲逆而上，扰动清空，则发为眩晕。治疗重在"益火之源，以消阴翳"，重用企边桂、黑附片、仙茅、淫羊藿、巴戟天等补益肝肾以助元阳，同时，选用天麻、石决明等重镇降逆，使浮越的虚阳归根。

| 耳 鸣 |

耳鸣之病，其病程缠绵，产生的机制错综复杂，常与耳科和全身疾病相关。耳鸣与耳聋在临床上常常伴随或先后出现，其病因病机与辨证施治原则也基本相同。耳鸣、耳聋均是指听觉异常，耳鸣患者自觉耳内鸣响，如闻蝉声，或如潮声，甚者听力减退或消失，发展为耳聋。

《内经》《伤寒论》《诸病源候论》等多部经典著作均对耳鸣的病因病机有详尽地阐述。耳鸣在病因上有外感、内伤之分，但内伤所致尤为常见。疲劳过度，精气内虚，风寒暑湿之邪乘虚而入，以及喜怒忧思七情而致的内伤均可引起耳鸣。

一、辨证论治

耳鸣一症，涉及五脏，初鸣多实，久鸣多虚。实证常因外感风热或内伤情志饮食，致痰湿内生，气郁化火，循经上扰，蒙蔽清窍；虚证多由久病体虚，气血不足，劳倦纵欲，肾精亏耗，精血不能上承，耳窍失养所致，责之脏腑，多因肝肾为病。

1. 肝胆火盛

耳鸣如闻潮声或风雷声，多伴有耳聋，时轻时重，多在情志抑郁或恼怒之后耳鸣耳聋加重。伴口苦，咽干，面红或目赤，小便短赤，大便秘结，夜寐不宁，胸胁胀痛，头痛或眩晕，舌红苔黄，脉弦大有力或弦滑数。治以清肝泻火，降逆除烦。可用龙胆草、夏枯草、芦荟、青葙子、珍珠母、钩藤、白芍、桑叶、郁金，兼有痰热者，可加胆南星、天竺黄、黄芩、栀子。

2. 风热外袭

耳鸣突发，如闻风声，昼夜不停，听力下降，或伴有耳胀闷感，全身可伴有鼻塞，流涕，咳嗽，咽痛，头痛，面肿，发热恶寒，舌质红，苔薄黄，脉浮。治以祛风清热通窍。方用荆防败毒散加减，可加用蔓荆子、连翘、金银花、夏枯草、青葙子、钩藤、细辛、葱白等。

3. 中气不足

多见耳鸣耳聋，每遇疲劳之后发作或加重，并伴有倦怠乏力，声低气怯，面色无华，纳呆食少，脘腹胀满，大便溏薄，小便清长，舌质淡红，苔薄白，脉细弱。治以补中益气，调和脾胃。可用补中益气汤为基础方加减，选用炙黄芪、黄精、柏子仁、山药，阳气亏虚重者可出现阳不制阴，阳浮于上的上热下寒证，可加肉桂引火归原；若脾阳亏虚，水湿内聚，化热上扰者，是为阴火，则在健脾温阳的基础上，酌加黄连、莲子心以清虚热。

4. 肾精亏虚

多劳欲，耗伤其精，耗散其神，或生活无规律，昼夜颠倒等，此种耳鸣多见耳鸣如蝉，往往缠绵难愈，听力逐渐下降，兼有头昏眼花，腰膝酸软，不能久立，虚烦失眠，夜尿频多，舌红少苔，脉细弱或细数。治以补益肾精。方用左归丸加减，选用山茱萸、生地黄、熟地黄、知母、黄柏、五味子、龟甲、牛膝、天冬、麦冬等。

5. 痰浊阻窍

平素肥胖，喜食肥甘厚味，或嗜烟酒，症见两耳蝉鸣，闭塞如聋，胸闷，痰多，舌苔薄黄而腻，脉象滑数。治以化痰通络开窍。方用半夏白术天麻汤加减，选用茵陈、化橘红、茯苓、藿香、佩兰、莱菔子、苏子、菖蒲，痰火郁结者加炒栀子、郁金、胆南星、黄芩、羚羊角粉；兼夹瘀滞者，加丹皮、赤芍、当归、桃仁、红花。

6. 气滞血瘀

多因恼怒、抑郁，气滞瘀血内生，经络瘀阻，耳窍失养。症见耳鸣耳聋，头痛如刺，头昏，病程可长可短，全身可无明显其他症状，或有暴震史，舌暗红或有瘀点，脉细涩。方用通窍活血汤，选用桃仁、红花、泽兰、赤芍、丹皮，瘀重者选用水蛭、土鳖虫等。

二、病案举例

1. 肖某，女，65岁。

耳鸣如潮，持续不断，右耳闷响，时有头痛头晕，失眠多梦，心悸烦躁，口不苦，纳可，二便调，舌暗红，苔黄腻。

辨证：阴虚肝热湿阻。

治法：益阴清肝，化湿降逆。

处方：珍珠母^先30g　夏枯草12g　草决明12g　生石决明20g

　　　川芎12g　　　滑石15g　　蝉蜕9g　　　夜交藤12g

　　　女贞子15g　　旱莲草10g　桑叶10g　　　赤芍12g

　　　泽泻10g　　　龙胆草6g　　当归12g

10剂，水煎服，日两次。

二诊：服药后，耳鸣减轻，睡眠欠安，无心悸，舌暗，苔薄腻，脉沉缓。上方去石决明、川芎、草决明，加菖蒲10g、郁金10g。7剂，药后病去，眠安。

2. 赵某，男，60岁。

半年前感寒后阵发耳鸣，时高时低，腰膝酸痛，眠可，偶有头颈疼痛，伴腹泻，日4～5次，无腹痛，伴食欲不振，偶有腹胀，夜眠尚可，舌暗，苔水滑，脉沉迟。

辨证：肝肾不足，寒湿内蕴。

治法：补益肝肾，散寒除湿通络。

处方：菊花12g　　　枸杞子15g　　炒决明子12g　独活9g

　　　桑寄生30g　　炒杜仲15g　　续断30g　　　烫狗脊30g

　　　威灵仙15g　　络石藤12g　　刘寄奴12g　　鸡血藤20g

　　　赤芍10g　　　水红花子10g　淡竹叶10g　　全蝎10g

　　　海风藤12g　　葛根15g　　　生黄芪15g　　防风10g

　　　桑枝30g　　　片姜黄15g

14剂，水煎服，日两次。

二诊：服药后，间歇耳鸣，声音低微，腰膝酸痛减轻，无腹泻，纳食有所好转，舌暗，苔薄白，脉沉缓。上方去威灵仙、络石藤、刘寄奴，加山茱萸15g、龟甲10g、怀牛膝15g，补肾固本，继服14剂。

三诊：服药后耳鸣减轻，无腰酸背痛，纳可，眠可。上方去片姜黄、桑寄生、炒杜仲、续断、烫狗脊，加泽泻10g、生地黄15g、女贞子10g、旱莲草10g。继服7剂，药后耳鸣消失。

按语：耳鸣的发作多与肝肾有关，其中虚证非一日之损，治疗也应从长计议，无论风、火、痰、虚，均应辨明标本缓急，如遇病程较长者，应考虑到久病入络的情况，适当加用活血化瘀之品，如鸡血藤、水红花子、泽兰、赤芍等，若瘀血较重，还应酌加水蛭、土鳖虫等以加强功效。

胁 痛

胁痛是临床常见的一类病症，疼痛或左或右，或两侧胁肋部出现。《素问·藏气法时论》云："肝病者，两胁下痛引少腹，令人善怒。"《灵枢·经脉》云："胆足少阳之脉，是动则病口苦，善太息，心胁痛，不能转侧。"说明胁痛的发生主要与肝胆病变有关。因肝藏血，肝体阴而用阳，故又有太过则气滞血瘀，不通则痛；不及则气虚血亏，不荣则痛之弊。然引起本病大致与外感六淫、饮食所伤、七情抑郁、劳欲内伤有关。

一、辨证论治

胁痛宜疏肝柔肝并举，以防辛燥劫阴之弊。胁痛之病机以肝经气郁、肝失条达为先，故疏肝解郁、理气止痛是治疗胁痛的常用之法。然肝为刚脏，体阴而用阳，治疗之时宜柔肝而不宜伐肝。疏肝理气药大多辛温香燥，若久用或配伍不当，易于耗伤肝阴，甚至助热化火。故临证使用疏肝理气药时，一要尽量选用轻灵平和之品，如香附、苏梗、佛手片、绿萼梅之类；二要注意配伍柔肝养阴药，以固护肝阴，以利肝体，如张仲景之四逆散中柴胡与白芍并用、薛己之滋水清肝饮中柴胡与生地黄配伍，均是疏肝柔肝并用的范例。

临证应辨证结合辨病，配合针对性药物，如胁痛兼有砂石结聚者，治疗当注意通腑化石排石药的应用；若兼有湿热阻滞，肝胆气机失于通降，出现右胁肋部绞痛难忍，恶心呕吐口苦纳呆，治疗当清肝利胆，通降排石，常用大柴胡汤加减治之；通腑泻下常用大黄、芒硝；化石排石药可选用鸡内金、海金沙、金钱草、郁金、茵陈、枳壳、莪术、炮穿山甲、皂角刺、煅瓦楞子。

瘀血停滞，多用血府逐瘀汤或复元活血汤加减，前方适用于因气滞血瘀、血行不畅导致的胸胁刺痛，日久不愈者；后方适用于因跌打外伤所致之胁下积瘀肿痛，痛不可忍者。若因跌打损伤而致胁痛，局部积瘀肿痛者，可酌加穿山甲、熟大黄、栝楼根破瘀散结，通络止痛；若胁下有癥块，而正气未衰者，酌加三棱、莪术、土元或配合鳖甲煎丸；若肝肾阴亏，治应养阴柔肝，方用一贯煎加减；若阴亏过甚，舌红而干者，可酌加石斛、玄参、天门冬；若心神不宁，而见心烦不寐者，可酌加酸枣仁、炒栀子、合欢皮；若肝肾阴虚，头目失养，而见头晕目眩者，可加菊花、女贞子、熟地黄等；若阴虚火旺，可酌配黄柏、知母、地骨皮等。

病案举例

1. 刘某，男，47岁。

平素易生气、郁闷，长期租住在较为潮湿的半地下室，自觉左胁攻窜疼痛半月余，吸气时不痛，伴胃胀，疼痛得温则减，舌暗苔腻，脉缓。

辨证：肝气郁结，寒湿内蕴。

治法：疏肝解郁，散寒化湿，通络止痛。

处方：

醋柴胡10g	川楝子12g	白芍10g	延胡索15g
没药12g	防风12g	灯盏花12g	络石藤15g
片姜黄15g	丝瓜络10g	桂枝9g	羌活9g
炒僵蚕12g	茯苓10g	沉香粉1支	青皮12g

14剂，水煎服，日两次。

二诊：服药后，疼痛间断发作，疼痛程度减轻，无胃胀，无畏寒，纳食正常。上方去片姜黄、络石藤、炒僵蚕、丝瓜络，加香附10g、赤芍10g，继服14剂，药后胁痛消失。

按语：肝气失于条达，阻于胁络而见胁肋疼痛，走窜不定，甚则引及胸背肩臂，疼痛每因情志变化而增减，胸闷腹胀，嗳气频作，得嗳气而胀痛稍舒，纳少口苦，舌苔薄白，脉弦。治应疏肝理气，方用柴胡疏肝散加减，若胁痛甚加青皮、延胡索；若气郁化火，见胁肋掣痛，口干口苦，烦躁易怒，便秘，苔黄，加金铃子散、左金丸、牡丹皮、栀子；若肝气横逆犯脾，见肠鸣、腹泻、腹胀，加茯苓、白术；若兼有胃失和降，症见胁痛而恶心呕吐者，加旋覆花、生姜、半夏和胃止呕。患者久居湿地，寒湿侵袭，留滞肝络，选用灯盏花、络石藤、片姜黄，以祛湿通络，伸展气机。

2. 纪某，女，62岁。

胸胁胀满，口苦，咽干，口黏不渴，小便频多，便可，纳差，舌淡暗，苔黄腻，舌下脉络迂曲。既往弥漫性肝炎、急性黄疸性乙肝病史。

辨证：肝脾两虚，湿热夹瘀。

治法：调肝理脾，清热化湿，通络止痛。

处方：

茵陈20g	藿香20g	佩兰20g	法半夏12g
茯苓15g	柴胡10g	川楝子10g	延胡索12g
生牡蛎^先20g	浙贝母15g	白术15g	太子参10g
焦谷芽30g	焦稻芽30g	莱菔子15g	鸡内金15g
白前15g	苏梗12g	瓜蒌皮20g	

10剂，水煎服，日两次。

二诊：患者服药后，胸胁胀满稍减，无口苦，仍口黏不渴，小便频多，纳食较前好转，便可，舌淡暗，苔白腻，舌下脉络迂曲减轻。上方去白前、生牡蛎、浙贝母，加泽泻10g、车前草15g、萆薢10g，继服10剂。

三诊：药后患者自觉胸胁胀满明显减轻，小便次数减少，纳可，舌淡红，苔薄腻。上方去太子参、柴胡、川楝子、延胡索，加郁金10g，继服7剂后病愈。

按语：湿热蕴结，肝胆失疏，络脉失和而见胁肋胀痛或灼热疼痛，口苦口黏，胸闷纳呆，恶心呕吐，小便黄赤，大便不爽，或兼有身热恶寒，身目发黄，舌红苔黄腻，脉弦滑数。治应清热利湿，重用茵陈、藿香、佩兰，配合法半夏、茯苓，健脾化湿，收效甚佳。同时注意消导化食以助脾气运化，可以起到事半功倍的效果。若发热黄疸加茵陈、黄柏，以清热利湿除黄；若疼痛剧烈，呕吐蛔虫者，先以乌梅丸安蛔，继而驱蛔；若湿热煎熬，结成砂石，阻滞胆道，症见胁痛连及肩背者，可加金钱草、海金沙、郁金、硝石、矾石散等以利胆排石；若兼肠胃燥热，大便不通，腹胀满者，加大黄、芒硝以泻热通便。

| 肝 病 |

肝病的产生并不是单一性的，季节气候的影响、冷暖寒温的不适、精神情志的变化、嗜酒肥甘的无度等等，皆可造成肝病。从人体五行生克制化角度来看，心火焚肝木；肺金不制肝；土虚而木摇；水不涵肝木。从六腑运化来析，胆气盛实可直接影响肝之疏泄；胃气困顿又会造成肝气之失调；三焦通路之闭又可导致肝气之失畅……所以，在治疗肝病的同时，定要谨遵"伏其所主，先其所因"之旨，不可见肝治肝。

《金匮要略》云："见肝之病，当先实脾。"也即指此意。说明治疗肝之疾，一定要观乎其他脏腑，掌握兼病、合病、并病的关系，明辨致发本病的主要矛盾，如此治疗，才有方寸。正是基于这一临床治疗规律，并根据肝脏本身的生理功能——主藏血、主筋膜、开窍于目、在志为魂、罢极之本、主疏泄条达、其性体阴用阳，故在临证时主要以补偏救弊，释缚肝脏之累，恢复肝脏之能。在治疗方法上，主张"不可拘泥，当须灵活辨证"。

病案举例

1. 阎某，男，52岁。

主因"右胁部隐痛3月余"就诊，腹胀纳呆，口苦口干，恶心厌油，睡眠欠佳，大便稍溏，小便赤短。曾于2个月前在外院检查为肝肿大，肝功能化验：谷丙转氨酶较高332U/L，1周前复查为560U/L。两目微黄，面色稍黄，心烦易怒，疲乏少力，舌质红，苔黄腻，脉弦细数。诊为无黄疸型急性传染性肝炎。

辨证：脾胃失调，湿热内蕴，肝失疏泄。

治法：理脾和胃，清热利湿，疏调肝胆。

处方：绵茵陈15g　　猪茯苓^各12g　　生薏苡仁30g　　滑石块15g
　　　　白通草6g　　　广郁金9g　　　大豆黄卷12g　　焦栀子9g
　　　　生麦芽30g　　　大腹皮9g　　　川厚朴9g　　　　枳实9g
　　　　川石斛12g

7剂，水煎服。

二诊：食欲好转，口苦腹胀减轻，大便成形，小便仍黄，舌质红稍退，苔薄白稍见黄腻，脉象转弦缓。上方减大腹皮、川厚朴，加广陈皮、青竹茹各9g，再进7剂。

三诊：药后病情稳定，食欲增强，二便尚调，舌质正常，舌苔见退，脉象弦缓。上方继服14剂，并嘱检测转氨酶观察。

四诊：药后饮食二便恢复正常，稍有疲乏感，口苦及腹胀已除，转氨酶降至100U/L，舌质正常，苔薄白滑，脉象缓而有力，左关微弦数。继以调肝胆、和脾胃，以资巩固。

处方：太子参9g　　　野于术9g　　　茯苓12g　　　莲子心6g
　　　莲子肉12g　　　生薏苡仁15g　　川石斛12g　　　炙鸡内金9g
　　　生稻芽9g　　　谷麦芽9g

7剂，水煎服。

五诊：药后睡眠饮食均可，无任何不适之意，舌脉同前，加减再进30余剂，恢复如初，转氨酶降至正常。

按语：此例系属中医学"湿热"范畴，乃为脾胃失健，湿热内蕴，肝胆疏泄失职，三焦不利而成。故抓住"酿致湿热的根本在脾胃"这一主要矛盾，始终以调脾胃、疏肝胆、利三焦、清湿热之法治之，方能收到满意的疗效。

2. 朱某，女，36岁，1989年5月28日初诊。

患者自1986年2月突患急性黄疸型肝炎，在某医院住院3个月，基本治愈出院。后又于1989年1月复发，再次住院4个月。期间谷丙转氨酶持续不降，高达500U/L。查体：肝大肋下3cm，脾未触及。来诊前1周肝功能检查：谷丙转氨酶460U/L，麝浊16U，麝絮（+++），黄疸指数正常，确诊为慢性肝炎活动期。症见：两胁作胀且痛，口苦纳呆，食后腹胀，恶心呕吐，神疲乏力，大便不调，小便短赤，手足心热，心烦易躁，素善叹息，舌红，苔白腻，脉弦滑数。

辨证：肝胆郁热，胃气失和。

治法：疏肝解郁，清热和胃。

处方：醋柴胡9g　　　枳实10g　　　茵陈30g　　　板蓝根20g
　　　广郁金9g　　　杭白芍10g　　　青连翘12g　　　藿香10g
　　　合欢皮12g　　　生麦芽30g　　　滑石块15g　　　建神曲15g

生甘草6g

7剂，水煎服。

二诊：药后诸症悉减，舌脉同前，上方继服14剂。

三诊：药后症状继减，唯手脚心发热，口干不欲饮，舌质红，苔薄黄，脉弦细数，此乃热入阴分，阴虚火旺。上方减柴胡，加粉丹皮10g，及地骨皮、润玄参、大生地各15g，又进14剂。

四诊：药后自感症状大减，无任何不适之感。查肝功能：谷丙转氨酶降至200U/L，麝浊7U，麝絮（＋），又进20余剂，复查肝功能已全部恢复正常。

按语：此例患者乃属肝郁不舒，郁而化火，火热犯胃，胃气失和。其症结关键在于肝郁，故"气有余便是火"。"木郁达之"，只有疏肝解郁，使木气得舒，气机得畅，郁火得清，胃气自然和利，疾病得蠲。

3. 王某，男，25岁，1990年3月初诊。

患者1986年曾患急性病毒性肝炎，在某传染病院住院治疗5个月，症状及肝功能好转后出院。但出院后时感肝区隐隐作痛，劳累后加重。于1989年9月开始自感左季肋部（脾区）也有疼痛，至1990年春节过后两胁疼痛加重。到某医院检查：一般情况尚可，肝上界在第5肋间，下界在锁骨中线肋缘下1.5cm，质软，有压痛，脾可触及1cm，轻度触痛；B超：肝正常，脾大待查；肝功能检查：乙型肝炎表面抗原正常；血常规：血小板11.5×10^9/L。症状：患者颈部可见明显蜘蛛痣，精神不振，两胁疼痛，四肢无力，食欲不振，手足心热，大便稍溏，逢稍劳或生气则感两胁刺痛，舌质淡暗，苔白，脉沉滑。

辨证：脾虚肝郁，气血瘀滞，湿热留恋。

治法：疏肝健脾，理气化痰，清热利湿。

处方：合欢皮12g　　青陈皮^各6g　　香佛手10g　　制香附9g

大当归12g　　赤白芍^各12g　　生牡蛎^先30g　　泽兰叶15g

生山楂15g　　桃仁12g　　王不留行12g　　太子参9g

生白术12g　　绵茵陈15g　　藿香梗9g　　滑石块15g

7剂，水煎服。

二诊：胁痛稍有减轻，但仍感胀闷，余症同前，上方再进14剂。

三诊：药后疼痛且胀，时有针刺感，口苦纳呆，仍感乏力，午后低热，舌脉同前，脉数。似属癥瘕范畴，当理气活血，清热散结。

处方：

生牡蛎^先30g	夏枯草30g	制鳖甲12g	西红花^{另兑}15g
盐桔核12g	炙鸡内金10g	生山楂30g	青陈皮^各6g
川楝子9g	延胡索9g	紫丹参15g	川黄连6g
泽兰叶12g	生稻谷12g	麦芽12g	

7剂，水煎服。

四诊：药后疼胀大减，口苦稍轻，仍感乏力气短，大便仍溏，色黑量多，上方加太子参12g、炙黄精9g、生白术9g，14剂。

五诊：药后疼痛不显，气力较强，口不苦，渐有食欲，但食量不多，大便仍溏，舌质淡稍暗，苔薄，脉沉滑。上方又进40余剂，另配参苓白术丸1/3袋，日服2次。经治近3个月，肝脾区疼痛已愈。复查肝功未见异常；查体：肝脾未及；B超：大致正常。后以丸药服用，以善其后。

按语：此患肝脾肿大，肝功检查正常，其症状余推测乃属"癥瘕"之范畴。一般"初病在气，久病入血"，虽然患者虚弱，但虚中夹实。先以扶中祛邪、健脾理气、活血化瘀为治，效果不显，此为祛邪攻逐之力不强，后改先攻再图缓补，而见其功。对于癥积之治，非用软坚散结、化感消积、活血化瘀之品而不除，故施以上述药物而收功。

4. 丁某，男，44岁，1991年4月初诊。

患者慢性肝炎已6年余，2年前曾发现乙型肝炎表面抗原阳性，近1年来转阴。患者肝区时痛，头晕目眩，神疲乏力，体态丰肥，面色暗红，口干口苦，心烦少寐，两目干涩，耳鸣失聪，便干溲赤，舌红，苔薄黄且腻，脉弦细数。查体：肝大肋下1横指（1cm），质中等。肝功能检查：谷丙转氨酶60U/L以上，麝絮（+++），乙型肝炎表面抗原（－），甲胎蛋白（－）。诊为迁延性肝炎。

辨证：肝肾阴虚，热中夹湿。

治法：补益肝肾，滋阴清热，佐以除湿。

处方：

净蝉蜕6g	绵茵陈20g	白蒺藜9g	何首乌藤^各15g
粉丹皮10g	大生地15g	杭白芍12g	大当归12g
盐知柏^各9g	朱寸冬15g	朱茯神12g	滑石块15g
焦栀子9g	火麻仁30g		

7剂，水煎服。

二诊：药后头晕、耳鸣、口苦、心烦好转，唯肝区痛不减，上方加川楝子、延胡索各9g，再进7剂。

三诊：7剂药后，疼痛稍轻，诸证悉减，唯大便干结，几日一行，饮食不香，舌红苔薄，脉弦细稍数，右尺脉稍大。上方减白蒺藜、蝉蜕、茵陈，加瓜蒌、肉苁蓉各30g，元明粉^冲6g。

四诊：大便快然，诸症大减，谷丙转氨酶降至18U/L。上方加减又进30余剂，另配知柏地黄丸1丸，日服两次。并嘱其少饮酒，少进肥甘，节欲保精，心情愉快。1个月后，肝功能复查全部恢复正常。

按语：此例乃属虚中夹实，虚为阴虚，实乃湿邪。故治以扶本养阴为主，兼以利湿为辅，以期达到"正胜邪祛"之目的。在治疗肝病时，定要审证求因，不要被转氨酶、麝浊、乙型肝炎表面抗原、黄疸指数等指标所束服。总之，只有抓住疾病的主要矛盾，明确辨证，精当用药，才是治病愈疾的根本，也只有旧病得到康复，各项指标才能恢复正常。

｜胃　痛｜

胃痛虽然只是脾胃病的一种病症反映，但与人体所处的地理位置、天气变化、生活起居、饮食习惯、精神情绪等因素有着直接的关系，且因每个人的禀赋不同，机体差异各异，因此病因病机复杂多变。

（1）自身气血和功能的损耗。脾胃为多气多血之腑，随着生命的延续，其不断地消耗伤损自身的气血和功能，从而导致运化失健、气血不足、阴阳失调而产生疼痛。如《素问·太阴阳明论》云："今脾病不能为胃行其津液，四肢不得享水谷气，气日以衰，脉道不利。"

（2）外感六淫之邪的侵袭，使脾胃失于和降而出现胃痛。如《三因极一病证方论·九痛叙论》云："若十二经络外感六淫，则其气闭塞，郁于中焦，气与邪争，发生疼痛，属外所因。"

（3）内伤七情的影响，导致气机阻滞、胃失和降而出现胃痛。如《三因极一病证方论·九痛叙论》云："若五脏内动，汩以七情，则其气痞结聚于中脘，气与血搏，发为疼痛，属内所因。"

（4）任何脏腑的病变都可以引起脾胃功能失调而致胃痛，如心与胃络脉相通，《难经》云："心火亢盛乘于脾胃之位，亦至而不至，是为不及也。"《脾胃论》云："所胜妄行者，言心火旺能令母实。母者，肝木也，肝木旺则挟火势，无所畏惧而妄行也，故脾胃先受之。"脾土克肾水本为生理之正克，然肾水盛满谓之邪水，反吞淹脾土而出现胃痛。又如《脾胃论》云："肾水反来侮土，所胜者妄行也。"

（5）由于饮食失节，不时择食，或过饥过饱，寒温不适，使气机逆乱，胃失和降而胃痛。如《素问·痹论》谓："饮食自倍，肠胃乃伤。"《医学正传·胃脘痛》云："致病之由，多由纵恣口腹，喜好辛酸，恣饮热酒煎煿，复餐寒凉生冷，朝伤暮损，日积月深……故胃脘疼痛。"又如《丹溪心法》云："人之一身，脾胃为主……唯饮食不节，起居不时，损伤脾胃，胃损则不能纳，脾损则不能化，脾胃俱损则纳化皆难，元气斯弱……"

（6）因长期不注意个人或环境卫生，经常食用不洁饮食，或偏嗜异物而致病。正如《金匮要略》所言："食生肉，饱饮乳，变成白虫。"

（7）贪逸或劳倦太过都可损伤脾胃而发病。如《脾胃论》云："形体劳役则脾病，脾病则怠惰嗜卧，四肢不收，大便泄泻，脾既病，则其胃不能独行津液，故亦从而病焉。"又如《素问·举痛论》言："劳则气耗……久卧伤气，久坐伤肉。"

一、辨证论治

1. 寒邪客胃

胃寒而痛，当分表里。在表者，胃痛暴作，恶寒无汗，肠鸣腹泻，舌淡苔薄，脉浮紧。法拟解表散寒，温胃止痛。药用荆芥、防风、高良姜、香附、草豆蔻、白檀香、法半夏、炒白术、云茯苓等。在里者，胃痛隐隐，时作时止，口淡不渴，喜暖喜按，大便溏薄，舌淡苔薄，脉象沉缓无力。当施温中散寒、调和脾胃之法。药用桂枝、白芍、干姜、荜澄茄、吴茱萸、炒白术、炒山药、炒薏苡仁等。

2. 胃热炽盛

胃痛伴烧灼感，口干口渴，喜食冷物，便干溲赤，舌红或紫暗，脉弦大有力而数。此时应以清胃益津、通络止痛为先。药用金银花、蒲公英、黄芩、生石膏、石见穿、香白芷、败酱草、桃仁、红花、百合、三七粉等。若大便干结几日不行，加大黄、芒硝、枳实、厚朴、番泻叶等；若热中夹湿、湿热内蕴者，症见胸胁满闷，口干口苦，不欲饮水，心中懊憹，小便短赤，大便黏腻不爽，舌苔黄腻，脉滑数或濡数，当增燥热中之湿的黄连，加清湿中之热的黄芩为伍，再添北胡连、生薏苡仁、藿香、佩兰、枳椇子、法半夏、竹茹、虎杖等。

3. 胃气郁滞

胃脘胀痛牵及胸胁窜痛，得嗳气则舒，呃逆频作，或晨起胃痛，舌质暗红，苔黄，脉弦滑或沉弦滞。治疗首以疏肝和胃、理气止痛为急务。药用醋柴胡、生赭石、香附米、青皮、陈皮、川楝子、陈香橼、佛手、沉香粉、延胡索等。

4. 瘀血内阻

胃脘疼痛如针刺，重者如刀割，夜间加重，或睡中痛醒，胃脘按之痛甚，舌质紫暗或瘀点瘀斑，脉象沉弦或弦涩。治疗宜用化瘀通络、和胃止痛之法。药用当归、炒蒲黄、五灵脂、真降香、川郁金、三棱、莪术、丹参、川芎、赤芍等。

5. 饮食积滞

空腹尚可，进食则痛，胃脘饱胀，知饥而不敢进食，大便干结，恶臭异常，舌苔黄厚干腻，甚或积粉状，脉象弦滑。治宜消食导滞，通腑泄实。药用焦三仙、鸡内金、焦山楂、炒莱菔子、建神曲、焦槟榔、鹅枳实之属。如湿热壅盛，腐蚀胃壁，造成胃黏膜充血水肿，舌苔黄腻或黑腻，脉象沉滑或弦滑，宜用清热利湿、活血化瘀、和胃止痛之法。药用茵陈、藿香梗、佩兰叶、法半夏、茯苓、生薏苡仁、紫丹参、桃红、泽兰、川厚朴、蒲公英、败酱草、炒白术等。

6. 脾胃虚弱

空腹或饥饿时发生胃痛，喜按则舒，进食痛缓。偏于气血不足者，舌质淡红，少苔或无苔，脉象细弱。应益气养血，和胃止痛。药用炙黄芪、当归、党参、白术、丹参、熟地黄、白芍、山药、葛根、大枣等。偏于阴虚津亏者，表现为口干口渴，饥不欲食，舌红，无苔或少苔，脉沉细而数。法拟滋阴生津，安胃止痛。药用北沙参、耳环石斛、麦冬、玉竹、天花粉、细生地、野百合、宣木瓜、杭白芍、女贞子、旱莲草、大乌梅、生甘草等。

7. 血不循经

出血胃痛是指呕血或大便出血（隐血阳性者），表现为胃脘疼痛，舌红或紫暗，脉数或弦大或洪大。若出血量较大或失血性贫血者，可见舌淡红或淡白，脉象细涩或芤，治宜益气养血，收敛止血。药用炙黄芪、当归、阿胶、鹿角胶、五味子、紫河车、白及粉、三七面等。若胃热炽盛者，临床可见胃脘灼痛，恶心，呕吐胃内容物，或褐色血或鲜血，喜食冷物，口干口渴，舌红而干，脉象弦滑，治宜清热降火，凉血止血。药用煅石膏、石见穿、忍冬藤、荷叶梗、蒲公英、藕节炭、煅龙骨、煅牡蛎、水牛角、三七粉、十灰散等。若肝气犯胃、上逆出血者，症见胸脘逆满，呕吐大作，伴有褐色血或鲜血如涌，舌红或暗，脉弦滑而大，急宜平肝降气，和胃止血。药用生赭石、灵磁石、珍珠母、煅龙骨、煅牡蛎、生大黄、牛膝、枳实、厚朴、生槟榔、羚羊角粉、茜草根炭、仙鹤草、白及粉等。若中气虚弱、不得摄血者，症见胃痛隐隐，面色淡黄，少有光彩，吐血时作，疲乏少力，舌淡苔白，脉虚弱无力，当推益气健脾、和胃止血之法。药用黄精、人参、党参、炙黄芪、阿胶珠、远志、炒山药、白术、肉苁蓉。若湿热蕴毒，迫血下行，症见便血鲜红，胃腹隐痛，大便不畅，口干口苦，舌苔黄腻，脉象濡数，治以化湿清热，凉血止血。药用公英炭、茜草炭、马齿苋炭、地榆炭、槐角炭、防风、黄芩炭、二蓟炭、生薏苡仁、木香、秦皮等。若脾胃虚寒，失于固摄，症见先便后血，胃腹疼痛，畏寒喜暖，口淡不渴，倦怠乏力，舌淡苔薄，脉象沉弱无力，当施以温补脾胃、益气摄血之法。药用伏龙肝、花蕊石、炮附子、生阿胶、乌贼骨、大熟地、鹿角霜、艾叶炭、炮姜炭、黄芩炭、土炒白术、升麻炭等。

8. 中气不足

胃脘自感坠痛，常见于餐后或久立劳累后加重，躺卧休息后缓解，常伴消瘦乏力，气短懒言，嗳气厌食，大便秘结，舌淡边齿痕或体胖大，脉沉弱无力。胃脘下垂坠痛相当于中医学"胃缓"范畴，证属中气不足，脏器下垂。法当补中益气，升阳举陷。药用党参、黄芪、黄精、升麻、柴胡、白术、砂仁、大当归、人参^{另兑}等。

9. 肝胃不和

吞咽梗阻，胸膈胃脘胀满疼痛。偏于气郁不舒者，症见胸胁胀满窜痛，随情志变化而加重，舌苔薄白，脉沉弦细，治宜疏肝理气，解郁开结。药用醋柴胡、生赭石、陈香橼、急性子、郁金、沉香、玫瑰花、制香附、青皮、厚朴、半夏等。偏于阴津不足者，症见舌咽梗涩而痛，饮水不下，固体食物难入，时有胸膈灼痛，呕吐黏痰，大便干结，舌红而干，脉弦细数，治宜滋阴生津，清热散结。药用北沙参、西洋参^{另兑}、麦冬、石斛、熟地黄、当归、百合、玉竹、玄参、知母、女贞子、旱莲草、生藕节、黑桑椹、黑芝麻、何首乌等。若久噎不愈，自觉食管及胃脘部有肿胀感，阻滞不通者，身体极度消瘦，短气乏力，恶心呕吐，不能进食，舌红干或暗红，苔薄或厚腻，脉细弱或弦大重按无根，此乃危候，急予扶正祛邪，固护脾胃。药用党参、人参或西洋参、煅龙骨、煅牡蛎、山茱萸、炙黄芪、大当归、山慈菇、白英、干蟾皮、半枝莲、石见穿、蛇莓、藤梨根、穿山甲、白花蛇舌草、昆布、海藻等。

10. 虫积扰胃

胃痛时作，饥饿时痛甚，牵及腹部疼痛，咬牙切齿，或梦中惊叫痛醒，恶心欲吐，甚至吐蛔。少儿多见，一般有蛔虫史，颜面有钱癣，两目白睛及舌唇内有蛔虫斑，脉象弦滑或洪大。虫积之作大多寒热错杂，湿热内蕴，法当以清上温下，安蛔止痛。药用乌梅、川椒、黄连、鹤虱、雷丸、使君子、干姜、细辛、当归、黄柏等。

二、病案举例

1. 陈某，女，76岁。

胃脘疼痛，反酸烧心，夜间为著，纳可，夜寐不安，二便调，口干口苦，恶心，舌红，苔黄厚腻，脉弦细。中医诊断为胃痛，肝胆湿热，以中成药配伍服用。处方如下：滋心阴颗粒（麦冬、赤芍、北沙参、三七等）6g，日3次；仁青芒觉（毛诃子、蒲桃、西红花、麝香、朱砂等）1g，日1次；红花清肝十三味丸（红花、丁香、莲子、麦冬、木香、诃子、川楝子、栀子、紫檀香、人工麝香、水牛角浓缩粉、人工牛黄、银朱）15粒，日2次。

2. 邹某某，男，52岁，2008年11月13日初诊。

主因"胃痛反复发作近1个月"就诊，患者两胁疼痛且胀，常泛酸烧心，饮食不振，心急易怒，大便黏滞，舌质红，苔黄厚腻，脉弦滑。

辨证：肝胃不和，湿热内蕴。

治法：疏肝和胃，清热利湿。

处方：醋柴胡10g　　川楝子12g　　延胡索12g　　青陈皮^各10g
　　　　藿佩兰^各12g　　法半夏15g　　茯苓30g　　　川黄连6g
　　　　吴茱萸6g　　　石见穿15g　　海螵蛸15g　　北胡连3g

　　鸡内金30g　　　　建神曲15g　　　白术15g

7剂，水煎服，日1剂。

　　二诊：药后胃痛及胁痛症状明显减轻，饮食渐增，大便黏滞如故，时有腹胀。前方减醋柴胡，加大腹皮12g、干姜6g、生麦芽30g，继服7剂。后泛酸已除，疼痛已愈，饮食如常。

　　3. 余某，女，68岁，2010年4月16日初诊。

　　患胃病史40余年，平素感胃痛隐隐伴有饥饿感，进食后痛缓，遇寒或劳累胃痛加重。2009年曾行胃镜检查提示：慢性萎缩性胃炎伴肠化（++）。现症见：近8天来胃胀痛，面色淡白，语言低微，胃部怕冷喜热，胃脘局部喜轻揉，按则痛稍减，纳食减少，大便溏薄，舌质淡，苔薄白微腻，脉沉细而缓。

　　辨证：脾胃虚寒，中运失健。

　　治法：温中散寒，健脾和胃。

　　处方：炙黄芪30g　　桂枝9g　　　　白芍18g　　　　炒白术15g
　　　　　高良姜9g　　　淡干姜9g　　　法半夏15g　　　云茯苓30g
　　　　　草豆蔻12g　　　台党参20g　　　防风12g　　　　神曲15g

7剂，水煎服，日1剂。

　　二诊：药后胃痛明显减轻，胃胀好转，饮食渐进，但仍感短气乏力。上方减神曲，加焦三仙30g、怀山药12g、炙黄精12g。继服7剂，巩固治疗。

　　按语：病例1患者身居要职，素禀主观暴躁，嗜酒吸烟数十载，乃属肝胆湿热，久蕴所为，非中成药不服。该患者平素情志易怒，加之喜食肥甘厚味，久之脾气亏虚，湿热内生，加之肝郁气滞，横逆克脾，形成木郁侮土之势。肝主疏泄调达，肝郁气滞，疏泄失职，横逆犯胃，胃失和降，胃气上逆，故见胃脘疼痛，反酸烧心，恶心；湿热内蕴，故口干口苦，舌红苔黄厚腻均为佐证。故以仁青芒觉及红花清肝十三味丸清利和胃，清利肝胆湿热。同时，患者久病，舌红，脉细，口干，提示存在气阴两虚之势，故以滋心阴颗粒养阴生津，柔肝缓急。最终采取荡涤湿毒治其标，略施养阴固其本而奏效。

　　病例2患者乃属肝气横逆，失于调达，郁怒伤肝，乘脾侮胃，失于和降，故有"诸呕吐酸"之症。故加醋柴胡、川楝子、延胡索、青陈皮疏肝理气，以畅气机为先；再用藿香、佩兰、法半夏、白术、茯苓等健脾和胃安其本；复用黄连、吴茱萸、石见穿、海螵蛸、北胡连清热利湿，抑木治酸治其标，而疾病乃愈。

病例3患者胃病数十载，因脾胃为后天之本，生化之源，久病缠身，则气虚阳微，脾胃不和，故当拟益火之源、健脾益胃之法而收功。

总之，引起胃痛的原因有很多，病因繁杂，病情变化无常，且又因个人禀赋强弱各异，病情轻重不同，症状表现有别，临床"当须活看"。其病因病机并非是单一性的，有的上热下寒、内寒外热；有的虚中夹实、实中夹虚；有的里病兼表、表病兼里，在治疗上须采取相应的温下清上、散寒清热、补虚泻实、表里双治等措施。辨证的同时还要结合"胃为阳土燥土，脾为阴土润土"的性质特点而施治。比如，脾胃一旦发病，脾向"阴道虚"转化，胃向"阳道实"转化，这是基本规律。只有在特定的条件下脾才出现实热证，胃才出现虚寒证，所以临床上凡遇到"胃寒""便溏"等症状，必须要审慎辨证。首先分清胃寒之真假，便溏之虚实，不可盲目施以温中散寒、健脾止泻之法。即使临床症状好转或消失，也不可盲目判断疾病痊愈，还要依据舌、脉的变化。因症为标，舌为凭，脉为本，只有舌、脉、症状都正常了，才能说明疾病痊愈。治疗上要谨遵医嘱，详审病因，把握病机，严谨立法，精当辨证，合理用药，才能获得满意的疗效。

| 急性胃溃疡出血 |

病案举例

王某，男，57岁，1991年3月中旬初诊。

主因"胃溃疡10余年，加重两周"就诊，近两周因暴怒饮酒而胃病大作，并伴黑便5天。查体：体温38.2℃，心率105次/分，呼吸25次/分，血压83/66mmHg。实验室检查：白细胞$12.4×10^9$/L，中性粒细胞78%，血红蛋白62g/L，大便潜血（++++）。患者神清，家属搀扶，行动迟缓，面色萎黄，两目少神，言微语低，头身汗出，恶心频作，呕吐胃内容物咖啡色，伴吞酸烧心，胃痛且胀，牵及两胁，上腹部压痛、反跳痛均为（+），口苦纳呆，食后腹胀较明显，精神萎靡，大便干，色黑，舌质淡暗，苔黄厚腻，脉沉弦滑，右关脉软弱少力。

辨证：肝郁犯胃，脾不统血。

治法：疏肝和胃，健脾摄血。

处方：醋柴胡9g 川楝子9g 延胡索9g 梭罗子9g

白及9g 枳实9g 萸黄连6g 白术12g

海螵蛸12g 煅瓦楞12g 茯苓15g 伏龙肝10g

三七粉^冲30g 鸡内金6g 太子参18g

4剂，水煎温服，日两次。另予平肝舒络丸，日两次，每次1丸。

二诊：药后，胃痛胁胀好转，恶心吞酸已除，唯口苦纳呆，食后腹胀，大便干黑仍作，舌苔黄厚腻，脉象沉弦，右关沉弱且滞。上方减川楝子、梭罗子、煅瓦楞，加阳春砂^{后入}6g、乌药9g、川厚朴9g、藿香梗9g、焦三仙30g，继服4剂。另予云南白药1/3瓶、人参归脾丸1丸，日两次。

三诊：药后胃痛已止，饮食渐进，腹胀好转，大便色黄稍黑，唯心中懊恼，口苦不减，上药加竹茹、焦栀子各9g，7剂后症状悉减。再进14剂，随访未再复发，血红蛋白上升为108g/L。

按语：本证乃属肝郁脾虚。肝喜调达，然暴怒伤肝，肝郁化火，肝气横逆于胃，胃气失降，上逆而作呕；肝气乘脾虚而伐之，脾气失健，脾不摄血而有腹胀便血之症；肝气抑郁，气滞血瘀，不通而有胃痛胁痛。故采用疏肝和胃、健脾摄血之法，施以醋柴胡、川楝子、延胡索疏肝理气止痛；白术、太子参、云茯苓健脾和胃以调中；萸黄连、伏龙肝、海螵蛸、梭罗子、煅瓦楞、三七、白及温中治酸以止血；枳实宽中下气以除滞，诸药共图缓急止痛、治病愈疾之良策。

痞 满

痞满是指心下（胃脘部）闭塞不通，胸膈满闷不舒，内无疼痛之作，外无胀急之行，触之濡软为主要症状的病症。医家所论亦多，《伤寒论》云："满而不痛者，此为痞。"《证治汇补·痞满》言："痞由阴伏阳蓄，气血不运而成，处于心下，位于中央，填满痞塞，皆湿土之为病也。"

痞满是由于人体气机的升降功能失常，清阳之气当升不升，浊阴之气当降不降，出现"浊阴上干清旷之区生膜胀，清阳下降于浊音之域而生飧泄"。由此可见气机升降失司是引起本病的机制，大多与痰气搏结、饮食阻滞、湿浊中阻、情志失和、脾胃虚弱或表邪未解，误下伤中，导致正虚邪陷等多种因素有关。

一、辨证论治

在治疗上要辨别寒热虚实。实证发病急骤，腹部膨隆或腹胀拒按，胃脘灼痛，得凉则舒，心急易怒，口苦便秘，小便量少，舌红苔黄，脉沉数。虚证发病多缓慢，时胀时消，腹胀嗳气，纳呆便溏，喜暖喜按，舌质淡白，脉沉弱而缓。痞满一症，非单纯的虚实寒热，而是虚实并见，寒热互杂。故在诊疗时定要把握实证施以清热泻火、理气消胀、利湿化痰等法；虚证当益气健脾、温中和化为治；若虚实夹杂则攻补兼施。

治疗痞满，应从以下方面加以重视。第一，注重"本"字。本在脾胃，即后天之本，气血化生之源。诚如《证治汇补》所言："脾虚正气不行，邪着为病，当调理中州，复健运之职，则浊气降而痞消除。"所以脾胃虚弱，当施益气健中之法，药用党参、黄芪、黄精、白术、山药之属，使之脾胃强健，气血化生充沛，气机升降有权，也即"正气存内，邪不可干"。第二，注重"气"字。"百病皆因于气"，故又有"肝为起病之源，胃为结病之所"之说。治以醒胃必先制肝，培土必先制木，采取疏肝和中之法。初病药用轻清之品如玫瑰花、代代花、鸡冠花、佛手花、绿萼梅等；气郁甚者用厚朴、枳实、柴胡、青陈皮，理气之品大多辛香温燥，易伤阴耗气，当散中有收，刚柔相济，佐以芍药、木瓜、乌梅、甘草维之；若木郁化火，灼伤阴液者，当加生地黄、牡丹皮、麦冬、玉竹、玄参、枸杞子等益阴济阳。第三，注重"湿"字。脾虚失运，水湿乃生，蕴而为患。若从阳化热，湿热为主，当酌加茵陈、黄连、黄芩、滑石、大豆黄卷、石楠叶、石见穿、生薏苡仁、白花蛇舌草、蜂房、半枝莲等；如从阴化寒，寒湿为主，当增以生姜片、淡干姜、嫩桂枝、炮附子、吴茱萸、白芥子、徐长卿等。第四，注重"虚"字。临床以气阴两虚为多见，气虚者加太子参、北沙参、百合、党参；阴虚者加川贝、麦冬、玉竹、生地黄、石斛等甘寒之药，使之土旺生津，气机和降。

二、病案举例

1. 田某，男，56岁，1994年10月23日初诊。

患者胃病史6年余，素来胃脘胀满，空腹明显，进食稍安，旋又不适，食少不馨，肢倦乏力，形体消瘦，呃逆时作，大便多溏。曾服鼠李铋镁片、维霉素、奥美拉唑及中草药、养胃丸、人参健脾丸而不效。胃镜病理诊断：慢性萎缩性胃炎伴中度肠化生。舌淡红有瘀点，苔薄白，脉沉弦而细。

辨证：气虚瘀滞，纳化失健。

治法：补中健运，理气化瘀。

处方：台党参20g　　炙黄芪30g　　白术15g　　云茯苓12g

　　　缩砂仁^{后入}6g　　法半夏12g　　广陈皮12g　　紫丹参15g

　　　杭赤芍^各12g　　莲子肉15g　　炒山药12g　　广木香6g

14剂，水煎温服，早晚各1次。

二诊：两周后，诸症大减，原方加减服药3月余，痞满自除。

三诊：食纳正常，体重增加，但时感胃中热灼且痛，口干口渴，不思水饮，大便干结，舌转红而欠津，脉弦细而数。当属久病化热，伤阴耗津。

处方：太子参20g　　沙参30g　　野白术12g　　缩砂仁^{后入}6g

　　　炒山药12g　　麦门冬12g　　润玄参12g　　紫丹参30g

　　　杭赤芍^各12g　　肥玉竹12g　　广陈皮10g　　忍冬藤9g

　　　石楠叶9g

四诊：10余剂药后症状再减，上方稍作加减，继服3个月，阴虚津伤大有好转，余症未现。半年后复查胃镜及病理报告：浅表性胃炎，肠化消失。追访两年余，未再复发。

2. 患者李某，女，65岁。

胃脘部胀满不适10余年，近1周因情志不畅加重，伴有反酸，胸膈满闷，喜太息，嗳气，气短，自汗，时有心烦不安，纳呆，头晕，口干口苦，大便不畅，小便尚调，舌淡苔白，双关脉弦，尺脉沉细。

中医诊断：痞满。

辨证：肝郁气滞。

治法：疏肝理气。

处方：
天麻12g	草决明15g	石决明30g	瓜蒌30g
法半夏12g	茯苓15g	降香10g	郁金10g
丹参15g	沉香粉1瓶	厚朴12g	醋柴胡10g
川楝子12g	延胡索15g	姜黄20g	络石藤20g
白术15g	焦三仙45g	莱菔子20g	太子参20g
青皮9g			

7剂，水煎服，日1剂。

按语：患者平素肝郁气滞，横逆克脾，致胃气阻滞而成痞满，此次加重又伴情志不畅，即如《景岳全书·痞满》所谓："怒气暴伤，肝气未平而痞。"治疗上以疏肝理气为主。方中使用柴胡、川楝子、青皮、沉香疏肝理气；肝郁气滞，气滞血瘀，故使用具有行气活血的郁金、延胡索、降香、丹参、姜黄；肝木克土，中焦气机不畅，水谷精微失于运化，化生痰浊，加用白术、厚朴、莱菔子、半夏、茯苓、瓜蒌宽中理气化痰；头晕，口干口苦，有肝郁化火之象，故加用天麻、草决明、石决明平肝降逆；肝郁气滞日久，气郁化火，耗气伤阴，故见气短，自汗，心烦，故方中酌加太子参益气养阴。

| 呃　逆 |

呃逆是指气逆上冲，喉间呃呃连声，声短而频，使人不能自止为主要临床表现的一种病症。呃逆常因外邪、宿食不化，情志不遂，久病体虚，导致脏腑功能失和，临床常见肝气暴涨，横逆于上，及脾胃虚弱为多见。

一、辨证论治

1. 外邪犯胃

（1）偏寒者：呃声大而有力，遇寒加重，得热稍缓，甚则随呃声而带有胃中食物溢出，舌苔薄白滑，脉浮弦。药用苏梗叶、公丁香、柿蒂、草豆蔻、甘松、枳实、生赭石、旋覆花、生姜片、莱菔子、云茯苓。

（2）偏热者：呃声频作，声响而有力，得热则重，喜凉拒按，口苦心烦，便干溲赤，舌红，苔薄黄，脉象浮滑数。药用生赭石、旋覆花、川黄连、紫苏梗、青竹茹、生石膏、莱菔子。

2. 内伤所致

（1）肝气上逆：呃逆连声，短频有力，胁肋作胀，情志不畅则发作，伴有恶心，口苦，食少，舌苔薄白或黄，脉弦滑数。药用生赭石、旋覆花、霜桑叶、枳实、生牡蛎、沉香曲、佛手片、广郁金、川厚朴、醋柴胡、吴茱炒黄连。若胁肋胀痛较甚者，可加川楝子、延胡索、青陈皮。

（2）湿热内蕴：呃逆时作，胃脘胀痛不适，口苦且黏，口干不欲饮，胸部痞闷，大便黏腻不爽，舌苔黄腻，脉象濡数。药用藿香梗、佩兰叶、虎杖、马鞭草、川黄连、白豆蔻、苏梗叶、生薏苡仁、清半夏、白通草、云茯苓、绵茵陈、青竹茹、广郁金。若大便黏腻不爽，小便短赤而浊者，加川萆薢、赤小豆、胡黄连。

（3）脾胃虚寒：呃声低微无力，气短乏力，面色苍白，四肢欠温，纳呆便溏，舌淡，苔白，脉细弱少力。药用桂枝、白芍、淡干姜、缩砂仁、焦白术、云茯苓、吴茱萸、台乌药、怀山药、广木香、川黄连、伏龙肝。若呃逆较甚者可加丁香、柿蒂、花椒、白檀香、枳实；若气短乏力较重者，可加人参^{另兑}、炙黄精。

（4）食滞胃脘：呃声频作有力，口臭纳呆，嗳腐吞酸，脘腹胀满，大便臭秽，舌苔厚腻，脉滑数。药用青连翘、焦三仙、炒莱菔子、炙鸡内金、白豆蔻、焦白术、焦槟榔、隔山消。

（5）胃阴不足：胃脘部发热，呃逆时作，声小而促，口干喜饮，大便干结，舌红而干，脉细数而沉。药用肥玉竹、北沙参、麦门冬、大生地、粉丹皮、天花粉、生谷芽、麦芽、川石斛、白豆蔻。若口渴较著者，可加大乌梅、生甘草。

二、病案举例

1. 患者陈某，女，67岁。

情志暴怒后反复呃逆，呃逆连声，短频有力，伴反酸烧心，进食后饱胀不适，胁肋作胀，恶心，口苦，口干，二便尚调，舌尖红，舌淡红，苔薄黄腻，脉沉弦细。

中医诊断：呃逆。

辨证：肝郁气滞，胃气上逆。

治法：疏肝解郁，醒脾和胃。

处方：广藿香10g　　佩兰10g　　旋覆花9g　　代赭石20g

法半夏12g　　茯苓15g　　砂仁6g　　苏梗10g

紫苏叶6g　　豆蔻10g　　北柴胡9g　　炒川楝子10g

丁香9g　　竹茹12g　　生白术12g　　玫瑰花9g

生麦芽20g

7剂，水煎服，日1剂。

按语：患者发病前情志不遂，恼怒伤肝，气机不利，横逆犯胃，胃失和降，胃气上逆动膈，正如《古今医统大全·咳逆》言："凡有忍气郁结积怒之人，并不得行其志者，多有咳逆之证。"治疗上应疏肝解郁，醒脾和胃。方中柴胡、旋覆花、代赭石降逆和胃；川楝子、丁香、玫瑰花、竹茹、生麦芽疏肝解郁；佐以半夏、茯苓、砂仁、豆蔻、苏梗、白术健脾和胃。

2. 患者舒某，女，80岁。

呃逆时做，呃声低微，呃逆时伴有背部疼痛，胸闷气短，喜嗳气，咳嗽咳痰，周身困重乏力，口干不欲食，大便稀溏，黏腻不爽，舌淡红，苔白厚腻少津，中有裂纹，脉弦细缓。

中医诊断：呃逆。

辨证：脾胃虚弱，内湿中阻。

治法：健脾化痰，和胃降逆。

处方：广藿香10g　　佩兰10g　　太子参30g　　炒白术15g

苏梗12g　　法半夏10g　　茯苓12g　　鸡内金20g

姜厚朴10g　　砂仁6g　　吴茱萸9g　　干姜9g

草豆蔻9g

7剂，水煎服，日1剂。

二诊：药后呃逆减轻，短气乏力同前，仍不思饮食。故前方加炙黄精15g、山药15g、焦三仙30g、丁香9g、柿蒂9g，再进7剂。

三诊：呃逆大减，饮食渐增，体力转佳，大便成形，日1次，舌质淡，苔白脉沉细。

按语：患者年高体弱，脾胃虚寒，胃气上逆，故用太子参、黄精、山药、白术益气健脾；吴茱萸、干姜、草豆蔻、法半夏、茯苓温胃除湿；丁香、柿蒂、砂仁、苏梗降逆止呃。

治疗呃逆当首辨寒热虚实。呃声连绵不断，且声高有力为实，声小无力为虚。从寒热角度分析，因寒而呃者，多伴有畏寒喜暖，得热则减，遇寒加重，口淡不渴；因热而呃者，多伴有胃部灼热，口渴喜饮，得冷而舒，遇热加重，并口气臭秽，或大便干结。本病是由于气逆于胃，胃气失和，上逆作呃所致。一般采用疏调气机，顺和胃气的治疗方法。因热致发，佐以清热和胃之品；因寒而致，加温胃散寒之药；因肝气乘胃，辅以平肝降气之品；因痰食积滞，增以祛痰消积之属；因瘀血蓄胃，当以理气化瘀之类等。然若良方久呃，其声小如丝，此乃胃气大败，是土衰之征兆也，参之症状、舌脉皆一派虚脱之象，治疗比扶土为急务。阳虚，回阳救逆；阴虚，滋阴和阳；气虚，益气固脱；血虚，养血和营。偏于阳气虚衰者，药用人参、高丽参、红参以益气回阳；偏于阴虚血亏者，药用西洋参、生晒参、沙参以养阴养血而济阳。总之，要使阴阳平秘，生还有望。

腹　痛

腹痛是指胃脘与耻骨联合毛际之间的部位发生的疼痛。其间肝胆、脾胃、大肠、小肠，均居于此，也是手足三阴、足少阳、足阳明和冲、任、带脉循行之处，凡感受外邪、饮食积滞、劳倦内伤，皆可引起气血运行受阻而导致腹痛。《诸病源候论》中"腹痛者，由腑脏虚，寒冷之气，客于肠胃、募原之间，结聚不散，正气与邪气交争相击，故痛"及《素问·举痛论》"热气留于小肠，肠中痛，瘅热焦渴，则坚干不得出，故痛而闭不通矣"进一步阐述了腹痛的致病机制。

一、辨证论治

1. 外感腹痛

外感所致的腹痛，有寒湿之地、湿热之分。形寒伤肺，肺与胃络脉相连，寒湿内侵，或长期饮食生冷、居处潮湿之地，寒湿内生，均可造成脾胃功能失健，运化失司，寒滞经脉而疼痛乃作。暑湿或寒湿入里化热，导致脾胃困顿，遏阻于中，传导失职，腑气不通而引起腹痛。

（1）寒湿腹痛：腹痛急迫，遇冷加重，得温痛减，口淡不渴，大便自调或溏薄，舌苔白或腻，脉沉弦。药用高良姜、吴茱萸、广木香、台乌药、香附米、广陈皮、淡干姜、紫全苏。腹痛且胀加川厚朴、盐橘核、小茴香；恶心呕吐加公丁香、柿蒂、生姜片、法半夏；大便溏薄加炒山药、炮姜、炒薏苡仁、补骨脂，炒白术；外感恶风寒加荆芥穗、青防风，重者加炙麻黄、桂枝尖。

（2）湿热腹痛：腹痛缠绵，腹胀拒按，胸部憋闷，口干口渴，不欲饮水，心烦自汗，大便秘结或黏滞不爽，小便短赤，舌苔黄腻，脉象濡数或滑数。药用藿香梗、佩兰叶、白豆蔻、生薏苡仁、滑石块、生扁豆、绵茵陈、生麦芽、吴茱炒黄连、广郁金、清半夏、野于术。恶心欲吐加紫苏叶梗、川黄连；腹痛发热或身热不扬加青连翘、忍冬藤；胸膈腻满加鹅枳实、川厚朴、嫩苏梗；口苦咽干加青竹茹、润玄参、天花粉；大便秘结加熟大黄、元明粉、大瓜蒌；大便黏腻不爽加胡黄连、炒扁豆、大豆黄卷；小便短赤而涩加川萆薢、白通草、淡木通、金钱草。

2. 内伤所致

多因暴饮暴食，饥饱过度，伤及脾胃，食滞不化，或嗜酒肥甘辛辣厚腻之品太过，使之湿热积滞，蓄结胃肠，或食腐秽不洁之物，使胃气不和，气机紊乱，腑气通降不利而发生腹痛。

（1）饮食不节：脘腹胀满疼痛，口臭嗳腐，厌食吞酸，疼而拒按，胃中嘈杂，心烦眠差，痛而欲泻，泻后痛减，或大便干结，或大便热臭，舌苔厚腻，脉象滑实有力，当消食导滞。药用建神曲、炙鸡内金、鹅枳实、熟大黄、焦三仙、川厚朴、腹皮子、枯黄芩、川黄连。大便干结较甚可加元明粉、生槟榔、番泻叶。

（2）肝郁气滞：脘腹胀闷且痛，牵引两肋，痛引少腹，攻窜不定，得嗳气或矢气则胀痛酌减，遇恼怒则加剧，或恶心呕吐，口苦泛酸，呃逆烦躁，舌质红，苔薄黄，脉弦滑。治当疏肝理气，药用醋柴胡、川楝子、延胡索、青陈皮、代代花、玫瑰花、广郁金、制香附、炒枳壳、生麦芽、炒白芍、生甘草。急躁易怒加粉丹皮、焦栀子、合欢皮；恶心呕吐较著加生赭石、吴茱炒黄连、青竹茹；反酸烧心加煅瓦楞、乌贼骨、石见穿、忍冬藤。

（3）气滞血瘀：疼痛如刺，痛处不移，口味发腥，舌质青紫瘀暗，脉弦或涩。当用行气化瘀为治，药用五灵脂、生蒲黄、没药、益母草、当归尾、桃仁、红花、赤芍药、川楝子、延胡索等。

（4）思虑过度：肝郁脾虚，腹痛隐隐，口淡纳呆，嗳气不舒，食后腹胀，二便自调或不调，舌质淡红，苔薄，脉象沉滞少力。治当疏肝解郁，醒脾开胃。药用缩砂仁、莲子肉、白豆蔻、合欢皮、香佛手、远志肉、佩兰叶、生谷芽、生麦芽、陈香橼。若食后腹胀加焦山楂、炒莱菔子、厚朴。

（5）阳气虚衰：腹痛绵绵，且时发时止，痛时喜按，喜热畏寒，空腹或过劳则疼痛加重，伴有神疲乏力，倦怠嗜卧，气短懒言，饮食不振，大便溏薄，舌淡苔白，脉象沉细无力。当温中健脾，缓急止痛。药用桂枝、杭白芍、人红枣、炙黄精、焦白术、炮附了、淡干姜、炙甘草、高丽参，腹痛发凉较著加广木香、吴茱萸、小茴香、肉桂心、乌药；纳呆腹胀加缩砂仁、建神曲、莲子肉、炙鸡内金、川厚朴、莱菔子、炒麦芽、炒谷芽、焦山楂；大便溏泄加炒山药、肉豆蔻、炮姜、补骨脂、木香、吴茱萸、黑附片、茯苓、炒薏苡仁；久泻不止加赤石脂、禹余粮、五味子、升麻炭、诃子。

二、病案举例

1. 高某，男，41岁。

主因"反复脐周疼痛1周"就诊，症见脐周疼痛，痛时喜按，遇寒加重，无恶心呕吐，无反酸烧心，纳呆，眠可，大便略稀溏。舌淡，苔白，脉象沉细无力。

辨证：脾胃虚寒，气机受阻。

治法：温中健脾，理气止痛。

处方：黄连5g　　　　吴茱萸10g　　　桂枝9g　　　　白芍18g
　　　伏龙肝15g　　　木香10g　　　　乌药15g　　　小茴香15g
　　　炮姜15g　　　　法半夏15g　　　茯苓30g　　　炒白术15g

      炒薏苡仁30g   防风12g   黄芪30g

    7剂，水煎服，日1剂。

    二诊：药后腹痛大减，时有腹部畏寒，上方加肉桂心6g，再进7剂而安。

    按语：患者平素饮食无节，加之素体禀赋不足，渐致脾阳虚惫，气血不足，不得温养脏腑，"阴盛阳衰"则经脉收引而腹痛。方中以伏龙肝、炮姜、黄芪温阳健脾益气；吴茱萸、乌药、小茴香温经止痛；白术、茯苓、半夏健脾化湿；木香行气。《医方考》曰："泻责之脾，痛责之肝。"故方中芍药倍桂枝，桂枝温经散寒，白芍酸寒，柔肝缓急止痛，再与白术相配，于土中泻木。配伍少量防风，防风辛香，辛能散肝郁，香能舒脾气，具升散之性，与术、芍相伍，且有燥湿以助止泻之功。

    2. 患者姜某，女，36岁。

    主因"受凉后出现上腹部疼痛，伴呕吐3天"就诊。现上腹胀满疼痛，头身困重着，微恶风寒，大便稀溏，双寸脉浮，关尺脉沉弦紧，舌淡红，苔薄白腻。

    中医诊断：腹痛。

    辨证：寒邪内阻。

    治法：解表温里，理气止痛。

    处方：藿香10g   苏叶10g   茯苓30g   白术15g

          陈皮10g   白芷5g   厚朴10g   姜半夏9g

          大枣10g   黄连5g   荆芥穗10g   防风10g

          木香9g   吴茱萸9g   炮姜10g   甘松5g

          生姜^{后入}5片

    4剂，水煎服，日1剂。

    按语：六淫外邪侵入腹中，则寒凝气滞，导致脏腑经脉，不通则痛。《素问·举痛论》："寒气客于胃肠，厥逆上出，故痛而呕也。"因肺与胃络脉相连，寒湿内侵，伤及脾胃，气机阻滞，不通则痛。方中藿香、苏叶、白芷、荆芥穗、防风散寒解表，芳香醒脾；吴茱萸、炮姜、甘松、木香温中散寒，和胃止痛；白术、茯苓、厚朴、大枣、陈皮、姜半夏、生姜健脾化湿，温胃和中。

    总之，腹痛是临床中甚为多见的病症之一，其内因、外因、不内外因，皆可致发病。在临证时，要根据腹痛的部位、疼痛的性质、症状的兼夹，辨明寒热虚实。切忌一见疼痛即给予止痛药，殊不知如此会掩盖真实病情。因腹痛分上中下3

个部位，许多疾病如虫证、阑尾炎、附件炎、结肠炎、肠胃炎、盆腔炎等都会引起腹痛。所以诊断及鉴别诊断极其重要，只有详审病因，辨病与辨证相结合，抓住疾病之实质，才能有所收效。

泄 泻

　　泄、痢二症，同出一辙，只是病情轻重程度有别。泄泻一般一年四季均可发生，而痢疾一般与季节有关，多发生在夏秋之末。泄泻其病机在气分，而痢疾在血分。因泄、痢发病因素较为复杂，治疗亦异，只有本着"先其所因，扶其所主"的治疗原则，因势利导，采取寒者热之、热者寒之、虚者补之、实者泻之或平调寒热、虚实兼并治疗之大法。若病久邪气留恋不除，由气分转至血分而为血瘀，可拟用行气化瘀，软坚渗握之法而收功。再者痢疾之治，应本着"初起宜通，勿补偿"之旨，当使病邪如湿热、寒湿尽荡而安。倘若过早施于补法，易使邪气留恋，缠绵不去，可能导致"噤口痢""休息痢"。另外，对于泄、痢愈后调养，也很重要。因暴泻、大泻、久泻不止，造成气虚血亏，津液枯竭，中气未复，阴液未充，当以固护胃气、益胃生津为首。饮食不可过度，以免有"食复"之嫌，少食肥甘，以惕有"病遗"之弊。

病案举例

　　泄泻的治疗方法颇多，在治疗中一定审证求因，辨证施治。现将余在临床中关于治疗泄泻的12种方法，以病案举例方式简述如下。

　　1. 清解暑热，和胃化湿

　　患者张某，男，46岁，1989年8月12日初诊。3天前因夜寐受凉转即腹痛腹泻，昼夜之间共泻20余次，身冷手凉，精神疲困，懊恼烦闷，饮食不下，舌尖红，苔白腻如积粉，脉沉细而迟。遂拟用清暑化湿汤加减。

　　处方：香薷9g　　　藿香12g　　　佩兰^{后入}12g　　　豆豉9g

荆芥穗10g	白豆蔻6g	黄连6g	苏叶梗^各9g
广木香9g	法半夏12g	鲜荷叶6g	茅苍术12g
滑石块15g			

本方加减共进9剂而愈。

按语：夏季腹泻，多由暑伏湿遏，不能外达，只需清暑化湿，因势利导。故用祛暑解表之香薷、藿香、荆芥穗；芳香化浊之佩兰、白豆蔻；燥湿坚肠之黄连、木香、苍术、半夏等而收功。

2. 补气健脾，解毒祛湿

患者张某，男，52岁，1988年9月17日初诊。患结肠炎近5年，近1周因过劳饮食不慎而腹痛肠泻，大便泄泻不爽，黄黏微红，时或黄浑水样物，精神萎靡，言微语低，口干欲饮，舌质红，脉濡细无力。

处方：鱼腥草20g	马鞭草15g	红药子15g	公英炭30g
土茯苓15g	败酱草15g	生黄芪30g	焦白术15g
炒薏苡仁15g	葛根12g	广木香9g	炙甘草6g

服药30余剂，并空腹温开水送服桂圆肉包裹鸭胆子5～7粒，日服两次，泄泻乃止。

按语：此患者结肠炎时好时复，所属中医学"休息痢"范畴，是由脾胃虚弱、湿毒蕴结而作，故予以扶中益气的黄芪、白术；清热解毒的鱼腥草、马鞭草、土茯苓、红药子、鸭胆子等。

3. 运脾和胃，化湿止泻

患者王某，女，39岁，1990年4月2日初诊。患者体胖，每每午饭后自感困顿，食少脘闷，现突患腹泻，泻下如水，日达10余次，脐腹发凉，胀痛难忍，舌苔白腻，脉虚弱无力。遂拟用胃苓汤合三仁汤加减。

处方：桂枝9g	草豆蔻12g	土炒茯苓20g	苍术15g
乌药9g	吴茱萸6g	生姜9g	厚朴10g
炒薏苡仁20g	泽泻15g	通草3g	砂仁^{后入}5g

加减服用，15剂而痊愈。

按语：肥人多痰多水多气虚，能食则健，然病人长期食少，此乃脾虚湿盛，湿困中州，故"脏寒生湿病"，所以用桂枝、吴茱萸、乌药温中散寒；草豆蔻、苍术、生姜、砂仁、茯苓等运脾化湿，使脾健湿除，泄泻而止。

4. 补中升阳，祛风胜湿

患者李某，男，41岁，1990年5月11日初诊。慢性肠胃炎15年，近10余日腹胀泄泻，日下利3～4次。症见周身困倦乏力，头晕目眩，喜卧微言，上午尤甚，心中烦闷，后背酸沉，喜暖畏风，舌质淡边齿痕，苔白滑，脉缓弱少力。

处方：升麻3g　　　柴胡6g　　　葛根9g　　　党参15g
　　　生黄芪20g　　防风9g　　　羌活9g　　　独活9g
　　　芥穗炭12 g　　白术15g　　白芍12g　　茯苓15g

加减共服20剂而愈。

按语：脾胃日损，中气下陷，清阳不升，故《内经》云："清气在下，则生飧泄。"故用升麻、柴胡、葛根举下陷之清阳；党参、黄芪、白术、白芍补中益气，敛阴和营；羌活、独活、防风、芥穗炭祛风胜湿，使之泄泻得除。

5. 健脾益胃，清热利湿

患者吴某，女，21岁，1989年9月27日初诊。慢性肠胃炎史3年，稍进食不慎则复发。现症见腹痛腹泻5天，泻下色黄，黏腻不爽，口干口渴不欲饮，泻前腹痛甚，泻后则安，舌质红，苔黄厚腻，脉象弦滑数，肛门灼热感。遂拟用葛根黄芩黄连汤加味。

处方：木香9g　　　白芍12g　　白术15g　　制半夏15g
　　　茯苓块20g　　太子参15g　炒山药12g　车前子20g
　　　川厚朴10g

前后共进7剂而安。

按语：湿热泄泻，并非易治。湿热之性"如油投面，难解难分"，故治疗当用黄连清湿中之热，黄芩清热中之湿，再参合诸药治之，方能起效。

6. 攻积消食，行气导滞

患者逢某，男，32岁，1990年2月21日初诊。体壮盛实，因过食涮羊肉而致脘腹痞满胀疼，恶心欲呕，不思饮食，大便泄泻，伴有不消化的食物残渣，热臭异常，口干心烦，舌质红，苔黄厚少津，脉沉弦滑有力。遂拟用木香槟榔丸加减。

处方：木香9g　　　槟榔6g　　　青皮9g　　　陈皮9g

| 枳实12g | 鸡内金9g | 大黄6g | 黄连6g |
| 芒硝9g | 焦三仙30g | 厚朴9g | 莪术9g |

6剂泄泻即止。

按语：此乃胃肠积滞，食滞不化，当属实证。首以荡涤破滞，消积除满，故承气为先，辅以清热之品，也即"通因通用"。

7. 温中散寒，健脾和胃

患者曹某，女，43岁，1989年11月23日初诊。慢性肠炎10余年，现症见头痛眩晕，恶心胃胀，不思饮食，腹泻1周，日5～6次，质稀色淡，腹中隐痛，喜暖喜按，神疲倦怠，面色萎黄，舌质淡，苔白，脉缓弱。方用理中汤合香砂六君子汤加减。

处方：炮附子^先9g	炮姜9g	党参15g	土炒白术15g
缩砂仁^{后入}6g	炒白芍15g	伏龙肝12g	广木香9g
茯苓15g	炒薏苡仁15g	诃子肉15g	大红枣6g

加减服用20余剂，诸症悉除。

按语：脾胃乃后天之本，是化生之源，然中阳不振，运化失常，摄纳无权，故面色萎黄，神疲腹泻。治当"虚则补之"，扶土温阳投以炮姜、炮附子；健脾益胃而施党参、白术、大枣；醒脾开胃给予木香、砂仁等，共图扶正固本。

8. 调肝理脾，健胃消食

患者王某，男，40岁，1990年4月28日初诊。脐下右侧硬胀闷痛拒按，泻必腹痛，大便酸臭味，面色苍白，两眼部及鼻部青暗，两胁时痛且胀窜，胃脘不适，食少纳呆，舌质淡红，苔薄白，脉象沉弦而缓。遂用痛泻要方加味。

处方：土炒白术12g	白芍9g	防风9g	炒陈皮9g
青皮6g	醋柴胡9g	砂仁^{后入}6g	炒神曲15g
炒稻麦芽^各15g	炙鸡内金9g	熟大黄6g	

8剂药后已如常人。

按语：此证乃属肝郁脾虚，宿食不消，肝木乘脾土而作祟。"木郁达之"，故用柴胡、青皮解肝郁、调达气机；砂仁、陈皮理气醒脾；白术、神曲、稻麦芽、鸡内金健脾和胃消食；熟大黄导滞下行；防风协同散肝疏脾；白芍泻肝缓急，以奏其功。

9. 平调寒热，和胃止泻

患者郝某，男，54岁，1989年8月21日初诊。自述患慢性肠胃炎近7年，自感胸中烦热，痞闷不舒，腹中冷痛，肠鸣泄泻，日5~6次，大便呈粥状，舌质淡，苔白滑，脉弦滑。方用黄连汤加减。

处方：黄连6g　半夏12g　炙甘草9g　淡干姜6g
上肉桂6g　台乌药9g　广木香9g　云苓块15g
台党参12g　大枣6g　炒白术9g

20余剂后病去人安。

按语：本证为上热下寒，治当寒温并施，首推黄连清腹中之热；干姜、肉桂、乌药、木香暖中下焦之寒；白术、党参、甘草、半夏、云茯苓、大枣健脾和胃而泻自止。

10. 温补脾肾，散寒止泻

患者刘某，女，39岁，1990年3月16日初诊。腰腹冷痛，肠鸣泄泻，每日3~4次，病程两年余，晨起必泻，腹部时痛，大便色淡，其味发腥，或为完谷不化，或为粥状，或为水泻，四肢酸懒，四末不温，面色黧黑，舌淡无苔，脉沉细，右尺尤弱。方用加味四神丸加减。

处方：补骨脂12g　吴茱萸6g　肉豆蔻9g　五味子9g
炮附子^先6g　肉桂心6g　土炒白术15g　土炒茯苓15g
炙黄芪15g　台党参12g　石榴皮9g　诃子肉12g
炙甘草6g

共进30余剂，诸症悉减。后服肉果四神丸，以资巩固。

按语：命门火衰，火不生土，而致脾肾阳虚；阳虚生外寒而有外在寒象；脾阳不振，水湿内停，从阴化寒，而著寒湿，故又有寒泻之内征，治当以温补脾肾、壮阳散寒、健中止泻为急务。

11. 温肾实脾，固涩止泻

患者修某，男，62岁，1989年9月12日初诊。慢性结肠炎10余年，现症见腰部冷疼发酸，腹痛隐隐，喜暖喜按，形寒肢冷，口淡不渴，每日晨起及夜间时伴腹痛，稍食不慎，转即肠鸣腹泻，每次矢气大便失禁，小便量少色淡，舌质淡暗，边齿痕，黑苔水滑，脉沉缓，右关尺无力。方用赤石脂禹余粮丸加味。

处方：赤石脂20g　禹余粮15g　诃子肉20g　伏龙肝15g

| 净米壳12g | 补骨脂15g | 肉桂心6g | 吴茱萸6g |
| 广木香9g | 焦白术15g | 茯苓15g | 制半夏12g |

前后经服40余剂而康。

按语：患者素体脾肾两虚，加之原贪凉饮冷太过，伤及中阳，累及肾阳。肾司二便，肾虚失于固摄之能，而致腹痛缠绵，泄泻不止。当此之时，采以标本兼治之法，重用赤石脂禹余粮丸涩肠止泻，辅以加味四神丸温肾散寒，固摄肾关，健脾和胃以缓其中。如此施治，方是上策。

12. 行气化瘀，渗湿软坚

患者杨某，男，42岁，1989年4月19日初诊。发病五六年，初起腹泻，消化欠佳，大便稀溏，或先硬后溏，每日2～3次，偶有肠鸣，得矢气则舒。近1年来，常发腹胀，胀甚则疼痛如针刺感，痛时左下腹可触及肠形，舌质暗淡，尖边有瘀斑，舌下脉黑紫，脉象沉弦涩。既往有血吸虫病史。

处方：海藻15g	昆布12g	荔枝核12g	盐橘核12g
煨木香9g	苦参9g	甘草9g	桃仁15g
红花12g	赤芍15g	当归12g	腹皮子各9g
川厚朴10g	制大黄6g	川椒6g	

进60剂，病祛体健。

按语：胃肠为多气多血之腑，肠胃失健，脾运不及，腑气失宣，以致气滞脾虚湿阻。病久邪气留恋不除，由气分病转至血分而为血瘀，所以拟用行气化瘀、软坚渗湿之法而收功。

综上所述，在临床中对泄泻一症，治疗方法颇多，收效尚属满意。在治疗中一定审证求因，辨证施治，有是症用是药，勿犯虚虚实实之戒。

｜便　秘｜

便秘一症，大多由大肠传导功能失常而粪质干燥、坚硬难出所致。实者可见大便干结，腹满胀痛，口干口臭，面赤身热，或嗳气频作，小便短赤，舌红，苔黄或垢腻，脉弦而有力。虚者可见大便干燥，排便困难，伴有头晕心悸，神疲乏力，舌质红，少苔或舌淡红，苔白，脉象沉迟或细数。

一、辨证论治

1. 实证

常因胃火炽盛，大肠燥热，或由肺气壅实，均可导致大肠传导功能失常。胃热盛者主以牛黄清胃丸、牛黄清火丸、清胃散；肺热滞者首用清肺抑火化痰丸、开胸顺气丸；大肠热盛者可用大承气汤等。

2. 虚证

偏气虚者气短懒言，动则加重，无力催便，以补中益气汤、人参健脾丸、香砂六君子汤主之；血虚者又兼有目视昏花、肢体麻木、面色苍白、唇舌口淡、失眠健忘等，适用当归丸、当归补血汤、人参归脾丸；阴虚者兼有五心烦热、颧红盗汗、两目干涩、口干咽燥、不思饮水等，宜用知柏地黄丸、左归饮、大补阴丸；肾虚者腰酸膝软，耳鸣失聪，遗精早泄，偏阳虚则畏寒肢冷，腹胀如鼓，大便艰涩难下，此为寒结。阳虚者适用青蛾丸、桂附地黄丸、黑锡丹；阴虚者宜用五子衍宗丸、五子补肾丸、麦味地黄丸、增液汤加味等。

二、病案举例

1. 张某，女，52岁，2011年4月22日初诊。

患者大便秘结10余年，大便时下羊粪蛋或结成球，3~5天解1次，轻者使用开塞露，甚者7～10天非灌肠而不行。患者平素服用牛黄解毒丸、地榆槐角丸，或长期服用番泻叶，痛苦异常，并导致其身高体瘦。现症见短气乏力，时伴心慌发热，动则大汗，夜间盗汗不止，口干口渴，饮食尚可，舌质红绛，无苔碎裂，脉沉细数。

辨证：气阴两虚，津液匮乏。

治法：益气养阴，生津润下。

处方：
太子参30g	玄参30g	生地黄30g	天冬20g
麦冬20g	柏子仁30g	当归20g	肉苁蓉30g
瓜蒌仁30g	蒲公英30g	粉丹皮20g	黑芝麻30g
制何首乌30g	熟大黄^{后入}10g	元明粉6g	

5剂，水煎服，日两次。

二诊：病人自感气力有佳，口干口渴减轻，身热好转，大便一行略干发烫，汗出仍作。因"汗为心之液"，过汗则伤津耗气，造成长期气阴两虚，阴虚津亏，大便硬结，气虚动力不足，压力不够，不得下行。故当以益气固表、滋阴敛汗为治，上方见效加减再进。

处方：生黄芪30g　　二冬^各15g　　蒲公英30g　　牡丹皮15g
　　　　玄参3g　　　煅龙牡^各30g　白术12g　　　防风9g
　　　　火麻仁30g　　制何首乌30g　太子参30g　　瓜蒌仁20g
　　　　盐知母15g　　金樱子30g　　五味子20g　　熟大黄^后9g
　　　　元明粉3g　　　川牛膝9g

7剂，水煎服，日两次。

三诊：自感汗出减少，大便两次，第1次略干，第2次时有腹痛，初头硬后稍溏，两次自行解出来，未用开塞露。诸症悉减，故前方减元明粉，再将熟大黄减至5g，继服，一如常人。

2. 徐某，女，42岁，2010年10月5日初诊。

主因"反复便秘发作3年"就诊，大便量少，排出不畅，5～7天一行，体胖乏力，自感排便用力则心慌汗出，时伴腰酸畏寒，月经量少，白带较多，舌质淡红，苔白腻，脉沉弱无力。

辨证：气血不足，肾阳虚寒。

治法：补气养血，温阳益肾。

处方：炙黄芪30g　　大当归20g　　肉苁蓉30g　　大熟地15g
　　　　何首乌30g　　太子参30g　　胡桃仁12g　　黑桑椹30g
　　　　白豆蔻12g　　五味子12g　　女贞子15g　　盐草薢30g

7剂，水煎服，日两次。

二诊：药后大便正常，气力有佳，时有腹胀下坠，白带仍多。上方加乌药12g、大豆黄卷10g，再进7剂。

三诊：药后大便如常，白带量减少，腹胀下坠已蠲。再服10剂，以善其后。

按语：病例1当属气阴两虚，大肠津液枯涸，加之自汗盗汗更加重其病情。审症求因，当益气扶本固其表，生黄芪、白术、防风、太子参之属；生津止汗敛其液，煅龙牡、金樱子、二冬、五味子之味。如此一阴一阳云化如常，便秘而愈。

病例2当属肾阳不足，气血两虚，肾司二便，阳主升，阴主阖，肾阳虚弱，气化不利，当升而不得升，气虚当下不得下，故有此之弊。所以当务之急以益气温阳之法，重用黄芪、太子参、肉苁蓉、胡桃仁，兼以阳中求阴，加用熟地黄、何首乌、黑桑椹，再添草薢为大肠输送津液，以除大肠津液不足之危，又能与乌药、大豆黄卷为伍，治其腹胀下坠、白带过多之虞。

便秘一症，临床多见习惯性便秘，尤其是老年人及儿童，其次是中年人。在便秘人群中，尤以妇女多见，对于习惯性便秘的患者，尤可分为两型：一是气虚无力催便；二是阴虚血少津亏所致。在治疗时，我们切勿盲目施以软坚通便、苦寒泻下之法。因峻下之后，气阴大伤，虽暂时大便畅通，旋即大便更加坚滞难出，此乃使虚者更虚。正确的治疗大法：气虚者，当拟益气补中；津亏者，当拟润肠生津；血枯者，当拟养血柔润；液涸者，当拟增液润下；硬坚者，当佐以软坚，此乃治疗之上策，也是治疗因虚而致便秘的大法。实证致之，因实而结，大便秘结不下，可因火郁、气郁、痰郁、食郁、寒郁等引起，所以治疗常用对症治疗之法。比如：肺与大肠相表里，肺气壅实，天窍闭郁，地窍不开，此时当开提肺气，使肺气下行，胃气和降，气通二阴，大便自然得通，这也是"病在下，取之上"的一种治疗方法。对于便秘一症，中病即止，也就是说，大便畅通，停服泻下之药，以免过用苦寒伤胃。对于虚证、慢性习惯性便秘患者，如大肠津液不足，应谨遵古训"汤者，荡也；丸者，缓也"之意，常服丸药如麻仁滋脾丸、麻仁润肠丸等，以使津液充足，便秘自然而愈。

| 脏器下垂 |

在临床中，一般诸如胃下垂、子宫脱垂（阴挺）、肾下垂、脱肛等脏器下垂，皆为中气下陷所致，而补中益气、升阳举陷为治疗之常法。然也有施之不效者，其因颇多且杂，根据四诊相参、辨证施治而用他法，收效颇捷。

病案举例

1. 宋某某，男，45岁，1984年3月初诊。

主因"脱肛半年余"就诊。曾服人参健脾丸、补中益气丸以及近60剂中药，参服西药而不愈。现症见胸部憋闷，呼吸迫促，痰声辘辘，咳喘咯吐黄痰且黏稠，牵及两胁作胀，口干喜饮，心中烦躁不得寐，不思饮食，大便干燥，数日1行，小便黄赤而短，舌红，苔黄厚腻，脉弦滑数。据析：肺气壅实，天窍不开，欲提中气而被遏不升，故有脱肛之症。

治法：清热涤痰，益肺定喘。

处方：炙麻黄9g　　杏仁泥^{后入}10g　　制紫菀12g　　生石膏^先30g
　　　　青竹茹12g　　胆南星6g　　　大瓜蒌30g　　枳实12g
　　　　甜葶苈9g　　川黄连6g　　　清半夏12g　　苏梗10g
　　　　苏子10g　　　熟大黄9g　　　莱菔子12g

5剂，水煎服，日1剂，分两次饭后温服。

二诊：药后胸中快然，咳痰喘憋大减，大便已行，臭秽异常，夹杂黑黄色黏液，大便后肛门稍有回复。上方去熟大黄、甜葶苈、枳实，加入升麻6g、黄芪30g、太子参30g，继服14剂。另用地骨皮100g，熬水薰洗肛门，经治4周而获痊愈。

2. 王某某，女，55岁，1984年9月初诊。

主因"腹胀，胀甚则痛1年余"就诊。自扪腹部有时可触及约4cm×4cm之包块，且跳痛，时牵及两胁作胀难忍，伴有恶心吞酸，纳呆，胃脘部喜暖喜按，得矢气方舒，便溏量少，小便清长，舌质淡暗，苔薄白，脉沉弦滞而有力。曾在某医院诊断为胃下垂。

治法：疏肝理气，温脾和胃，佐以软坚消胀。

处方：醋柴胡9g　　青陈皮^各9g　　阳春砂6g　　台乌药12g
　　　　淡干姜24g　　炮附子9g　　　吴茱萸6g　　黄连6g
　　　　川厚朴9g　　焦四仙30g　　炙鸡内金9g　　肉豆蔻9g
　　　　制鳖甲^{另兑}12g　　西红花9g

5剂，水煎服。

二诊：药后自觉矢气多，胃脘较前松软，饮食渐进，唯吞酸、胃脘部包块跳痛不减。上方加煅瓦楞15g、乌贼骨12g、水蛭6g，连服20余剂，诸症皆消，经检查胃下垂已愈。

3. 张某某，女，30岁，1985年4月21日初诊。

产后方2个月，1个月前出现阴挺之症。现面色虚浮，精神疲惫，两足痿软无力，胸闷气短，唇舌色淡暗，子宫脱出，疼痛异常，时自子宫口流出暗红色黏液。曾服八珍丸、赞育丸、得生丹，并肌注当归、B$_{12}$注射液无效。舌质淡稍暗，左边有瘀斑，苔滑润，脉弦涩而沉，重按少力。

辨证：气血俱虚，胞中瘀阻，恶露不尽。

治法：补益气血，活血祛瘀，逐秽利湿。

处方：台党参20g　　　生黄芪30g　　　阿胶^{烊化}15g　　　益母草30g
　　　桃仁15g　　　　红花15g　　　　赤芍30g　　　　　泽兰10g
　　　乌药10g　　　　薏苡仁30g　　　土茯苓15g　　　　蛇床子6g

6剂，水煎服。

二诊：药后子宫流出黏液增多且色黑，但觉腹部坠胀，余症同前。前方加三棱9g、莪术9g，再进5剂。

三诊：服药4天后恶露已尽，气力充盛，精神好转，子宫稍向阴道回缩。故上方去三棱、莪术、桃仁、红花，加杜仲炭15g、五倍子9g、升麻6g，连进17剂。另用地骨皮100g熬水薰洗，继续治疗近1个月恢复正常。

按语：脏器下垂，病因较多，并非皆因中气下陷所致。临证中，当须活看，反复推敲，审证求因，抓住疾病之实质，力争辨证准确，立法严谨，用药精当，才能获得满意疗效。机械地采取"有是病，用是药"，单纯地采用一病一方、一病一药的对症治疗方法是不足取的。

｜ 痹　证 ｜

《素问·痹论篇》云："风寒湿三气杂至，合而为痹也。"痹证的发生主要是由于正气不足，感受风、寒、湿、热之邪痹阻经络所致。

一、辨证论治

偏于风胜者，以关节酸痛，游走不定为行痹；偏于湿胜者，以肢体酸痛重着、肌肤不仁为着痹；偏于寒胜者关节痛剧，疼痛不移为痛痹；病程日久者，可伤及气血，损及肝肾。

在痹证治疗中，要十分重视引经通络药的应用，如上肢疼痛，常用片姜黄、羌活、桂枝、桑枝；下肢疼痛，常用独活、怀牛膝、宣木瓜、五加皮；腰背疼痛，可加川断、杜仲、狗脊、络石藤、桑寄生；骨节疼痛，可加威灵仙、补骨脂、透骨草、豨莶草；肌肉疼痛，可加鸡血藤、雷公藤、川乌、草乌等。总之，治疗以祛风、散寒、除湿、清热及活血疏经通络为基本原则，后期还应配以补益气血、强筋壮骨之品。

"择时施治"是治疗痹证的又一重要特色，痹证的服药时间最好在早晨与晚上睡前各服1次。因痹证患者活动晨僵较甚，疼痛夜间加剧。晨、晚分服中药，意在病症发作前及时截治，有利于药效的发挥，控制病情发展。同时应注意天气的冷暖及季节气候的变化，防止外邪侵袭，而且还应长期进行功能锻炼，以防止关节挛缩、变形，加快功能的恢复。

二、病案举例

1. 金某某，女，30岁，2011年1月12日初诊。

主因"右半身发紧不适感6年余"就诊。刻下症：患者6年前因生产后受寒，出现右半身发紧皱感，怕风无汗，牵及右手发麻，喜暖畏寒，多加衣被则适，纳少呃逆，舌尖红，苔黄，脉左关弦，右脉沉细。

辨证：气血两虚，风寒痹阻。

治法：益气活血，祛风通络。

处方：

生黄芪30g	桂枝9g	防风10g	赤芍15g
知柏^各12g	僵蚕12g	二风藤^各g	鸡血藤30g
片姜黄15g	透骨草20g	伸筋草30g	白术15g
桃红^各12g	地龙30g	威灵仙12g	竹叶6g

7剂，水煎服，日两次。

二诊：药后半身发紧感好转，但仍感神疲乏力，怕冷少汗，舌脉同前。上方加炙黄精9g、太子参12g，再进7剂。

三诊：半身紧皱感再减，昨日受风又感腰部酸冷，精神好转，纳食尚佳。上方加川续断15g、桑寄生15g，继续服药28剂而愈。

按语：患者产后受风，卫气不固，腠理不密，风寒湿乘虚内袭，气血凝涩，经络被遏，久而成痹。古人云："阴阳者，左右之道路也。"从病位上看，人体左侧为阴，主血；右侧为阳，主气。患者病程长达6年之久，病在右侧，则为久病气虚证。故以黄芪益气实卫，固表御邪；桂枝助卫祛风，温经通痹，桂枝得黄芪益气振奋卫阳；二风藤、鸡血藤、片姜黄、透骨草、伸筋草、威灵仙祛风散寒；僵蚕、地龙等虫药行散走窜、通经活络；病程日久，邪入于血，瘀而不行，可加入如桃红^各、赤芍等活血化瘀，通利经脉。

2. 王某某，男，72岁，2012年6月22日初诊。

主因"周身关节、肌肉疼痛4月余"就诊。患者4个月前因肾结石做碎石手术，术后未得到充分保暖和休息，继而逐渐出现全身肌肉、关节疼痛，伴腰痛酸懒不适，饮食可，舌胖大，苔白腻，舌底脉络瘀暗，脉象弦紧。

辨证：寒湿痹阻，瘀血阻络。

治法：散寒除湿，活血通络。

处方：

桑枝30g	鹿角胶12g	海风藤12g	青风藤12g
威灵仙15g	川草乌^各6g	鸡血藤30g	姜黄20g
没药12g	熟地黄15g	香加皮6g	生薏苡仁30g
乌梢蛇12g	红花15g	泽兰叶15g	苏木12g
豨莶草20g	徐长卿9g	茯苓30g	车前子30g

7剂，水煎服，日两次。

二诊：疼痛仍作，上方加延胡索20g、透骨草30g，继服7剂。

三诊：疼痛稍减，仍感关节酸懒，上方加秦艽12g、羌活12g、独活12g，继服14剂，未再发作。

按语：患者疼痛酸懒，主湿邪偏重，遇寒则凝，阳气被遏，气血运行不达，四末故有是症。故用鹿角胶、川草乌、威灵仙之属温经散寒；桑枝、青风藤、海风藤、鸡血藤之品取其以枝达肢之意，通经活络；再增没药、红花、苏木之味加强活血通脉之用；重用茯苓、生薏苡仁、车前子、泽兰化湿通络，诸法相合，诸药相配，共奏其效。

| 风湿热痹 |

湿热之邪，其性黏腻重浊，如油投面，难解难分。侵入人体则稽留不解，缠绵难愈。湿热之邪或蓄于内，或浸于外，或演于上，或注于下，因所致部位不同，症状各异。地理位置的区别、天时气候的影响、冷暖寒湿不适、嗜酒肥甘无度、精神情志不调等，均可导致脏腑功能失调，水湿代谢紊乱，这些是湿热证的病因。

一、辨证论治

余根据风湿热痹的发作特点、病情性状、治疗规律，而拟"三妙桑防汤"，经过临床的治疗观察，效果卓著。兹将处方展示如下：桑枝、防风、苍术、黄柏、牛膝、忍冬藤、汉防己、丝瓜络、赤芍、大豆黄卷、桂枝尖、滑石、知母。剂量可根据病情轻重、男女老幼之别，酌情调剂。若周身关节疼痛畏寒，游走痛者加海风藤、秦艽、僵蚕、防风、地龙；以发热为主者加地骨皮、生石膏、连翘、海桐皮；以关节部位红肿疼痛者加丹皮、赤芍、赤小豆、玄参、泽兰、苏木、凌霄花；关节重着、屈伸不利者，加宣木瓜、生薏仁、蚕沙、茯苓皮、伸筋草、络石藤；患处麻木者加鸡血藤、天麻、当归、木通；关节疼痛较著者加穿山甲、玄胡、没药、姜黄、血竭、桃仁、路路通；疼痛发热恶寒者加麻黄、细辛、川草乌、白芥子、威灵仙；疼痛以肩为主者加葛根、天仙藤、白芍；手指疼痛者加石楠藤；上半身痛者加白芷、川芎、羌活；下半身疼痛者加杜仲、独活、五加皮；腰痛且酸者加桑寄生、金毛狗脊、川楝子、玉蝴蝶、川续断；足踝部牵及足趾痛著者加槟榔、羊蹄筋、五灵脂等。

二、病案举例

1. 武某，男，36岁，1990年6月8日初诊。

感冒逾月，1周前突感两手足跖趾关节红肿热痛，痛不可忍，足不敢任地，痛以夜间加重，且伴午后身热，面色黄赤，口唇干焦，舌质紫红，苔薄白腻，根部微黄，脉象弦滑而数。实验室检查：血沉、抗链球菌溶血素O试验均正常。

辨证：湿热闭阻，经络不通。

治法：清热利湿，舒筋活络。

处方：桑枝30g　　忍冬藤30g　　桂枝5g　　地骨皮20g

　　　生石膏^先20g　川牛膝9g　　防风9g　　丝瓜络9g

　　　汉防己9g　　延胡索9g　　连翘12g　　滑石15g

　　　生薏苡仁15g　淡木通6g

此方加减共进17剂而愈。另每日外用葱白捣烂和蜂蜜调匀，敷于疼痛红肿发热处1次，连敷7天停药。

按语：病在暑湿交盛之季，素体蕴热，复感温邪，湿热互结，浸淫经络，营卫闭阻，不通则痛。故用桑枝行于上，牛膝趋于下，再加辛散苦燥以祛风清热、燥湿通络之品而治愈。

2. 崔某，女，52岁，1989年7月14日初诊。

右膝关节红肿热胀、疼痛酸数月余。症见口苦咽干，食欲不振，夜间痛甚，眠差不安，大便黏腻不爽，小便短赤，舌红，苔黄腻，脉弦细数。

辨证：风邪外袭，湿热流注关节，气滞血瘀。

治法：祛风清热，利湿通络，活血止痛。

处方：桂枝6g　　　赤芍12g　　薏苡仁12g　　桃仁12g

　　　秦艽12g　　　泽兰12g　　苍术12g　　　知母9g

　　　黄柏9g　　　丝瓜络9g　　牛膝9g　　　乌梢蛇9g

　　　威灵仙9g

10剂，水煎服。

二诊：药后皮肤红肿稍退，唯行走不便，右膝关节疼痛较著，近两日发热在38℃左右，夜间疼痛不得入眠，舌红，苔薄黄腻，脉沉弦细数。证属热毒内盛，蕴结不解。宗上法加减如下。

处方：桂枝6g　　　　生石膏^先30g　　蒲公英30g　　　忍冬藤30g

　　　知母9g　　　　黄柏9g　　　　独活9g　　　　姜黄9g

　　　乌梢蛇9g　　　寒水石15g　　　络石藤15g　　　生薏苡仁15g

　　　连翘12g　　　　滑石20g。

三诊：药进10剂后，右膝关节肿胀热痛略减，夜间尚能入眠，发热渐减，食欲渐开，大便色黑且稠，小便发热而赤。上方加木通6g、甘草梢9g，继服14剂。

四诊：关节红肿发热已退，疼痛大减，唯行走自感酸楚少力，时有针刺感，饮食二便如常，舌苔薄腻，脉细稍弦。此为余热未净，血脉虚亏。再守原方加鸡血藤30g、当归12g、杜仲炭12g，再进14剂。

五诊：药后疼痛已止，但仍感右腿酸软少力。证系风湿热邪渐去，显露肝肾本虚，经络失和，气血未畅，再守前法加减。

处方：桂枝12g　　　　赤芍12g　　　　白芍12g　　　　生地12g

　　　熟地12g　　　　苍术12g　　　　川牛膝12g　　　忍冬藤12g

　　　杜仲12g　　　　桑寄生30g　　　鸡血藤30g　　　续断30g

　　　知母6g　　　　黄柏6g　　　　薏苡仁15g

另每天加服天麻杜仲片10片，分两次服用。最终，连续服上药30余剂而愈。

按语：此例系属湿热夹风，三气杂至，稽留不解，尤以湿热蕴毒为主。余以大剂量清热利湿、解毒消肿之品以祛其邪；稍用辛温以散其风；再施活血之品以通络脉；善后用补肝益肾之品以扶其本，如此而愈疾。

3. 王某，女，48岁，1991年4月18日就诊。

周身关节疼痛发热，尤以上肢肘、腕及指关节疼痛为重，病已半年。刻下症：肌肤灼热，体温38℃左右，口干口苦，不思饮食，胸闷不适，乏力盗汗，大便秘结，手指不能握拳且不能持物，左手中、食指红肿，不得屈伸，舌质红绛，苔黄腻少津，脉象弦细数。

辨证：阴虚湿郁，毒热炽盛，筋脉失养。

治法：滋阴清热，利湿解毒，舒筋通络。

处方：桑枝30g　　　　天花粉30g　　　防风9g　　　　知母9g

　　　黄柏9g　　　　丝瓜络9g　　　忍冬藤12g　　　粉丹皮12g

| 赤芍12g | 白芍12g | 生薏苡仁15g | 生地黄15g |
| 木通6g | 乳香6g | 没药6g | 桂枝3g |

7剂,水煎服。

二诊:药后发热盗汗大减,周身关节疼痛稍有减轻,唯手指关节红肿热痛不减,口干口苦,胸闷,大便秘结,舌苔渐润,脉象沉弦细数。上方加延胡索9g、鸡血藤30g,继服7剂。另用生鸡蛋1枚,将一头打洞,把红肿手指套在壳内,复用葱白捣烂和蜂蜜调敷肿痛处。

三诊:关节疼痛大减,手指关节红肿渐消,手能持杯饮水,发热盗汗已除,大便通畅,舌脉同前。上方继服10剂,处方用药同前。

四诊:手指关节红肿已消,肘、腕关节已能屈伸,但时有疼痛,体温降至正常,饮食睡眠正常,舌质红,苔薄,脉象细滑稍弦。上方再进14剂,以资巩固。血沉11mm/h,抗链球菌溶血素O试验400U。

按语:此例属阴虚湿热、闭阻筋脉之证。余认为,湿热久恋,蒸蒸汗出,汗多伤阴,阴液不足,筋脉失濡。故其立法,一方面清热解毒,利湿通络,以祛湿毒之邪;一方面养阴生津,濡养筋脉,以扶其正,使之骨健筋柔,病邪无安生之地。

总之,风湿热痹亦属中医学"痹证"范畴。在治疗时应审证求因,不能一见痹证即以温经散寒、活血化瘀、通络止痛之法。要根据病情的虚实寒热、正邪多寡,以及兼夹症状,综合分析,抓住主要致病之因,针对其用药,才能收到预期的效果。

面 瘫

面瘫多由风邪入中面部,痰浊阻滞经络所致,是以突发面部麻木、口眼歪斜为主要表现的痿病类疾病,西医学称为面神经炎。《诸病源候论》指出:"偏风口是体虚受风,风入于夹口之筋也,足阳明之筋,上夹于口,其筋偏虚,而风因乘之,使其经筋急而不调,故令口僻也。"说明本病是由于络脉空虚,风邪入中而得。

本病的发生大多与感受寒凉、居处潮湿、汗出当风、露宿受风、情志不遂、嗜酒过度、嗜食肥甘厚味等有关。而发病机制多由人体正气不足，经脉空虚，风邪挟痰乘虚入中面部阳明、少阳脉络，致使气血痹阻，筋脉失养，经筋纵缓不收，而发生口眼歪斜。因此，其形成以虚、风、痰、瘀四者为基本病理基础，正气虚为病之本，风、痰、瘀为病之标。

一、辨证论治

治疗以祛风化痰、活血通络为要，补虚益气扶正为治疗本病的基本大法。临证时，可根据不同证型，有所侧重，或以祛风化痰为主，兼以活血益气；或以活血化瘀为主，兼以祛风化痰补虚；或以补虚扶正为主，兼以活血化痰祛风。又据病邪性质之不同，偏寒者予以散寒；偏热者予以清热；热重者清热解毒；肝郁者疏肝解郁。

在治疗上，初起风邪客络，治宜祛风通络。面瘫的发生，春秋之季多见，乃因感受风寒，上犯头面，致使经络痹阻。除可见面肌不收、口眼歪斜、头晕耳鸣等，部分患者尚可出现疱疹、皮损红赤、疼痛剧烈，发病急骤乃属风善行而数变的特性，治当祛风解毒为主，药用防风、荆芥、蔓荆子、丝瓜络、地龙、蜈蚣、僵蚕、全蝎、天南星、白附子。若疱疹疼痛，则可加板蓝根、重楼、大青叶、连翘、苦参、白芷、蒲公英。活血祛瘀，佐以通络牵正，药用桃仁、红花、当归、赤芍、川芎、水蛭、泽兰、水红花子。病久虚中夹实，重在养血通络。若面瘫日久、气血两虚，可见乏力、自汗、畏风，可加生黄芪、白术、防风益气固表；若麻木不仁、肌肉萎缩，可加当归、大枣、鸡血藤、龙眼肉、阿胶养血荣面。

二、病案举例

1. 匡某某，男性，19岁，2011年12月1日初诊。

主因"右侧面部不适1天"就诊。患者1天前受风后自觉右侧面部不适，额纹消失，皱眉不能。闭眼漏睛，鼓腮漏气，鼻唇沟变浅，口角右歪，伴耳后疼痛，舌红少苔，脉象沉弦细。

中医诊断：面瘫。

辨证：血虚受风。

治法：养血散风。

处方：防风9g　　　荆芥9g　　　　白芷6g　　　僵蚕9g

　　　全蝎9g　　　胆南星9g　　　蔓荆子9g　　蜈蚣2条

　　　当归12g　　　桃仁9g　　　　丝瓜络6g　　白术9g

　　　天麻9g　　　焦三仙30g

7剂，水煎服，日两次。

二诊：药后颜面自感较前稍有松快，但仍感耳后疼痛不适，心烦不寐，舌脉同前。上方加羌活6g、焦栀子12g、胆草9g，再进7剂。

三诊：药后颜面自感活动加强，耳后疼痛减轻，继续服药7剂而愈。

2. 冯某某，女，35岁，2013年11月30日初诊。

主因："左面部口眼歪斜两月余"就诊。患者两个月前吹空调后晨起自觉左侧面部不适，左侧额纹消失，不能做皱眉动作。左眼闭合不全，左侧鼻唇沟变浅，口角右歪，曾在外院神经内科就诊，诊断为面神经炎，予口服甲钴胺片营养神经、针灸、热敷治疗，疗效不佳，故来我院就诊。目前仍遗留左侧额纹浅，左侧皱眉无力，左眼闭合不全迎风流泪，左侧鼻唇沟变浅，口角右歪，左侧鼓腮漏气，口角流涎，胃纳不佳，舌淡红苔薄白，脉象沉细。

中医诊断：面瘫。

辨证：血脉瘀阻，经络失养。

治法：活血散瘀，舒经通络。

处方：僵蚕12g　　　白附子10g　　全蝎9g　　　水蛭6g

　　　蜈蚣3条　　　防风9g　　　　白芷9g　　　天麻12g

　　　当归12g　　　桃仁10g　　　　红花10g　　赤芍12g

　　　红景天12g　　水红花子10g　　焦三仙30g

7剂，水煎服，日两次。

二诊：药后颜面稍感松快，但仍感迎风流泪，口角流涎，舌脉同前。上方加谷精草12g、青葙子12g、焦白术12g，再进7剂。

三诊：药后颜面活动加强，仍感左眼闭合无力，加黄芪30g、升麻10g，煎药时加葱白叶3段，并嘱咐患者饭后服用，使药性上行，服药后的药渣子装在药包里热敷患侧面部，如此配合可更好地起到治疗效果。继续服药15剂而愈。

颜面神经麻痹

病案举例

郑某某，男，23岁，1985年5月24日初诊。

患者于1984年11月中旬始患颜面神经麻痹，目前左颜面肿大明显，口眼抽搐频作且伴麻木，前额牵及目眶发酸，睡眠饮食尚可，舌质淡红，苔薄黄，脉象弦滑。此为血虚肝热、外风引动内风所致。

治法：养血散风，平肝息风，佐以活血通络。

处方：荆芥穗^{后入}12g　白芷12g　　泽兰12g　　桃仁12g
　　　红花12g　　　防风10g　　菊花15g　　当归15g
　　　赤芍15g　　　蜈蚣4条　　蝉蜕6g　　　全蝎6g
　　　生石决24g。

5剂，水煎，饭后温服，日两次。另用小黑稽豆衣60g装入纱布袋蒸热，外敷患处。

二诊：药后自感左颜面肿痛、麻木稍减，抽搐较前稍好，目眶及前额仍痛不减且伴沉重，舌脉同前。上方继服6剂，另配芍菊上清丸，每次1袋，日服两次。

三诊：药后症状大减，左颜面微肿，时有抽搐，前额及目眶痛已愈，舌淡苔薄黄，脉象弦滑。上方去赤芍、荆芥穗，加血藤、生地黄各12g，及白芍15g、川芎6g，连服10剂。

四诊：药后自无任何不适，抽搐已除，左右颜面对称，舌脉同前，继服6剂，以巩固疗效，随访未见复发。

按语：颜面神经麻痹属于中医学"中风"范畴。本病以"外风引动内风"最为多见，但其他因素亦不少。辨证时要结合临床症状，抓住疾病之本质，审证求因，四诊合参，拟定相应的治疗方案，才能收到较好的疗效。

|不 寐|

不寐，通常称"失眠"，指经常不能获得正常睡眠，或入睡困难，或早醒，醒后不得入眠，甚则彻夜不眠。失眠的病因虽多，但主要以情志所伤、饮食不节或劳逸失调、久病体虚等造成气血失和、阴阳失调居多，最终导致心神不安而引起失眠。

其发病机制大致有如下几个方面，一为思虑劳倦，内伤心脾；二为痰热互结，扰动心神；三为水饮上凌，神失守舍；四为肾虚胆怯，心神不宁；五为阴精大亏，虚火扰动；六为胃中不和，阴阳不济；七为阴不敛阳，心肾不交。失眠实证则多由心火炽盛、肝郁化火、痰热内扰、胃气不和等引起心神不安所致。虚证则多由心胆气虚、心脾两虚、心肾不交、阴阳失和而导致神不守舍、魂不居藏之失眠。在治疗上，常在益心健脾、安胃和中、滋阴清热、养血安神、温阳化湿、交通心肾等治疗大法的基础上，给予重镇安神之品，常获得满意的疗效。

病案举例

1. 孙某某，女，41岁，2012年6月12日初诊。

主因"失眠3年余"就诊。患者3年前因家庭矛盾大怒后出现失眠多梦，彻夜难眠，伴性急易怒，耳聋耳鸣，纳食不香，月经量少，二便可，舌暗淡，舌尖红，苔薄黄，脉象沉弦细数。

辨证：阴虚阳亢，心肾不交。

治法：滋阴潜阳，交通心肾。

处方：生石决明^先30g　生龙骨^先30g　生牡蛎^先30g　灵磁石^先30g

决明子12g　　炒枣仁30g　　天竺黄12g　　胆南星12g

远志肉15g　　夜交藤30g　　云茯神15g　　合欢皮10g

合欢花10g　　女贞子30g　　桃仁12g　　　红花12g

盐知母12g　　盐黄柏12g　　水牛角丝10g　野灵芝5g

7剂，水煎服，日两次。

二诊：药后睡眠好转，唯胃脘部自感痞胀，纳呆便溏，舌脉同前。此乃重镇伤胃，中阳不振。上方减生龙骨、生牡蛎、决明子、野灵芝、黄柏，加黄连5g、肉桂心9g、生姜5片、砂仁6g、焦白术12g，再进4剂。

三诊：药后睡眠时好时坏，耳聋耳鸣如故，便溏好转，舌质稍红，苔白，脉弦细略数。加杭白菊12g、净蝉蜕9g、枸杞子12g，继服7剂。

四诊：药后症状再减，又进14剂而愈。

按语：《内经》云："阳气者，烦劳则张。"肝气暴怒，郁而化热，肝阳上亢，心神不安，故重用质重下沉、潜镇肝阳的生石决明、灵磁石、生龙牡等以治标证之急，远志、枣仁、夜交藤、茯神、女贞子、知母等阴柔缓急之药，收敛肝阳，安神定志；天竺黄、胆南星、合欢皮、合欢花、桃仁、红花解郁通脉，宁神开窍；知母、黄柏、水牛角粉、野灵芝滋阴清热，泻火解毒。诸药相合，失眠而瘥。

2. 王某某，女，65岁，2013年2月17日初诊。

主因"失眠30年"就诊。刻下症：失眠多梦，入睡困难，伴口干舌燥，但不欲饮，饮水后腹胀，心慌气短，脘腹胀满，纳食不香，大便干，每日1次，舌红，苔黄腻，脉象细数。

辨证：气阴不足，湿热上扰。

治法：清热利湿，益气养阴。

处方：藿香12g　　　佩兰12g　　　茯苓12g　　　茵陈15g
　　　太子参15g　　北沙参30g　　柏子仁12g　　白术12g
　　　麦冬12g　　　鸡内金20g　　莱菔子12g　　蒲公英20g
　　　厚朴9g　　　火麻仁20g　　生麦芽12g　　生稻芽12g
　　　生谷芽12g　　淡竹叶9g

7剂，水煎服，日两次。

二诊：药后心慌气短稍好，纳食渐增，胃腹胀减，舌脉同前。上方加合欢花9g、夜交藤30g，继服7剂。

三诊：药后精神好转，睡眠时好时坏，舌红少苔，脉细数。上方去藿香、佩兰、茯苓、茵陈，加杭白芍15g、大熟地15g、枸杞子15g、粉丹皮15g。再进14剂，眠好如初。

按语：本例实属脾虚失运、湿热内蕴、扰动心神而致，不寐为其标，正如《内经》所云："胃不和则卧不安"，故当急以清热利湿、和胃安神为先。待邪去正虚之际，再缓图以治本，益气养阴，如此才符合治病之原则。

瘿 病

瘿病又称甲状腺肿瘤，甲状腺肿物以良性者多见，恶性者少见。瘿病以颈前喉结两旁结块肿大为临床特征，可随吞咽动作而上下移动。初期如樱桃或指头大小，生长缓慢，大者如囊如袋，较软且光滑，日久质地较硬，或可扪及结节。

目前此类疾病多发生于年轻人，尤其是女性多见。因妇女有经、孕、产、乳等生理特点，与肝经的疏达密切相关。体虚、正气不足、情志、饮食等因素的影响，常引起气郁痰结，气血瘀阻。又因"气有余便是火"，故此类疾病易出现阴虚内热之体的病人，也是实火太盛，气郁化火之人。可谓一旦致病，缠绵难愈。

一、辨证论治

瘿病的治疗以理气散结、活血化痰、消瘿散结为主，常用方药：生牡蛎30g，夏枯草20g，土茯苓20g，猫爪草20g，百部20g，昆布30g，海藻9g，泽兰12g，桃红各12g，黄药子12g，桔梗10g，黛蛤散15g。情志抑郁者可加白梅花、香附、郁金、青皮；胸部憋闷、两胁作胀者加柴胡、枳壳、川楝子、延胡索；咽部声音嘶哑者加木蝴蝶、桔梗、射干、锦灯笼；多食易饥者加生石膏、知母；阴虚火旺、面色发红、消瘦乏力、咽干口燥者加天冬、麦冬、生地黄、石斛、玉竹、黄柏；结块较硬者加三棱、莪术、露蜂房、穿山甲、僵蚕，以增强活血软坚、消瘿散结的作用；若结节硬、不可推移者加土贝母、山慈菇、天葵子、半枝莲、莪术，配合西黄丸而每多获效。

二、病案举例

1. 张某，女，65岁。

主因"双侧甲状腺多发结节"就诊。既往糖尿病史多年，平素性情急躁，10余年来因甲状腺结节反复发作3次行手术治疗。1年前再次出现双侧甲状腺多发结节，以右侧为甚，B超显示最大者直径20mm，未见明显的血流信号，外院建议手术治疗，但患者拒绝手术，故来我院就诊。就诊时见颈部饱满，以右侧为甚，自觉局部不适，时有胀闷感，吞咽正常，口渴喜饮，大便干燥，舌质红，无苔，脉弦细。

辨证：情志不遂，气郁痰结。

治法：理气散结，养阴清热。

处方：柴胡10g   赤白芍^各12g   枳壳10g   香附10g

     生牡蛎^先30g   夏枯草20g   猫爪草20g   天冬15g

     麦冬15g   北沙参15g   生地黄15g   莪术10g

     知母10g   白术10g   生薏苡仁15g   桔梗6g

14剂，水煎服，每日两次。

二诊：药后大便干燥情况略有好转，但仍排除不畅，局部不适感减轻，时有皮肤瘙痒，舌质红少苔，脉弦细，余症同前。上方加肉苁蓉30g、牡丹皮9g、白鲜皮9g，再进14剂。

三诊：药后觉颈部胀闷感消失，较前皮肤松弛，但时有胃脘部隐痛，大便正常，舌脉同前。颈项松软为药到病所的表现，但是方中苦寒药偏多，加之纯养阴药亦伤阳，苦寒伤胃，应适当调整用药。

处方：柴胡10g   赤白芍^各12g   枳壳10g   香附10g

     煅牡蛎^先15g   夏枯草10g   猫爪草15g   天冬15g

     麦冬15g   生地黄15g   莪术10g   白术10g

     生薏苡仁15g   桔梗6g   肉苁蓉30g   牡丹皮9g

     白鲜皮9g   干姜10g

14剂，水煎服。

四诊：药后自觉诸症均有减轻，已无明显的胃脘部疼痛，舌脉同前。予上方继服，每日两次。

五诊：服药4月余，患者自觉颈部皮肤松弛，局部明显变小，无不适感，情绪较前好转，舌质淡红，苔薄白，脉细。复查B超：双侧甲状腺多发结节，以右侧为甚，最大者直径8mm。患者目前病情得到有效控制，调整方药如下。

处方：柴胡10g   白芍12g   枳壳10g   香附10g

     煅牡蛎^先15g   郁金10g   射干10g   天冬15g

     麦冬15g   生地黄15g   莪术10g   白术10g

     生薏苡仁15g   桔梗6g   肉苁蓉10g   瓜蒌15g

官桂6g

每日1次，并嘱定情复查。

2. 孙某某，女，32岁，2008年3月初诊。

患者颈前部靠左生一肿块，无任何不适感已有月余，扪之质硬而光滑，约4cm×5cm大小。视该患者面部暗红，两侧面颊略有蝴蝶斑，体瘦乏力，咽干口燥，饮食不佳，性情抑郁寡欢，舌质淡，苔薄黄微腻，脉沉细滞。

辨证：痰气交滞，血脉瘀阻。

治法：理气散结，祛痰活血。

处方：夏枯草20g　　生牡蛎30g　　浙贝母15g　　大当归15g

　　　醋柴胡9g　　　穿山甲10g　　皂刺12g　　　海藻12g

　　　青皮10g　　　清半夏12g　　僵蚕12g　　　桃仁12g

　　　泽兰12g　　　焦三仙30g　　玄参30g

7剂，水煎服。

二诊：7剂药后，患者自感心膈快然，肿块明显缩小，饮食渐进，故效不更方。

三诊：又服7剂药后，肿块明显再减，但质地较硬。上方加胆南星10g、白芥子12g、昆布20g，又服12剂，恢复如常。

3. 李某某，女，47岁，2013年11月初诊。

患者体胖，颈部正中略偏左肿瘤大如鸡蛋，质中，随吞咽而活动，稍有压痛，经人民医院穿刺，诊断为甲状腺瘤（良性），拟行手术治疗，但患者拒绝手术，欲保守治疗故来就诊。症见头晕时作，五心烦热，口干口苦，便干溲赤，口唇发紫，舌质红，苔黄厚，脉沉细稍弦。

辨证：痰瘀互结，阴虚内热。

治法：化痰散结，滋阴祛瘀。

处方：昆布30g　　海藻15g　　乌梅肉12g　　生牡蛎30g

　　　土贝母30g　　三棱10g　　莪术10g　　　水红花子12g

　　　制鳖甲20g　　夏枯草20g　赤芍15g　　　生地黄30g

　　　牡丹皮20g　　黄药子15g

7剂，水煎服，日两次。

二诊：药后五心烦热、头晕均有所减，自觉喉中有痰且黏，不易咳出，肿块如前。上方加瓜蒌皮30g、胆南星12g，再进14剂。

三诊：药后肿块明显缩小，质地软而无压痛，口干咽干，咳痰已蠲，不思饮食，大便偏干，舌质红，苔薄干，脉沉细。

处方：

昆布30g	海藻15g	乌梅肉12g	制鳖甲20g
夏枯草20g	三棱10g	莪术10g	赤芍20g
水红花子15g	焦四仙40g	玄参30g	天冬20g
石斛15g	黄药子15g	蒲公英30g	

14剂，水煎服。

四诊：药后肿块再减小，如鸽子蛋大，质地如棉絮状，口干咽干好转，大便干燥，前方继服20余剂后肿痛消失。后予夏枯草颗粒、小金胶囊、清热散结丸，三药合用两周以善后。

按语：瘿病大多以情志内伤，思虑忧愁恼怒，久之导致肝郁气滞，与痰湿交结而成，正如《重订严氏济生方·瘿病论治》所言："夫瘿瘤者，多由喜怒不节，忧思过度，而成斯疾焉……"另外，也与饮食不节、水土失宜有关。长居于高山险峻之地，水土不服，脾胃功能失常，不得健运，脾虚困顿，聚湿生痰，以致气滞、痰凝、血瘀互结于颈前发为此疾。如《诸病源候论·瘿候》记载的"饮沙水""诸山黑水土中"容易发生瘿病。又与人的体质有关，一般阴虚内热、肝郁化火，易与痰互结，即造成瘿病。

腰　痛

腰痛是以腰部疼痛为主要症状的一类疾病，古典医籍所论甚多，如《素问·脉要精微论》云："腰者，肾之府，转摇不能，肾将惫矣。"《金匮要略·五脏风寒积聚病脉证并治》指出："腰中冷，如坐水中……腰以下冷，腰重如挂五千钱。"余认为腰为肾之外府，与肾有密切关系。

一、辨证论治

腰痛之病有内伤、外伤之别，虚实之分。虚者，先天禀赋不足，或年迈体弱，或劳逸太过，或房事不节，或久病体虚，耗伤气血，导致肾阴不足或肾阳亏损或阴阳俱损，筋脉失养，不荣则痛。实者，多因外邪侵袭而致，或感受风寒湿热，或久病血瘀，或外伤扭挫。

1. 瘀血腰痛

腰部刺痛，痛有定处，夜间痛甚，痛处拒按，轻则俯仰不利，重则转侧不能。在排除泌尿系结石和阑尾炎的基础上宜采取活血化瘀、通络止痛之法，药用川楝子、延胡索、片姜黄、乌梢蛇、伸筋草、桂枝、水蛭、香附、没药、地龙、全蝎。

2. 肾虚腰痛

偏阴虚者腰部酸痛，隐隐作痛，乏力，面色潮红，伴有五心烦热，咽干口燥，舌红少苔，脉沉细数。治以滋阴补肾，药用左归丸加减。偏肾阳虚者，腰痛重着，发凉怕冷，喜温喜暖，少腹拘急，面色㿠白，畏寒。治以温补肾阳，方用右归丸。偏于阴阳两虚者，腰痛酸软，下肢无力且畏寒喜暖，药用杜仲、鹿茸、川断、寄生、泽泻、补骨脂、核桃肉、巴戟天、锁阳、淫羊藿、仙茅、肉桂等。

另外在辨别虚实的同时，还要查感邪的轻重。只有精心辨证，谨守病机用药，扶正与祛邪才能相得益彰，进而取得满意疗效。

二、病案举例

1. 程某，女，44岁。

主因"腰部疼痛重着半年余"就诊。患者发凉怕风，遇阴雨天气疼痛加重，转侧维艰，得温痛减，月经量少伴有血块，舌淡，苔白厚腻，脉沉细。

辨证：血虚寒凝，筋脉失养。

治法：养血散寒，通络止痛。

处方：
天麻15g	草决明12g	黄芪30g	当归15g
鸡血藤30g	独活12g	秦艽12g	透骨草30g
川乌6g	草乌6g	威灵仙15g	木通9g

桂枝9g　　　　　茯苓30g　　　　　车前子30g　　　　没药12g

桑寄生30g

7剂，水煎服。

二诊：药后症状同前，时感乏力、纳呆。上方加太子参30g、白术15g、焦三仙30g以健脾消食，加豨莶草20g、延胡索15g以增强通络止痛之效。

三诊：腰痛较前好转，舌淡红，苔白，脉沉细较前有力，效不更方，继服上方7剂巩固疗效。

2. 唐某，女，63岁。

主因"腰痛隐隐近1年"就诊。症见心烦眠差，时汗出，饮食尚可，舌淡苔腻，脉沉细数。

辨证：肝肾亏虚，阴虚内热。

治法：滋补肝肾，养血安神。

处方：天麻15g　　　　草决明12g　　　　菊花12g　　　　当归15g

桑寄生30g　　　　续断30g　　　　　狗脊30g　　　　杜仲20g

鸡血藤30g　　　　茯苓20g　　　　　太子参30g　　　枸杞子15g

酸枣仁30g　　　　浮小麦30g　　　　女贞子15g　　　旱莲草15g

泽泻12g

7剂，水煎服。

二诊：药后睡眠、汗出症状好转，腰痛改善不明显，大便溏，舌脉同前。上方加白术12g、苍术12g以健脾燥湿，继服10剂。

三诊：药后诸症皆减，腰痛好转，别无不适，因外出不便，改为左归丸、健步强身丸、四妙丸3种中成药相配伍，达到补益肝肾、强筋壮骨、化湿止痛之效。

3. 么某，男，40岁。

主因"腰痛2周"就诊。刻下症：腰痛，伴腰膝酸软，尿频热痛，舌质红，苔黄滑，脉弦数。尿常规检查：尿潜血（+++），红细胞满视野；血常规：白细胞10.19×10^9/L；镜检：3个/HP。西医诊断为泌尿系感染，中医诊断为湿热下注之腰痛。

治法：清热利湿，凉血止血。

处方：茵陈30g　　　　金钱草30g　　　　海金沙30g　　　野菊花30g

红景天18g	萹蓄15g	瞿麦15g	石决明30g
白茅根30g	牡丹皮20g	白及粉3g	赤芍15g
木通9g	车前子30g	滑石块20g	灯心草6g
地黄30g	侧柏叶30g	棕榈炭15g	地榆炭15g

7剂，水煎服。另配以中成药金钱草胶囊、泌淋清胶囊和肾舒颗粒以增强急性期治疗之药力。

二诊：药后尿急热痛症状大减，复查尿常规：尿潜血（＋）；血常规：白细胞 8×10^9/L；镜检：2个/HP。此系三焦气化渐复，湿热将去之佳象，效不更方。

按语：腰痛一症，临床多以虚者居多，而本虚标实又是病机演变的特点。腰痛之病，凡起病急者，多属实证，而渐进性腰痛属虚证之表现。余认为临床辨证要紧抓疼痛的特点，偏于寒湿者，疼痛发凉，转侧维艰，治疗以祛风除湿、温经散寒之法，干姜、白术用量宜大，干姜10~20g，白术30g以上。湿盛者加苍术、法半夏、防风、独活、透骨草、五加皮、防己；大便稀溏者加茯苓、车前子、炒薏苡仁；身体怕凉者加淫羊藿、肉桂、巴戟天、鹿茸温补下焦之阳。偏湿热者，腰部重着，四肢困重，小便少而黄，大便黏滞不爽，治以清热利湿、疏通经脉之法，药用苍术、生薏苡仁、牛膝、黄柏、大豆黄卷、秦艽。伴有筋脉拘急者，加木瓜、晚蚕沙、络石藤；湿热重者加忍冬藤、泽泻、路路通、赤小豆、木通；伴心烦者，加栀子、豆豉；湿热伤阴者加生地黄、知母、黄柏、女贞子、旱莲草。

| 水　肿 |

水肿是指水液泛滥肌肤，引起头面、眼睑、四肢、腹背甚至全身浮肿的病症。《灵枢·水胀》言："水始起也，目窠上微肿，如新卧起之状……足胫肿，腹乃大，其水已成矣，以手按其腹，随手而起，如囊水之状，此其候也。"水肿之病，与外邪侵袭，脏腑功能失调，三焦气化不利有关。正如《景岳全书·肿胀》云："凡水肿等证……其本在肾，其标在肺，其制在脾。"

一、辨证论治

水肿又分为阴水、阳水两大类。从阴化寒为阴水，阳虚水著，腰以下水肿，牵及四肢，为最甚，治当洁净腑，温阳利水；从阳化热为阳水，腰以上肿甚，颜面为最甚者，治当开鬼门，腾汗而解。正如医圣张仲景所云："诸有水者，腰以下肿，当利小便，腰以上肿，当发汗乃愈。"进一步揭示了治疗水肿的三大法则：上焦宣化，中焦运化，下焦气化。

余常用宣肺、健脾、温肾、行水之法，宣肺常用越婢加术汤、麻黄加术汤；健脾常用四君子汤、理中汤、参苓白术散、防己黄芪汤；温肾常以青蛾丸、防己茯苓汤、肾气丸、真武汤加减；行水主以五苓散、五皮饮。

二、病案举例

1. 张某，女，86岁。

症见咳喘，不能平卧，双下肢浮肿，按之凹陷，胸闷憋气，夜尿频，但量很少，舌淡红，苔薄腻，脉沉弦。既往房颤病史。

辨证：肺肾两虚。

治法：补肺益肾，利水消肿。

处方：

生赭石20g	紫苏梗9g	桔梗10g	太子参20g
百合30g	白术12g	柏子仁30g	丹参12g
白果10g	蛤蚧1对	黄芪30g	车前子20g
桂枝9g	生薏苡仁30g	茯苓皮12g	

7剂，水煎服。

二诊：服药后咳喘好转，心悸、乏力、夜尿频仍然存在，舌红苔薄，脉沉细。上方太子参改为30g以增强补气之力，加益智仁10g、浮小麦30g益肾固摄，继服7剂，诸症均减。

按语：患者年事已高，肺肾气虚，肺失宣降，肾不纳气，气郁于胸，则见咳喘，胸闷憋气，不能平卧，肾气虚不能气化行水，水溢肌肤可见双下肢水肿，夜尿频但量少。方中生赭石、紫苏梗、桔梗提壶揭盖，降逆平喘；百合、白果、蛤蚧、党参、太子参、柏子仁、黄芪补肺益肾，纳气平喘，防止喘脱；桂枝、益智仁、茯苓皮、车前子温肾助阳，化气利水补肾；一味丹参功兼四物，取其养血活血、利水消肿之用。

2. 蒙某，女，54岁。

主因"颜面部及双下肢水肿两周"就诊。症见心悸眠差，胃腹胀满，气短乏力，食欲不振，成贫血貌，舌淡苔薄，脉沉细弱。

辨证：气血两虚，水湿停滞。

治法：益气养血，健脾利湿。

处方：

炙黄芪30g	当归15g	阿胶15g	太子参20g
龙眼肉12g	豆蔻9g	山药12g	焦稻芽12g
焦麦芽12g	茯苓20g	焦山楂12g	鸡血藤20g
姜厚朴9g	砂仁6g	炒莱菔子12g	鸡内金15g
炒白术15g	莲子心5g	黄精20g	天麻12g

7剂，水煎服。

二诊：药后无不适，症状同前，上方继服10剂。

三诊：面部及眼部水肿好转，气力转佳，腹胀好转，下肢水肿依然，胃脘部嘈杂，饮食量不多，大便溏，舌脉同前。上方加黄连3g、吴茱萸6g、桂枝6g、车前子20g。再进14剂，患者痊愈。

按语：本例患者属于脾虚失运，水气内停，正如《内经》云："诸湿肿满，皆属于脾。"脾虚化源不足则血虚，血虚不能载气，则气亦虚，形成气血两虚。故应用黄芪、当归、阿胶、桂圆等益气养血扶正；太子参、白术、山药、焦麦芽、焦山楂、鸡内金等健脾和胃化其源。总之，只有后天脾胃功能正常，水湿才得以化气而出。

3. 季某，男，33岁，2012年11月22日初诊。

因患肾炎4年，久治不愈，故来就诊。症见：颜面暗黄，两眼睑浮肿，牵及全身微肿，发凉，两足踝部按之凹陷不得即起，头晕乏力，食少便溏，小便短少，舌质淡红，苔薄白，脉象沉弱。尿常规：潜血（+++），蛋白（++），白细胞0～5个/HP，颗粒管0～3，血肌酐及尿素氮正常。

辨证：脾肾两虚，气不化水。

治法：温肾健脾，化气行水。

处方：炙黄芪30g　　　山茱萸15g　　　太子参20g　　　仙灵脾20g

云茯苓30g	石韦叶30g	生阿胶^{烊化}15g	鹿角霜20g
桂枝10g	二蓟炭20g	炒杜仲20g	棕榈炭20g
白术15g	大熟地15g	巴戟天12g	盐泽泻20g

7剂，水煎服。

二诊：药后腰痛发凉减轻，眼睑及全身浮肿减轻，足踝部仍肿，复查尿常规：潜血（＋）、蛋白（＋），余阴性。前方见效，加生槟榔9g、益智仁10g，再服10剂。

三诊：药后颜面及眼睑、下肢水肿已消，饮食转佳，时有心慌、短气，口干夜甚，小便量多，大便溏，舌质淡，苔薄，脉沉细。尿常规：潜血（＋），余项均为阴性。视其病情，水湿尽退，气阴已伤，前方加减。

处方：炙黄芪30g	太子参20g	北沙参30g	山茱萸12g
女贞子15g	玉竹15g	石斛15g	石韦叶24g
二蓟炭15g	棕榈炭15g	桂枝9g	鹿角霜15g
云茯苓20g	大熟地12g	白术12g	生麦芽20g

继服20余剂，并嘱其少房事，少食咸，适寒温，不可过劳累。

按语：此病例水肿日久不愈，属于脾肾两虚，水湿不化所致。尤其病本在肾，因"肾主藏精，肾主蛰，为封藏之本"，长期的潜血、蛋白尿，说明肾虚精关不固，失于固摄。血与蛋白皆是营养物质，阴之所属。阳主开，阴主阖，阴虚不得固秘封藏不住。精气神为人之三宝，精足生气，气足生神，精血大伤，则肾气不足，不得气化，水湿无从排出，泛溢周身则肿。故采用仙灵脾、桂枝、鹿角霜、炒杜仲、巴戟天温阳补肾；山茱萸、熟地黄、生阿胶益阴求阳，一阴一阳，以实先天之本；太子参、白术、茯苓、炙黄芪、泽泻扶中健脾，益气利水；再佐以二蓟炭、棕榈炭、石韦叶涩血止血，以治标证之急。

｜淋　证｜

淋证是指小便频数短涩，滴沥刺痛，欲出未尽，小腹拘急，或痛引腰腹的病症。临床中可分为气、血、石、膏、劳、热六种。病因复杂，与外感湿热、内伤饮食、情志失调、久病劳伤、禀赋不足等因素有关。但其主要病机仍为湿热下注，导致肾、膀胱气化不利。

一、辨证论治

1. 实证

如湿热久蕴，热毒炽盛，小便灼热刺痛为热淋；热盛伤络，迫血下行，小便带血，艰涩疼痛者为血淋；湿热蕴结，久酿成石，或小便排出砂石，或排尿中断，绞痛带血者为石淋。

2. 虚证

如湿重于热，中气不足，气化不利，小肠失于分清泌浊之职者为气淋；脂液注入膀胱，随小便排出乳白或米泔水，伴有尿道阻塞不畅，或疼痛者为膏淋；若病人久病劳伤，房事不节，年老体虚，导致脾肾虚损，遇劳则作为劳淋。

在临床中应正确把握标本缓急，急则治其标，缓则治其本。正气虚而邪气盛实，当以祛邪为主，如湿热、寒湿、热毒、瘀血等。再视其虚者补之，不可过早行补，可造成疾病迁延，经久不愈。

二、病案举例

1. 魏某，女，52岁。

主因"尿频、尿急、尿痛1周"就诊。尿色黄赤，伴腰痛牵及少腹，咽干口燥，大便秘结，舌红苔腻，脉滑数。经膀胱镜检查，诊断为膀胱炎。

辨证：湿热下注，热伤津液。

治法：利湿清热，通淋止痛。

处方：

茵陈20g	藿香10g	佩兰10g	滑石15g
金钱草20g	海金沙10g	野菊花20g	龙葵9g
萹蓄9g	瞿麦9g	草薢20g	生地黄30g
牛膝9g	六一散^包15g		

7剂，水煎服。

二诊：药后，尿频、尿急症状好转，大便不爽，腰痛少腹胀明显。上方加大腹皮15g、厚朴12g、盐橘核15g、熟大黄9g，再进7剂。

三诊：药后诸症皆减轻，尿常规检查均为阴性，感腰部酸痛。上方加杜仲12g、续断12g、桑寄生15g，继服7剂而愈。

2. 徐某，女，42岁。

主因"泌尿系感染反复发作3年余"就诊。现症见小便频，少腹坠胀，乏力，腰膝酸软，纳食减少，舌质淡红，苔薄黄腻，脉沉细滑。尿常规：潜血（+++），白细胞满视野。血常规：白细胞12.2×10^9/L。

辨证：气阴两虚，湿热下注。

治法：清热利湿。

处方：
萹蓄9g	瞿麦9g	金钱草30g	海金沙9g
通草6g	白茅根30g	车前子20g	龙葵10g
野菊花20g	败酱草20g	滑石20g	草薢20g
乌药15g			

7剂，水煎服。

二诊：药后小便较前明显好转，腰酸痛减轻，气短乏力。前方见效，守方加太子参30g、怀山药15g、柏子仁20g。10剂，水煎服，日两次。

三诊：小便正常，除腰酸、乏力，余无特殊不适，舌红，苔薄干，脉沉细数。尿常规检查均为阴性。守上方加减继服14剂而安。

处方：
白术15g	桑寄生20g	狗脊20g	酒萸肉15g
枸杞子15g	菟丝子15g	金钱草30g	海金沙9g
通草6g	乌药9g	太子参30g	熟地黄12g
粉丹皮15g	北沙参30g	泽泻12g	

按语：本例气阴两虚为其本，湿热郁结膀胱为其标。当此之时，以驱邪为主，倘若过早行补，恐闭门留寇。故利湿解毒为先，待邪去之时，再缓固于本。

3. 索某，男，72岁，2011年12月6日初诊。

患者前列腺肥大伴有炎症7年。近1个月来，小便频数，点滴难出伴有刺痛，牵及少腹胀满，腰酸无力，手足不温，舌淡苔薄，脉细弱。

辨证：命门火微，肾气不足，气化不利。

治法：温阳补肾，益气通淋。

处方：炙黄芪30g　　生牡蛎30g　　益智仁10g　　黄连3g

　　　　肉桂心9g　　　车前子30g　　草薢30g　　　熟附片9g

　　　　盐泽泻15g　　　牡丹皮15g　　益母草30g　　山茱萸12g

　　　　熟地黄15g　　　赤芍15g　　　鹿角霜20g

7剂，水煎服，日1剂。

二诊：药后小便较前通利，尿量增多，时有排尿滴沥，时有腰酸腹胀，舌脉同前。上方加白通草6g、牛膝9g，再进7剂。

三诊：药后小便量多通畅，无尿痛。诸症悉减，唯近两日头晕耳鸣，时伴心慌，舌淡尖红，苔薄，脉沉细数。此为湿瘀减退，阳气来复，阴水不济阳火，则逆于上，故有头晕、耳鸣、心慌诸症。

处方：天麻12g　　　决明子10g　　杭菊花12g　　黄连5g

　　　　肉桂9g　　　　生牡蛎30g　　草薢30g　　　车前子30g

　　　　牡丹皮15g　　　女贞子15g　　旱莲草12g　　熟地黄15g

　　　　乌药12g　　　　沙苑子15g

14剂，水煎服，日1剂。

4. 李某，54岁，2013年9月12日初诊。

患者患乳糜尿间断发作3年余，每遇劳累而发，本次10天前再次劳累后出现小便混浊，尿道涩痛，尿后有白浊物甚明显。伴有头晕乏力，腰酸隐痛，喜温喜按，舌质淡红，苔薄白，脉细弱。尿常规：潜血（+++），蛋白（+）。

辨证：脾肾两虚，气化不利，湿热下注。

治法：健脾补肾，清利湿热。

处方：天麻12g　　　决明子9g　　　升麻9g　　　　黄芪30g

　　　　白术15g　　　　草薢30g　　　知母12g　　　黄柏12g

　　　　生薏苡仁30g　　莲子心6g　　　莲子肉12g　　乌药10g

　　　　车前草20g　　　灯心草6g　　　金樱子20g　　菖蒲10g

　　　　赤小豆30g

7剂，水煎服。

二诊：药后小便转清，尿中或尿后白浊未见，尿道灼热疼痛减轻，舌脉同前，效不更方，再进7剂。

三诊：小便略混浊但通畅，头晕乏力，腰酸未有发作。近日出现心慌，失眠，舌红，苔薄黄，脉沉细数。此为荡涤湿热，阴液已伤，虚火上炎，清窍失养则头晕；扰动心神，心肾不交，则心慌失眠。前方加减如下。

处方：
天麻12g	决明子10g	钩藤10g	女贞子15g
莲子心9g	牡丹皮15g	川草薢20g	北沙参30g
知柏^各10g	二地^各15g	赤芍12g	太子参20g
珍珠母12g	桑寄生30g	生杜仲15g	怀山药15g
生白术12g	黑桑椹20g		

12剂，水煎服，日1剂。

四诊：药后症状大减，尿清未见浑浊，腰痛乏力，心慌失眠好转。继服10剂，以资巩固。

按语：本例属于六淋中的膏淋，是清浊不分、脾肾两虚、气不固摄所致。《内经》曰："饮入于胃，游溢精气，上输于脾，脾气散精，上归于肺……"其病理机制是脾输于肺的运化过程，失于升清之职，此乃一也；小肠火腑，是再次清化吸收的关口，失于泌别清浊之守，此乃二也；肾主蛰，为封藏之本，肾虚失于固摄，此乃三也。审症求因，当属虚实夹杂，标本互见。故首以天麻、决明子清肝降火，以防燥烈之品上冲清窍；黄芪、白术、升麻、莲子肉升清健脾；草薢，石菖蒲、知母、黄柏、赤小豆、车前草清热利湿；莲子心、灯心草清心泻热；乌药一开，金樱子一阖，使之肾气平和，开阖有度；再施以地黄、桑椹、金樱子之属，补其阴，固其精，强其肾。

|顽固性遗尿|

病案举例

吴某某，男，17岁，1982年1月12日初诊。

患者自幼遗尿至今10余年，时作时止，近两月遗尿频作，几乎每晚必尿，四处求医。西医检查均属正常，曾服中药及针灸治疗罔效，故来我院门诊。患者身高体瘦，面色淡白少华，时感胃脘牵及腹部胀满，夜间加重，食欲不振，睡眠不实，乱梦纷纭，熟睡时则遗尿。舌尖红质淡，体胖大，水滑，脉沉微而弱。视其病历，大多采用补益气血、固涩肾关等法。据析：此患者四肢消瘦，食欲不振，脘腹胀满，夜寐欠佳，此乃"胃不和则卧不安"。

治法：益气健脾，和胃安神。

处方：炙黄芪30g　　焦白术15g　　台党参15g　　火什麻6g
　　　焦三仙30g　　阳春砂^{后入}5g　　川厚朴10g　　茯神木15g
　　　莲子肉15g　　怀山药15g

5剂，水煎服。

二诊：上药服后，饮食渐进，腹胀减轻，遗尿仍作。前方加石菖蒲12g、川萆薢6g，再进5剂。

三诊：睡眠较前平稳，5天只尿床两次。时感心中烦急，口苦口干，小便发黄，舌质红，苔薄黄，脉沉弦细稍数。上方去党参、焦三仙、白术，加淡木通6g、川黄连6g、肉桂心6g，13剂痊愈。为巩固疗效，后又连服20余剂，随访未再复发。

｜小便不利｜

小便不利是临床中最常见的病症，相当于西医学中的膀胱括约肌痉挛或松弛、尿道狭窄、尿路结石、神经性尿闭等。老年性前列腺增生引起的排尿不畅，排尿伴或不伴有灼热感，或见少尿，亦或无尿，伴有疼痛或不痛等症状。

小便通畅与否与中医学中的肺脾肾有直接关系，须靠上焦肺的宣化、中焦脾的运化、下焦肾的气化才能使小便正常通利。否则三焦中的某一脏腑气化失常，或夹热、夹寒、夹气、夹瘀，引起水道失和，而出现小便不利。《诸病源候论·小便病诸候》指出："小便不通，由膀胱与肾俱有热故也。"《灵枢·口问》指出："中气不足，溲便为之变。"肺为水之上源，肺叶焦举，肺气不能肃静，不能为胃引其肃降，不能下输，故膀胱小便不得出。肾之阴阳两虚，此阴虚由于下焦积热至甚，日久不愈，煎熬津液，导致肾阴不足。阳虚则阴无以化，多由于肾阳不足，命门火衰，气化不利。故肾之阴阳不足，均可导致小便不利。因患者男女有别，且年龄大小、体质强弱、病程长短各有不同，所以治疗尚要根据病情，辨证施治。

病案举例

1. 江某，女，61岁，2014年11月28日初诊。

主因"小便不畅"就诊。患者一般情况尚可，睡眠时好时差，饮食如常，大便正常。唯小便不适，白天不敢轻易出门，外出则先需要探查周边有无厕所，且白天每间隔30～40分钟必解小便。夜晚不敢熟睡，每间隔20～30分钟必解小便，否则小便难解或小便后会阴部及小腹部发热。曾于多家医院就诊检查，均未见实质性病变。舌质淡，苔薄。

辨证：气阴两虚，湿热下注，约束无权。

治法：清热利湿，益气缩尿。

处方：
天麻12g	菊花12g	石决明10g	炙黄芪30g
太子参30g	白茅根20g	桑螵蛸20g	金樱子20g
芡实20g	覆盆子15g	升麻9g	山药15g
煅龙骨20g	煅牡蛎20g		

7剂，水煎服，日1剂。

二诊：病情无明显变化，舌脉同前，上方加淡竹叶6g，继服10剂。

三诊：症状同前，睡眠饮食尚可，小便仍有刺痛之感。前方加泽兰9g、通草6g，继服10剂。

四诊：自感小便疼痛症状减轻，排尿时间无变化，故加收涩固摄之功。前方将覆盆子加量到20g，另加盐益智仁3g，继服10剂。

五诊：自觉排尿间隔时间延长，日间已超过1小时，夜间超过50分钟。唯排尿时仍有灼热感，前方加五味子9g。

六诊：自觉日间排尿间隔时间可延长至2～3小时，夜尿两次，睡眠明显好转，日常饮食正常，脉微弦。

处方：
| 天麻12g | 菊花12g | 太子参30g | 白茅根20g |

桑螵蛸20g	金樱子20g	芡实20g	升麻9g
山药15g	莲子肉15g	淡竹叶6g	泽兰9g
通草6g	覆盆子20g	益智仁3g	五味子15g
柏子仁20g	牡丹皮12g	石决明20g	炙黄芪40g
煅龙骨先30g	煅牡蛎先30g	琥珀3g	

后随访小便正常，嘱其少进食厚腻肥甘，禁忌食用腥膻之品。

按语：该病例临床较为少见，属虚中夹实，乃气阴两虚，气虚清阳之气不升，浊阴之气不降，阴虚生内热，耗伤肾阴。肾与膀胱相表里，阴主固，阳主升，阴虚津少导致关闭不足，开阖失司，兼加湿热下注，影响膀胱气化。鉴于此，治法当益气升清，鼓动阳气，使得清阳出上窍，浊阴出下窍，所以用黄芪、太子参，升麻；但恐升提太过，导致阳亢，故加天麻、菊花、石决明清热；肾司二便，固肾以为封藏之本，关闭不全乃因肾之阴阳两虚，不得固摄，故加金樱子、芡实、煅龙骨、煅牡蛎、莲子肉、山药、覆盆子、桑螵蛸益阴固摄；再用白茅根、淡竹叶清热凉血，诸药加减而瘥其病。

2. 田某，男，57岁，2010年8月27日初诊。

主因"小便不利，滴沥不尽近2年"就诊。近来加重，无奈外出时只能戴尿不湿，甚为痛苦。症见胸闷咳喘时作，痰不易咳出，素体肥胖，语声重浊，睡眠打鼾，其声如雷，饮食尚可，大便干燥，两日一行，舌质淡暗，苔薄腻，脉虚滑数。既往高血压病史、高脂血症、高尿酸血症。B超诊断：前列腺增生。长期口服茶碱缓释片、缬沙坦、富马酸比索洛尔、非那雄胺，曾服用中药四妙丸等药物效果不明显。

辨证：上窍不通，下窍不利。

治法：宣通肺气，利湿通便。

处方：
桔梗12g	苏梗12g	郁金9g	瓜蒌30g
清半夏15g	茯苓30g	葶苈子20g	莱菔子20g
杏仁10g	射干15g	桃仁15g	红花12g
款冬花15g	生藕节30g	草薢30g	通草9g

7剂，水煎服，日两次。

二诊：自觉胸膈快然，打鼾声减低，且时间缩短，大便日一行，小便较前略通畅。上方加益智仁9g、车前子20g，再服14剂。

三诊：胸闷症状好转，鼾声减轻，尿量较前增多，排尿通畅，但排尿时隐隐作痛，舌质淡红，舌底静脉迂曲，脉沉细弱。初病在气，久病入血，舌底静脉曲张乃有瘀血阻滞，故加以活血化瘀，化气利尿。

处方：
杏仁10g	紫菀12g	桔梗12g	瓜蒌30g
苏梗15g	清半夏15g	葶苈子30g	桃仁15g
红花15g	漏芦30g	萆薢30g	益智仁12g
车前子30g	水红花子15g	金钱草30g	乌药15g
桑白皮15g	生牡蛎30g		

14剂，水煎服，日1剂。

四诊：病人自觉胸闷憋气已蠲，排尿较前明显通畅，尿量正常，但每遇劳累时仍可见小便滴沥不尽。上方减杏仁、紫菀、桔梗、葶苈子、清半夏，加桑螵蛸12g、覆盆子12g、菟丝子12g、升麻9g、决明子20g、煅龙骨30g、煅牡蛎30g，再进14剂。

五诊：自觉小便滴沥不尽症状有所减轻，时有短期乏力，大便微干。舌质淡，苔薄，脉沉细弱。

处方：
决明子20g	煅龙骨先30g	煅牡蛎先30g	升麻9g
菟丝子12g	桑螵蛸12g	覆盆子12g	益智仁12g
车前子30g	金钱草30g	乌药15g	桃仁15g
水红花子15g	炙黄芪30g	太子参30g	淡竹叶9g
萆薢30g	通草6g	肉苁蓉30g	

此后随访，小便滴沥不尽症状已除，可自由外出活动，无需穿戴尿不湿。

按语：患者素体肥胖，为气虚湿盛，肺气被遏。肺为水之上源，《内经》云："饮入于胃，游益精气，上输于脾，脾气散精，上归于肺，通调水道，下输膀胱。"肺气失于宣发肃降，水源不通，小便不利；中焦失于运化，聚湿生痰，上扰于肺，更加重肺气郁闭；上焦被郁，中焦被困，下焦郁闭，膀胱不得气化，故见小便滴沥不尽。故采用提壶揭盖之法，宣通肺气，运化中气，固摄肾气，方能收效。

|中 风|

中风是以猝然昏倒、不省人事、口眼㖞斜、语言不利、半身不遂等为主要症状的病症。其始见于《内经》"偏枯、仆击、大厥、薄厥"等名称，病名各异，其意相同。其病机为在久病体虚、气血不足、脏腑功能失调的基础上，受到气候突变的影响，风寒外袭，气血闭阻，外风引动内风；或情志所伤，饮食不节，劳逸失度，气机紊乱，血随气逆，肝阳暴涨，夹痰夹火，横窜经脉，蒙蔽神窍，从而发生猝然昏倒，半身不遂。

一、辨证论治

中风属本虚标实、上盛下虚之候。在治疗时要根据临床表现分清中经络与中脏腑。

1. 中经络

病情较轻，虽半身不遂，口眼㖞斜，语言不利，但意识清楚，一般都与风痰入络或阴虚风动有关。《素问·风论》云："风伤人……发为偏枯。"《素问·生气通天论》："阳气者，大怒则形气绝，血菀于上，使人薄厥。"故常用养血散风、化痰通络之法，药用防风、秦艽、天麻、白附了、全蝎、胆南星、半夏、橘络、当归、菖蒲、郁金、鸡血藤之类；或用平肝潜阳、活血通络之法，药用生石决明、生龙牡、珍珠母、天麻、钩藤、羚羊粉、菊花、桑叶、牛膝之属；或用滋阴潜阳、息风通络之法，药用天冬、丹皮、白芍、生龙牡、代赭石、玄参、枸杞子、桑椹、络石藤、丝瓜络等。

2. 中脏腑

病情较重，昏不识人，肢体不用，高热烦躁，属于邪热内壅，当服安宫牛黄丸；偏于热盛惊厥者，可以紫雪散治之；偏于痰热惊厥者，可急用至宝丹。上述三药为中医所说寒凉开窍法中的"三宝"，临床治疗时可用饮片参照加减使用。

二、病案举例

1. 赵某，男，51岁。

平素头晕头痛，时作时止，耳鸣目眩，少寐多梦，腰酸腿软。1天前突然自觉右半身牵及一侧手足沉重麻木，口眼㖞斜，行走不稳，言语不利，舌质红，苔薄黄，脉弦细而数。

辨证：肝肾阴虚，风阳上扰。

治法：补益肝肾，潜阳息风。

处方：生石决明^先30g　　生龙骨^先30g　　生牡蛎^先30g　　地龙12g

　　　生黄芪30g　　　白僵蚕10g　　　制龟甲15g　　　钩藤10g

　　　当归15g　　　　石菖蒲12g　　　郁金9g　　　　白矾6g

　　　明天麻10g　　　粉丹皮12g

10剂，水煎服，每日分两次温服。

二诊：患者服药后自觉头晕耳鸣减轻，但仍感手足麻木。上方加丝瓜络10g、桃仁15g、红花15g、鸡血藤30g、鹿角镑20g、桑枝30g，再进10剂。

三诊：头晕、耳鸣消失，肢体麻木减轻，睡眠欠安，多梦。上方减生龙骨、生牡蛎、生石决明、白僵蚕，加夜交藤15g、合欢花10g、珍珠母^先30g，继服14剂。

四诊：药后基本恢复正常，唯有口眼歪斜，语言不利，故上方加减再进30余剂而愈。

处方：生石决明20g　　生牡蛎20g　　生黄芪30g　　当归15g

　　　天麻12g　　　　白芷9g　　　　郁金9g　　　　石菖蒲10g

　　　白附子12g　　　胆南星12g　　　白僵蚕10g　　　水蛭6g

　　　全蝎9g　　　　桃红^各12g　　　白矾6g

2. 邱某，女，71岁。

体型肥胖，喜食肥甘，1个月前情绪激动后，突然昏仆不省人事，家属急送其到某外院抢救，醒后右侧肢体不遂，伴头晕，面红目赤，心急易怒，喉中有痰，口苦，纳差，大便黏腻，舌红，苔黄腻，脉滑数。

辨证：肝阳上亢，风痰阻络。

治法：平肝息风，祛痰清热，佐以通络。

处方：羚羊角粉^冲0.6g　生石决明^先30g　　生牡蛎^先30g　　蜈蚣3条

　　　胆南星12g　　　钩藤12g　　　　玄参15g　　　制龟甲15g

　　　川牛膝10g　　　天竺黄10g　　　白僵蚕10g　　　石菖蒲10g

　　　竹茹6g　　　　滑石块20g

14剂，水煎服，每日分两次温服。

二诊：药后头晕消失，面赤稍退，精神好转，喉中痰量明显减少，右侧肢体活动好转，时有麻木，大便通畅。上方去羚羊角粉，加鸡血藤10g、当归尾10g、红景天10g，再进10剂。

三诊：患者药后右侧肢体活动明显好转，已能在搀扶下行走，肢体麻木减轻，舌苔已退，稍黄，脉滑。上方减生石决明、生牡蛎，加天麻10g、桑枝12g、丝瓜络10g，继服10剂。后能独立行走，麻木感消失。

心 悸

心悸是指病人自觉心中悸动不宁、惊惕不安，甚则心中慌乱、不能自主的一种病症，常伴有心胸疼痛、胸闷气短、头晕目眩、失眠健忘等。其致病之因，一般是由于体质虚弱、饮食劳倦、七情所伤、感受外邪或药食不当导致五脏气血阴阳受损，心神失养，或痰、饮、火、瘀阻滞心脉，神不守舍。

心悸当中还要进一步分析，时有慌乱，谓之惊悸；尚无安时，谓之怔忡。《医学正传·惊悸怔忡健忘证》云："怔忡者，心中惕惕然动摇而不得安静，无时而作者也；惊悸者，蓦然而跳跃惊动，而有欲厥之状，有时而作者也。"由此看来，怔忡之症是由于阴虚劳损太过而引发；惊悸之症，则是内虚外邪扰动而顿作。

临床症见虚证为多，亦有虚实互见，虚实转化，治疗要根据具体病情采取和阴阳、补气血、畅情志、化瘀滞、涤痰饮之法，以期达到宁心定志、镇惊安神的目的。

病案举例

1. 崔某，女，77岁。

主因"心慌胸闷1月余"就诊，症见头晕偶作，神疲气短，口干纳少，食后偶有胃胀满不适，眠差，多梦，二便尚可。舌淡红，苔薄白，边有齿痕，脉弦细。

辨证：气血两虚，心失所养。

治法：益气养血，安神补心。

处方： 太子参20g   麦冬15g   五味子9g   阿胶珠^{烊化}9g

        炙黄芪20g   当归10g   柏子仁12g   郁金6g

        茯苓15g   焦三仙30g   炒白术12g   女贞子12g

        黄连6g

7剂，水煎服。

二诊：药后心慌、头晕减轻，纳食好转，时有胸闷，两胁作胀。上方加丹参12g、川楝子10g，继服7剂。

三诊：心慌、头晕明显减轻，少有发作，纳可，两胁胀痛缓解，仍偶有胸闷。上方去焦三仙、炙黄芪，加降香6g、延胡索9g，继服14剂后而愈。

按语：患者年迈，气血不足，心脾两虚，心失所养。《丹溪心法·惊悸怔忡》云："人之所主者心，心之所养者血。"心血一虚，神不守舍，此惊悸之所肇端也。故用黄芪、当归、阿胶补气养血；太子参、麦冬、五味子取其生脉之意；再加柏子仁、女贞子、郁金意在益气定志；焦三仙、炒白术、茯苓健脾利湿；黄连清虚火以安心神。

2. 张某，男，43岁。

近1个月心慌时作，劳累后明显，无明显胸闷、胸痛，自觉精力差，时感两侧太阳穴胀痛，口干口苦，自觉腰酸，双下肢乏力，纳食尚可，眠欠安，二便可。舌淡红，苔薄白，脉弦。追问病史其平素工作紧张。

辨证：肝阳上亢，心肾不交。

治法：平肝潜阳，交通心肾。

处方： 珍珠母^先30g   磁石^先30g   远志12g   女贞子15g

        枸杞子15g   牡丹皮12g   莲子心9g   莲子肉12g

        白豆蔻12g   桑椹30g   桑寄生30g   二地^各15g

        茯苓15g   炒枣仁20g

7剂，水煎服。

二诊：头胀痛明显减轻，心慌较前缓解，仍时作，自觉乏力，纳眠尚可。上方加炙黄芪12g、柏子仁10g、泽泻10g，再进7剂。

三诊：未诉心慌、头痛，乏力较前有所改善，自觉口苦，纳可，食后略有腹胀，眠安。上方去珍珠母、酸枣仁、二地、泽泻，加鸡内金20g、焦三仙30g、大腹皮9g，继服14剂而愈。

按语：心火下降于肾，使肾水不寒，肾水上济于心，使心火不亢。本例属于肾阴不足，水不涵木，上扰心神，上冲清窍所致。故重用生磁石、珍珠母潜镇肝阳；桑椹、桑寄生、枸杞子、二地滋阴补肾；远志、女贞子、炒枣仁、茯苓养心安神；配以白豆蔻通畅气机，诸药合用，心悸乃愈。

3. 李某，男，40岁，2009年4月28日初诊。

主因"心慌、心跳间断发作近2年"就诊。每次基本上都是因大量吸烟或饮酒而发作，曾于阜外医院诊断为阵发性室上性心动过速。曾多次急诊治疗，先后应用普罗帕酮、普萘洛尔、稳心颗粒、生脉饮等药物效果不显。症见：心悸不安，急躁易怒，胸部憋闷，痰多且黏，早醒多梦，食欲不振。舌质淡，苔黄厚腻，脉弦滑数。

辨证：痰热上扰，心神失养。

治法：清热化痰，安心宁神。

处方：
瓜蒌30g	法半夏12g	云茯苓15g	青竹茹10g
石菖蒲12g	远志12g	丹参20g	郁金9g
胆南星12g	天竺黄10g	淡竹叶9g	牡丹皮15g
北胡连5g	赤芍15g		

7剂，水煎服，日1剂。

二诊：药后胸膈快然，仍有头晕心慌，时有急躁，舌红，苔薄黄，脉弦滑数。上方加天麻12g、女贞子15g、珍珠母20g，续服7剂。

三诊：药后心慌明显减轻，头晕急躁好转，睡眠饮食如常，痰量减少。上方再进30余剂而安，此后随访1年未再复发。

按语：《不居集·怔忡惊悸健忘》云："心者身之主，神之合也。"心血不足，多为痰火扰动。患者平素吸烟饮酒，辛辣无度，以聚湿生痰，与热相合。久而及血，心脉郁滞。故用瓜蒌、清半夏、竹叶、茯苓、胆南星、竹茹、天竺黄、清热涤痰；石菖蒲、郁金、远志醒神开窍；丹参、丹皮、赤芍凉血活血、通脉安神；再以胡连引湿热下行，驱邪外出。

4. 徐某，男，62岁，2012年5月22日初诊。

主因"心慌反复发作10余年，加重2周"就诊。心电图：窦性心动过缓，室性期前收缩，陈旧性下壁心肌梗塞。症见：心悸气短，头晕乏力，时伴胸部牵及后背部有针刺感，不思饮食，口干不欲饮水，舌质暗，舌下瘀紫，苔薄白滑，脉沉迟结代。

辨证：心阳不振，心血瘀阻。

治法：益气活血，温阳通脉。

处方：
台党参30g	黄芪30g	当归15g	桃仁12g
炙甘草15g	丹参20g	桂枝10g	薤白12g
五味子20g	麦冬15g	茯苓30g	红花12g

7剂，水煎服，日1剂。并嘱其免劳累、防寒保暖。

二诊：药后心慌症状减轻，胸闷心悸较前好转，唯时有刺痛感不减，饮食不振。上方加真降香6g、延胡索12g、焦三仙30g、鸡内金30g，续服7剂。

三诊：药后心悸不安已消，心律齐整，60～64次/分，饮食转佳，继续守方1月而愈。

按语：此例患者舌质紫暗，舌下瘀紫，脉结代，胸背常有刺痛，皆为心阳不振，气血瘀阻之势。如《伤寒论》所言："脉结代，心动悸，炙甘草汤主之。"方中党参、炙甘草甘温益气；桂枝辛甘温，入心助阳，与甘草相伍，辛甘化阳；配以薤白温通胸阳，心阳得复；辅之黄芪、当归、麦冬以复脉动；五味子补肾养心，敛肺复脉。《素问·藏气法时论》言："辛苦缓，急食酸以收之。"再加桃仁、红花、丹参，取其养血活血通脉之用；重用茯苓意在淡渗利湿，渗水护脾养心，以防"心下停饮，澹澹大动"之嫌。

5. 邱某，女，45岁，2013年8月23日初诊。

主诉心慌惊恐，时常由于电话、音响、大声说话等造成心跳不止，发作1月。症见：心烦易怒，颈部发胀，咽部如物在梗，胸部牵及两胁作胀，失眠多梦，口干口苦，大便干结，舌质红，苔白而干，脉弦细数。

辨证：肝郁化火，上扰清窍。

治法：疏肝解郁，清火安神。

处方：
生龙齿^先20g	生龙骨^先20g	醋柴胡10g	川楝子10g
延胡索12g	栀子15g	牡丹皮15g	生牡蛎20g
夏枯草20g	厚朴12g	茯苓20g	绿萼梅12g

　　熟大黄9g

　　7剂，水煎服，日1剂。

　　二诊：药后心慌明显减轻，颈部发胀，咽部异物感好转，大便通畅，唯睡眠欠佳。上方加百合30g、炒枣仁30g，连服两周而愈。

　　按语："气有余便是火"，肝郁化火上扰心神，遵"火郁发之、气郁达之"之旨，以醋柴胡、川楝子、延胡索、疏肝解郁；生龙齿、生龙骨、生牡蛎、夏枯草、绿萼梅软坚散结；栀子、牡丹皮、熟大黄清热凉血；再以茯苓利水扶脾，诸药共奏清热解郁、宁心安神之效。

| 胸　痹 |

　　胸痹是指以胸部闷痛，甚则胸痛彻背，背痛彻胸，气短喘息，甚或不得平卧为主症的一种疾病。《金匮要略》指出胸痹的发病机制是"阳微阴弦"，即上焦阳气不足，卜焦阴寒气盛而上乘阳位所致。"邪之所凑，其气必虚"，当阴阳气血虚衰之时，致病之邪如寒湿、痰浊、食滞闭阻脉道，造成不通则痛。外感寒邪、情志失调、饮食失节是该病之标；劳倦内伤、年迈体虚，尤其是老年人，年过半百，肾气自半，精血渐衰，方是致病之本。

　　在治疗时当先治其标，后治其本，对于寒凝、痰浊、气滞、血瘀者，先以辛温通阳、豁痰泄浊、调理气机、活血化瘀为之；对于虚损诸不足者，当权衡在阴在阳、在气在血者，再拟以益气温阳、补气养血、滋阴助阳为用。

病案举例

　　1. 赵某，男，55岁。

　　胸痛时作1周，患者平素性情急躁，发作时自觉胸口胀痛放射至后背部，伴胸闷憋气，两胁肋部胀满不适，纳食不香，食后腹胀，偶有恶心，无泛酸，眠尚可，二便调，舌红苔薄黄，脉弦。

辨证：肝郁日久，气机不调。

治法：疏肝解郁，理气宽胸。

处方：生赭石^先30g　　醋柴胡9g　　川楝子10g　　延胡索15g

　　　法半夏15g　　沉香12g　　丁香10g　　川朴12g

　　　郁金10g　　枳实12g　　炒黄连^各9g　　焦四仙40g

7剂，水煎服。

二诊：药后胸闷憋气明显减轻，胸痛偶作，胸前明显未向后背放射，两胁胀满较前减轻，纳食好转。上方加丹参12g，再进7剂。

三诊：未诉胸痛、胸闷，两胁肋部胀满偶作，纳食好转，无腹胀。上方去焦四仙、丁香，加络石藤15g，继服14剂而安。

按语：《内经》记载的"百病生于气也"，王冰注："夫气之为用，虚实顺逆缓急皆能为病。"因此余对于气机的调整尤为重视。临床中除了善用使气机上下调畅的柴胡、沉香等药外，还特别注重气机的横向发散运动，尤其患者有胸部或胁肋部胀满不适感时，常以川楝子、络石藤等药品辅助宣畅气机。尤喜用川楝子，其味微酸、微苦，酸者入肝，苦者善降，能引肝胆之热下行自小便出，故治肝气横恣。

2. 李某，女，78岁。

近1个月胸部闷痛时作，伴心慌不安，与活动无明显关系，双乳下方胀痛，自觉腰酸，双下肢乏力，纳食一般，眠欠安，二便可，舌淡少苔，脉细弱，两尺尤弱。

辨证：气虚血瘀，肝肾不足。

治法：益气补血，补益肝肾。

处方：太子参30g　　丹参15g　　柏子仁30g　　郁金10g

　　　茯苓20g　　白术15g　　干姜9g　　桑寄生30g

　　　杜仲20g　　狗脊20g　　苏梗9g　　降香9g

　　　红花12g　　桃仁12g　　焦三仙30g

7剂，水煎服。

二诊：胸部仍有闷痛感，程度、时间较前减轻，心慌偶作，双乳胀痛减轻，仍有乏力、腰酸感，略感口干，眠欠安。上方加当归10g、五味子10g、泽泻10g、酸枣仁30g，再进7剂。

三诊：胸闷痛感明显减轻，乏力较前好转，未诉心慌，纳食尚可，大便日行2次，不成形。上方去狗脊、焦三仙，加山药15g，继服14剂而愈。

按语：该病例很好地证明了通法与补法是治疗胸痹不可分割的两大原则。患者年老体衰，肾阳一虚，脾阳、心阳随之而虚；肾阴一亏，肝阴、心阴随之亦亏，阴阳俱损故气血运行不畅，心脉失于濡养。此类患者虽有盛候，但实为本虚所致。因此治疗时虽用活血通脉之品以治标，但更应以太子参、当归、桑寄生、狗脊等益气养血、补益肾阳之品固本，祛邪同时扶正，使邪去正安，正如古人"欲养心阴，必滋肾阴；欲温心阳，必助肾阳"之说。另外临床应用活血化瘀之法治疗胸痹时，应尽量选用养血活血之品，如丹参、当归、郁金、赤芍、三七等。破血攻伐之品，虽有止痛作用，但易伤及正气，应慎用。此外，宣痹通阳虽为治疗胸痹的重要法则，但临床治疗时更要根据病情，分辨虚实，明确阴阳，标本兼治，此乃愈疾之本。

3. 焦某，男，68岁，2013年10月8日初诊。

主因"反复左胸闷痛2年余"就诊。两个月前患者曾住院诊断为冠心病、心绞痛，曾应用硝酸甘油、速效救心丸、益心丸等药物，病情仍反复发作，故来诊。测血压145/90mmHg，心电图：窦性心律，频发室性早搏，II导联、III导联、avF导联ST段下移，V5导联T波倒置，心率76次/分，心律不齐。患者形体肥胖，左胸闷痛，每因劳累、上楼梯及饱餐后发作，每日发作2～3次，疼痛从左胸部放射到左肩及后背，伴有心慌气短，时有恶心呕吐痰涎，不思饮食，口干口苦，腹胀便干，舌质淡红，舌苔黄，根部厚腻，脉弦滑结代。

辨证：痰热内蕴，气滞血瘀。

治法：化痰清热，理气活血。

处方：

瓜蒌皮30g	清半夏15g	茯苓块30g	竹茹12g
黄芩10g	郁金9g	丹参30g	桃仁12g
红花12g	枳实12g	苏梗12g	陈皮15g
降香6g	延胡索10g	胆南星10g	

7剂，水煎服，日1剂。

二诊：药后胸闷腹胀减轻，大便软畅，唯心慌气短明显。故上方再加太子参30g、女贞子15g，续服7剂。

三诊：药后胸痛已除，心慌气短好转，恶心，痰量大。上方续服30余剂而安，心电图恢复正常。

按语：此例患者身体肥胖，乃痰湿蕴热之体，素嗜肥甘厚味，好饮酒及浓茶，造成脾虚湿困，聚湿生痰，痰热为患，血脉痹阻。故用瓜蒌皮、清半夏、陈皮、竹茹、胆南星、茯苓、黄芩以豁痰泄浊，驱邪于外；苏梗、枳实、郁金行气宽胸，以调气机；桃仁、红花、丹参养血散瘀，以通血脉；再投延胡索、降香活血止痛，以缓血脉之急。如此治疗，方是良策。

4. 杨某，男，47岁，2011年4月12日初诊。

主因"胸闷憋气间断发作近2年，加重1月"就诊。平素时有心前区憋闷、疼痛，严重时胸痛彻背，曾口服单硝酸异山梨酯、硝酸甘油、复方丹参滴丸、强心丸等药物效果不显。心电图：窦性心律，不完全性右束支传导阻滞，T波改变。症见胸闷气短，夜间时有憋醒，动则加重，眠差易惊，食少纳呆，腹胀便干，舌质紫暗，苔白腻，脉沉细缓。

辨证：痰瘀阻滞，胸阳不畅。

治法：涤痰祛瘀，温通胸阳。

处方：瓜蒌30g　　半夏12g　　薤白12g　　桂枝9g
　　　　茯苓30g　　胆南星12g　丹参30g　　干姜12g
　　　　降香9g　　　苏梗12g　　吴茱萸9g

7剂，水煎服，日1剂。并嘱其少食油腻，适当活动。

二诊：胸部憋闷感明显减轻，仍有乏力，有饥饿感但进食不多，腹胀稍减，大便正常。上方加焦三仙30g、鸡内金30g、太子参30g，续服7剂。

三诊：胸痛基本消失，饮食增加，但时有心慌，眠差，咽痛，口苦。鉴于此，考虑胸阳来复，血脉已通，唯虚证显现，故调整方药。

处方：瓜蒌30g　　薤白9g　　　法半夏12g　桂枝6g
　　　　丹参20g　　茯苓20g　　太子参30g　女贞子20g
　　　　桂圆肉15g　炒枣仁30g　焦三仙30g　鸡内金20g
　　　　砂仁9g

再服14剂，患者恢复正常。

按语：此例乃胸阳不足，湿瘀阻滞，正如《类证治裁·胸痹》云："胸痹，胸中阳微不运，久则阴乘阳位，而为痹结也。"方中薤白、桂枝温通心阳；瓜蒌、半夏、茯苓、胆南星、苏梗降气化痰浊；干姜、吴茱萸温阳健脾；丹参、降香养心通脉、活血止痛，形成由气及血，自上而下，使胸阳得温得通，痰湿得祛得化，血瘀得散，如此相得益彰。

| 绣球风 |

绣球风又名肾囊风，西医学称为阴囊湿疹。出自《医宗金鉴·卷六十九》："肾囊风发属肝经，证由风湿外袭成，麻痒搔破流脂水，甚起疙瘩火燎疼。"临床多见阴囊疡痒发红，或皮上生赤粟样疙瘩，抓破脂水浸淫，或有灼热感，久则皮肤渐变肥厚、皲裂，往往呈慢性病程，缠绵难愈。

该病的病因复杂，常是内外多种因素互相作用的结果，有内因与外因之分。内因主要与精神长期紧张、嗜烟酗酒、喜食辛辣等有关；外因主要与久处湿地有关，其他还与内裤过紧、使用肥皂或异物摩擦等因素有关。

肝经湿热下注，热郁化风，日久风湿热邪蕴毒下注于阴茎阴囊，是发病的主要病机变化。长期精神紧张导致肝气郁滞，气郁化火生风，或长期嗜烟饮酒，嗜食辛辣，损伤脾胃，导致脾胃运化失司，湿邪内生，风湿热相合，蕴毒阻滞于肝胆经络，肝经络阴器，导致局部的气血运行不畅，发为本病。因湿性重浊黏腻，湿热相合，如油入面无法速去，导致病势缠绵难愈。同时，由于热邪壅滞，煎熬津血，湿邪阻滞经络，所以如患病日久，易产生瘀血内停，使病机变化更加复杂，治疗难度进一步增加。

一、辨证论治

依据症状可分为风、湿、热邪偏重及兼有瘀血的4种主要证型。症状表现为局部瘙痒明显者，为风邪偏胜；阴囊阴茎红肿灼热明显者，为热毒壅滞；疼痛明显者，为热壅血瘀；阴囊潮湿、脂水浸淫者，为湿邪浸淫。临床中舌象变化可分为：舌红绛而干，为热毒壅胜；舌底脉络迂曲者，为夹有瘀血；舌苔黄厚而腻者，为湿热炽盛。本病脉象多见沉滑而数，如见弦脉，为肝气郁滞明显。治疗当以清热利湿祛风为主，而且多采用内服整体治疗与局部外用相结合的方法。

（1）内治法：常用野菊花、蒲公英、苦参清热解毒；败酱草、百部、贯众、白鲜皮、滑石、土贝母利湿；白蒺藜、防风、独活祛风；热壅血瘀者，加白茅根、丹皮、赤芍。久病反复发作者，除了清热祛风利湿外，还要注意养血活血。《内经》云："祛风先行血，血行风自灭。"养血行血药物余最喜用的是全当归，养血而不壅滞，活血而不伤血，且不会助热生湿，扶正而不恋邪。

（2）外治法：在整体辨证论治的基础上，对于本病的治疗，强调局部药物熏洗，达到内外结合的效果。可用百部、蛇床子、芒硝煎汤，于每晚睡前进行熏洗治疗，熏洗后还要保持局部的干燥；如阴囊局部红肿热痛明显者，多采用元明粉500g做药包进行局部的外敷治疗。元明粉据《本草再新》记载有涤三焦肠胃湿热、推陈致新之功。《医学启源·主治秘诀》云："元明粉治热淫于内，破坚积热块。"元明粉有非常强的清热解毒、散结化瘀功效，临床用于本病的治疗可以减轻局部肿痛症状，与内服汤剂结合可达事半功倍的疗效。

二、病例举例

孙某某，男，42岁，2012年4月16日初诊。

患者身高体壮，饮食尚可，二便如常，唯阴囊红肿瘙痒两月余，尤其下午开始至夜间瘙痒难忍不得入眠，苦恼异常。西医诊为阴囊炎。内服消炎药及过氧化氢、炉甘石洗剂外涂，当时缓解，稍后又作。中药曾服四妙丸、小金丸，外敷清热解毒酊，仍效果不佳，故来我院诊治。舌苔黄厚腻，脉弦滑数。既往吸烟嗜酒无度20余年。

辨证：湿毒化风。

治法：清热解毒，息风止痒。

处方：

防风12g	鹅不食草15g	苍术30g	车前子30g
蒲公英30g	草薢30g	蛇床子15g	百部20g
苦参12g	滑石20g	土茯苓30g	生薏苡仁30g
牡丹皮20g	赤芍20g	赤小豆30g	生草梢12g

7剂，水煎服，日两次。

二诊：阴囊潮湿发热稍减，瘙痒仍作，大便偏黏腻，日行2～3次，舌苔黄腻，脉弦滑数。上方加炒沙蒺藜20g、地龙15g、熊胆粉3g，再进10剂。

三诊：药后诸症再减，阴囊瘙痒减轻，效不更方，继服10剂，恢复如初。

按语：本例乃属湿热久蕴，伤阴化风所致，正如《疡科心得集·辨囊痈悬痈论》中所云："囊红睾肿，皮肤湿裂，隔日即黑，间日腐秽，不数日间，其囊尽脱，睾丸外悬，势若险重，其实不妨，皆由湿热下注所致。"治疗时应审病求因，因湿热为患，其性黏滞，难解难分。故以防风、鹅不食草清湿中之热以升清阳；土茯苓、滑石利热中之湿以降浊阴，与诸药相合而相得益彰。

遗　精

遗精是指不因性生活而精液遗泄的病症。遗精每月1～2次，睾丸无任何不适则属生理现象。若每周两次或更多，且伴有头晕目眩、萎靡不振、腰膝酸软、失眠纳呆等症则属病态。

病案举例

1. 赵某某，男，25岁，2008年10月22日初诊。

遗精3年，间断发作，患者体瘦面赤，入睡困难，多梦遗精，每周2～3次，心急易怒，口干舌燥，时伴腰膝酸软，舌质红光无苔，脉弦细数。

辨证：阴虚内热，心肾不交。

治法：滋阴清热，交通心肾。

处方：

煅磁石30g	铁落20g	牡丹皮15g	知母20g
黄柏20g	生地黄30g	天竺黄15g	胆南星15g
炒枣仁30g	桑椹30g	二冬^各15g	胆草12g
莲子心9g	莲子须15g		

10剂，水煎服，日两次。

二诊：药后入眠较前稍快，梦少，10天只遗两次，仍心急易怒，舌质红，苔薄干，脉弦细数。上方加水牛角粉3g，炒栀子15g，炒决明子15g，再进14剂。

三诊：睡眠好转，梦遗两周共5次，口干好转，心急易怒减轻，膝腿酸软减轻，上方加减后继服。

处方：煅磁石^先30g　　铁落20g　　　牡丹皮15g　　　知母20g

　　　黄柏20g　　　　生地黄30g　　天竺黄15g　　　胆南星15g

　　　二冬^各15g　　　炒枣仁30g　　莲子心9g　　　　莲须15g

　　　水牛角粉3g　　金樱子30g　　芡实米30g　　　煅龙骨^先20g

　　　煅牡蛎^先20g

14剂，水煎服，日两次。

四诊：药后症状大减，面色淡红，睡眠尚可，两周遗精两次，体力有佳，舌质红，苔薄，脉细数略弦，效不更方，再进40余剂而安。

2. 高某某，男，47岁，2012年3月27日初诊。

遗精半年许，间断发作，西医诊断为前列腺增生。患者离异及工作紧张劳作，嗜酒吸烟，主诉无梦而遗，无规律，平时每周1~2次，自感气短无力，白天夜晚皆有汗出，腰酸腿软，睾丸潮湿，时伴心慌嗜睡，饮食尚可，大便不成形，日行2~3次，小便短少，舌质淡红，苔黄厚且腻，脉沉细。

辨证：湿热下注，扰动精室。

治法：清热利湿，以安精室。

处方：茵陈30g　　　滑石20g　　　虎杖12g　　　黄柏15g

　　　大豆黄卷15g　知母15g　　　草薢30g　　　苍术20g

　　　赤小豆30g　　通草6g　　　莲须15g　　　分心木15g

　　　防风12g

10剂，水煎服，日两次。

二诊：药后汗出减少，睾丸潮湿减轻，大便偏溏每日3~4次，小便次数减少且畅通，曾3天遗1次，后1周又遗1次，舌质淡，苔薄黄腻，脉弦细。上方见效，减虎杖、大豆黄卷，加干姜10g、车前子20g、煅牡蛎30g、芡实米30g，继服14剂。

三诊：药后诸症悉减，两周遗精只有两次，腰酸仍作，弯腰片刻旋即不适，舌质淡红，苔薄白，脉沉细。湿热去其大半，气阴两虚已显其外，故斟酌后再拟一方。

处方：知母15g 黄柏15g 生地黄30g 牡丹皮15g

   山茱萸15g 萆薢20g 赤小豆20g 莲须20g

   分心木12g 泽泻15g 桑椹30g 沙苑子15g

   煅牡蛎30g 芡实米30g 覆盆子12g 桑寄生30g

   生杜仲15g 煅龙骨30g

本方连服30余剂而未有发作。

按语：关于遗精一症，大体上出现在年轻患者为多，一般皆因君相火动，阴虚火旺，热扰精室，故《金匮翼·梦遗滑精》云："动于心者，神摇于上，则精遗于下也。"也即"有梦在心，无梦在肾"之说。在治疗的同时，也要嘱其调摄心神，排除杂念和妄想。另外湿热下注，扰动精室者也不在少数，如病例2，"急则治其标"，先荡涤湿热之邪，再缓图于本。同时嘱其改掉不良的生活习惯，戒烟忌酒，免生他病。

阳 痿

阳痿泛指成年男子在性交时，出现的阴茎举而不坚，或坚而不久，或痿软不举，造成无法进行性交。其病因病机颇为复杂，古人通过大量的临床观察，认为该病多责之于命门火衰，阳气不足，与先天禀赋不足、七情六淫、饮食劳倦等有关，而且与天时、地利、季节气候条件也有明显相关性。

一、辨证论治

阴茎的功能主要是靠气血的运行、充盈，清热祛湿化瘀，使得气血运行通畅则阳痿症状就会得到缓解。临床上治疗阳痿时单一证候较少而复杂病机变化多见，应该根据临床具体情况进行辨证治疗。

1. 肝气郁滞

因工作紧张，情绪抑郁，肝郁不舒，日久导致气虚血瘀而发。正如清代《杂病源流犀烛·前阴后阴源流》所言："有失志之人，抑郁伤肝，肝木不能疏达，亦致阳痿不起。"因肝主筋膜，阴器为宗筋之会，情志不遂，忧思恼怒，肝失疏泄条达，宗筋所聚无能导致。肝藏血，主筋膜，气行则血行，气滞则血瘀，宗筋阻滞，发为阳痿。治疗时应疏肝解郁，调畅情志，活血化瘀。还要注意，气郁日久导致湿邪内生，会导致气滞血瘀，湿邪阻滞的复杂证候，治疗时应疏肝理气，活血化瘀，祛湿，如湿邪化热，则兼以清热；湿从寒化者，加温散寒湿之品。治疗的关键是利阴器以通宗筋，从而达到治疗目的。药用：醋柴胡、川楝子、青皮、生牡蛎、当归、桃仁、红花、赤芍、牛膝、合欢皮、玫瑰花、代代花、滑石、木通等加减使用。

2. 心脾两虚

长期思虑，心脾两伤，思虑导致心气亏虚，脾阳困顿。《内经》云："中焦受气取汁，变化而赤是为血。"心脾两伤，首先影响饮食的运化，可见患者心中逆满，不思饮食，同时出现夜寐不安，进而精神不振，面色萎黄或苍白，说明气血受到影响。舌淡，苔薄腻，脉细小无力。心主血脉，脾主统血，心脾两虚的治疗应以补益心脾为主。代表方剂是归脾汤，药用：黄芪、当归、太子参、远志、桂圆、酸枣仁、木通、牛膝、石菖蒲、砂仁。夹瘀者，加用活血化瘀之品如泽兰、赤芍、牡丹皮。

3. 湿热内阻

虽然当下生活条件改善，但如嗜酒辛辣、膏粱厚味，形成湿热，湿热下注，夹有瘀血阻滞宗筋。正如《内经》云："湿热不攘，大筋软短，小筋弛长，软短为拘，弛长为痿。"《景岳全书·阳痿》记载："亦有湿热炽盛，以致宗筋弛纵。"临床要辨别湿热孰轻孰重，湿重者当以利湿为主，清热药物不可过重，以防冰伏邪气；热重者，当以清热为主，防止热盛伤阴，此时选用利湿之品应注意利湿而不可过度，防止阴津更伤。药用：茵陈、虎杖、马鞭草、金钱草、木通、泽泻、水蛭、桃仁、红花、水红花子、泽兰、牛膝，同时注意气滞、湿阻、气虚、久病者均会导致血行不畅，瘀血内生，使得病机更加复杂，所以强调在阳痿的治疗中，适当选用活血化瘀之品，通其经络，可收到事半功倍之效。

4. 瘀血内阻

阴茎居于下焦，属于宗筋之会。下焦当通，湿热阻滞，水湿不能正常排泄，会导致瘀滞发生；而气机郁滞，会导致气血运行不畅。初病在气，久病入血，随着病程的迁延，逐渐出现血脉瘀滞。湿热、瘀血均是病理产物，都会阻滞经络，所以治疗应以通为主。此类病人，其病之本不是虚损，而是经络瘀滞。

5. 命门火衰

多见于老年人，肾中阳气渐衰。肾为先天之本，是人体原动力所出，随着年龄增长，天癸渐竭，肾气逐渐虚损，先天之本动摇。所以此类病人若单纯依靠健脾温胃的方法治疗，临床很难见效。

二、病案举例

1. 李某某，男，33岁。

结婚5年，生有1子，体健。现阳痿不举近1年，胸膈满闷，睡眠饮食均可，二便如常，舌质红，苔黄厚腻，舌下瘀点，脉沉弦滑。患者曾到多家医院就诊，多以温阳利湿、补益肝肾之法，曾服用金匮肾气丸、二鞭丸，效果不佳。据析：阴茎海绵体靠气血充实，从体质看，患者体壮盛实，乃属湿热下注火瘀，阻滞前阴之络，精血不充而成。

辨证：湿热闭阻。

治法：清热利湿，活血通络。

处方： 茵陈30g　　　滑石30g　　　木通9g　　　桃仁15g
　　　 红花15g　　　水蛭6g　　　车前子30g　　牛膝12g
　　　 生草梢9g　　赤小豆30g　　牡丹皮20g　　草薢30g

7付，水煎服，日两次。

二诊：药后症状如前，胸膈快然，小便较前畅通，舌质红，苔厚稍腻，脉沉弦滑，前方再进10剂。

三诊：病人自感症状同前，不思饮食，大便偏干，舌质红，苔薄，脉沉细稍弦。上方加焦四仙40g、莱菔子20g、肉苁蓉20g、炙鸡内金30g、丝瓜络9g，再进10剂。

四诊：病人自述夜间憋尿时阴茎有硬挺的感觉，他症同前，说明湿去大半，阳气来复，气行血行，气迫血涌。舌质红少津，舌下瘀滞好转，脉沉细稍弦，说明阴血不足，故上方加减如下。

处方：滑石15g   木通9g   桃仁15g   红花12g

水蛭6g   生地黄30g   牡丹皮15g   牛膝10g

丝瓜络6g   肉苁蓉30g   焦四仙40g   炙鸡内金30g

山茱萸15g   北沙参30g   生草梢9g   旱莲草12g

10付，水煎服，日两次。

五诊：病人自述阴茎已能勃起，但不甚坚硬。上方加减再进月余，后改服精乌胶囊、左归丸、四妙丸、脉血康，日服两次，早晚空腹，再服月余而恢复正常。

2. 康某某，男，42岁。

患者自述阳痿半年，尤其近1个月以来，根本没有性欲的想法，因工作紧张，情绪抑郁，胸闷憋气，心悸，几经治疗无效。男科诊为前列腺肥大，神经内科诊为抑郁型神经官能症。曾肌注丙酸睾酮，服用前列通胶囊、甲钴胺片等无效。视患者中等身材，体偏瘦，面色晦暗无光，胸部憋闷，嗳气频作，纳食不佳，心悸不宁，失眠多梦，舌质淡暗，苔薄白，脉弦细。

辨证：肝郁气滞，宗脉失养。

治法：疏肝解郁，畅达气机。

处方：川芎9g   醋柴胡9g   白芍12g   丹参12g

法半夏12g   郁金9g   香附10g   枳实12g

茯苓12g   炒枣仁15g   胆南星10g   天竺黄10g

青皮9g

7剂，水煎服。

二诊：精神好转，胸憋嗳气减少，余症同前，又增口干苦，入睡困难。上方加水牛角10g、合欢皮15g、百合30g，继服10剂。

三诊：口苦心悸稍有好转，阳痿仍作，仔细察之，舌下瘀滞甚剧，调整方药如下，加减再进10剂。

处方：丹参15g   郁金9g   香附9g   百合30g

合欢皮15g   水牛角10g   炒枣仁30g   鸡血藤30g

生草梢9g   水蛭9g   桃仁15g   水红花子15g

地龙15g

四诊：患者自感大便发黑，小便较前通利，心悸好转，睡眠好转，饮食如故，胸膈快然，效不更方，继服10剂。

五诊：患者自述在一次大便中，努劲排便，突然阴茎硬挺，随即乃有性欲要求，后又进10剂而恢复性功能，阳痿已愈。

按语：阴茎只有在气血充盈的情况下，才能正常地进行性生活，而阳痿即说明"阳事不举"。根据临床观察：现今之人多"阳常有余，而阴常不足"，说明阳痿由于真阳衰败，命门火衰，精气虚冷者有之，但并不多见，并且多发生在年老体弱者。大多数阳痿不举者，甚至或居十之八九，乃为湿热加瘀。好像天阴下雨，雨水要通过下水道、排水沟方能把水排出去。倘若因砖头瓦块、淤泥纸屑、草根树叶等一些杂质阻塞了通道，就会因不通而成弊病。阴茎海绵体也是要靠气血的充盈才能硬挺，如果受到湿热的壅堵，瘀血的阻塞，引起筋脉不通，气血因而受阻不能充盈阴茎海绵体，势必造成因筋脉失养而阴茎不举，如同下水道一样简单。故此我们的治疗方法也是一样简单，只要把砖头瓦块、淤泥纸屑、草根树叶等清除掉，即把湿热荡尽，瘀血祛除，使水道利、筋脉通，一切就会正常，不需花费大的代价和精力，就能治疗顽疾。千万不可一见阳痿就认为是肾虚、阳虚而大补猛补，如此只会造成误补易壅，闭门留寇，缠绵难愈。

不孕症

不孕症是指婚后同居，有正常性生活，未避孕达1年以上而未能怀孕者。另外还有虽能受孕，但因种种原因导致流产，不能获得活婴者也称为不孕症。西医根据婚后是否受过孕又分为原发性不孕和继发性不孕，原发性不孕指从未妊娠过；继发性不孕指曾有过妊娠，后1年以上未避孕而未再妊娠。中医学对不孕症早有认识，《素问·骨空论》中记载"督脉为病，女子不孕"；《诸病源候论》称"无子"；《备急千金要方》称"全不产""断绪"，对不孕症的论述散见于"求嗣""种子""嗣育"等篇中。

凡女子不孕者，多以肾虚为根本，或为素体亏虚，禀赋不足；或为不慎房事，损伤肾精；或为体质较弱，经常性地生病或多次人流生产，耗损真阴，天癸乏源，冲任血海空虚；或阴虚生内热，热扰冲任血海；或高龄，肾气渐虚，肾气虚，则冲任虚衰，不能摄精成孕；或素体肾阳虚或寒湿伤肾，肾阳亏虚，命门火衰，阳虚气弱，则生化失司，有碍子宫发育或不能触发氤氲乐育之气，致令不能摄精成孕，正如《圣济总录》所言："女子所以无子者，冲任不足，肾气虚寒也。"

脾为后天的根本，是气血生化的来源，或劳倦思虑过度，饮食不节伤脾，精血生化无源；或肝木犯脾，或肾阳虚不能温脾，脾虚则健运失司，水湿内停，肾阳虚则不能化气行水，湿聚成痰；或嗜食膏粱厚味，痰湿内生，躯脂满溢，遮隔子宫，不能摄精成孕；或痰阻气机，气滞血瘀，痰瘀互结，不能启动氤氲乐育之气而致不孕。

女子以肝为先天之根本，肝藏血，主疏通。若素性忧郁，或七情内伤，情怀不畅，或由久不受孕，继发肝气不舒，致令情绪低落，忧郁寡欢，气机不畅，二者互为因果，致肝气郁结益甚，引发冲任不能相资，不能摄精成孕。又肝郁克脾，脾伤不能通任脉而达带脉，任带失调，胎孕不受。

一、辨证论治

治疗不孕不育症的方法为安五脏，通气血，调经种子，则孕育乃成。余根据自己的临床经验，并参照古书的记载，将不孕症分为以下5个证型，其中在临床上以肾阳虚证为多见。

1. 肾阳虚证

婚后日久不孕，或易于流产，月经后期量少，色淡，性欲淡漠，小腹冷，常伴面色晦暗，腰酸腿软，大便溏薄，小便清长。治以温阳养血，调补冲任。方药：右归饮加减。药用当归、熟地、山药、山茱萸、枸杞子、鹿角片、菟丝子、白芍、丹皮、茯苓，如肾虚更甚者加仙茅、仙灵脾、肉桂、附子、巴戟天。

2. 脾肾不足

婚后日久不孕，或反复自然流产，月经周期或前或后，经量或多或少，色淡，小腹下坠且痛，头晕腰酸，神疲乏力，大便偏溏，饮食不振，舌质淡，苔白滑或腻，脉细濡。治以温补脾肾，调补冲任。方药：温胞饮加减。药用党参、白术、云苓、山药、莲子肉、菟丝子、巴戟天、补骨脂、肉桂、紫石英、梅花。

3. 痰湿内阻

婚后日久不孕，经期后错，经量偏少，带下多，质稠，常伴有胸闷，烦躁，乳房作胀，形体多偏肥胖，舌苔白腻，脉细滑。治以补肾助阳，利气化痰。方药：二陈汤合三仁汤加减。药用白术、茯苓、法夏、草豆蔻、陈皮、生薏苡仁、杏仁、白通草、滑石、山茱萸、丹皮、枸杞子、菟丝子、鹿角霜、川续断、香附、青皮，月经后错者加仙茅、巴戟天、淫羊藿；经量多不止者加党参、黄芪、升麻。

4. 瘀血阻滞

婚后日久不孕，月经后期，经量或多或少，色紫红有血块，经行腹痛，常伴有腹部下坠，腰骶部痛，夜寐不安，胸闷烦躁，舌质暗或紫，苔腻，脉涩。治以活血化瘀，调理冲任。方药：少腹逐瘀汤加减。药用当归、白芍、赤芍、熟地、山药、丹皮、茯苓、鹿角片、五灵脂、延胡索、菟丝子、川续断、肉桂、小茴香等。如行经小腹胀痛加柴胡、香附、枳壳、木香以理气止痛；腹部有包块加乌药、贝母、土鳖虫、荔枝核、橘核等。

5. 肾虚肝郁

婚后日久不孕，经行乳房胀痛，小腹坠胀，月经周期先后无定期，量或多或少，经来有血块，常伴有情志抑郁不舒，或急躁易怒，胸胁胀满，舌质偏红，苔黄，脉弦。治以疏肝解郁，益肾养血。方药：丹栀逍遥散合左归丸加减。药用醋柴胡、川楝子、延胡索、佛手、白芍、牡丹皮、川续断、菟丝子、桑寄生、杜仲、香附、栀子、枸杞子。经行乳胀者加生牡蛎、夏枯草；乳房肿胀有块者加王不留行、瓜蒌、橘络、漏芦、路路通；乳胀发热者加蒲公英、连翘；小腹胀痛者加乌药、延胡索、橘核、荔枝核；小腹冷痛者加鹿角胶、紫石英；若有输卵管不通阻塞者加穿山甲、路路通、桂枝、细辛活血通络。

二、病案举例

1. 张某，女，35岁。

曾因妊娠3个月出现胎停育，先后人工流产3次。每次怀孕期间均伴有下腹部冷痛，夜间尤甚，食欲明显下降，呃逆频作，甚则呕吐，畏寒肢冷，上述症状在怀孕期间持续加重，后即发现胎停育。此次患者妊娠2个月，再次出现上述症状，故为维持胎儿继续发育前来就诊。视诊患者面色㿠白，声低语怯，舌质淡，舌体胖大，苔水滑，脉沉。

辨证：肾阳不足，阴寒内生。

治法：温阳养血，调补冲任。

处方：熟地20g   山药15g   山茱萸15g   枸杞子15g

       菟丝子15g   茯苓15g   仙茅15g   仙灵脾15g

       肉桂3g

14剂，水煎服，每日两次。

二诊：药后自觉下腹部冷感略有减轻，呃逆减轻，仍食欲不佳，畏寒肢冷，舌质淡，舌体胖大，苔白，脉沉。上方将肉桂用量加至6g，余同前，再进14剂。

三诊：药后畏寒症状减轻，食欲较前好转，但进食仍偏少，产检胎儿发育尚可，舌淡红，苔白体胖，脉细略滑，余症同前。上方加附子6g先煎，继服14剂。

四诊：药后下腹部冷痛消失，无呃逆，食欲基本正常，舌淡红，苔白体略胖，脉细滑。上方肉桂用量加至10g，余同前，每日1次。

五诊：服药已4月余，在外院产科检查，一切正常。现纳食好，未再出现呃逆、呕吐，自觉胎动正常，舌淡红，苔白，脉细滑。鉴于患者目前状况，建议停服中药，饮食调理即可，后随访患者顺产一女婴。

2. 徐某，女，29岁，2011年5月28日初诊。

主诉：婚后3年，诊断不孕症1年余。患者曾于2009年7月妊娠45天后自然流产，行清宫术。现月经周期正常，末次月经2011年5月16日，行经7天，经来小腹胀痛，血色暗红，内有少许血块，白带量较多且伴有腥味，月经量正常，小腹发凉，坠胀疼痛，舌质暗，苔黄，脉沉滞无力而缓。免疫学检查男女双方未见异常，内分泌六项检查未见异常。子宫输卵管造影：子宫大小正常，双侧输卵管伞端粘连。

西医诊断：继发性不孕症。

中医诊断：不孕症。

辨证：湿热内蕴，宫寒瘀阻。

处方：
益母草30g	夏枯草30g	川牛膝15g	黄芪30g
茜草30g	鱼腥草30g	生艾叶30g	鹿角霜15g
淫羊藿15g	乌药15g	巴戟天20g	赤芍15g
苏木12g	红花15g	生薏苡仁30g	

14剂，水煎服，日1剂。另拟外敷处方如下。

桂枝20g	制附片20g	吴茱萸20g	益母草30g
生艾叶30g	苏木15g	红花15g	胡芦巴30g
大盐60g			

上药装入布袋，放入锅中蒸热，热敷腹部30分钟，每日1次，连续两周。

二诊：2011年6月12日。腹部坠胀冷痛症状缓解，余症状无明显变化，按照上述内服、外用方剂再治疗两周。

三诊：2011年7月初。月经已净3天，B超检查：双侧输卵管左侧已通，右侧伞端少许粘连，少量渗出液，余无特殊。患者诉近来食欲不振，乏力，汗出，舌质淡暗，舌苔前部微黄，脉沉细无力。前方内服方剂加太子参30g、黄精20g、焦三仙45g、鸡内金30g，再服14剂。外敷方剂加防风20g、炒苍术30g、炮姜炭15g，仍包入布袋，热敷腹部，每晚1次。

四诊：2011年7月29日。小腹坠胀好转，体力较前改善，饮食尚可，月经来潮畅通，血色如常，血块减少，其他无特殊不适。继续前法内服联合外敷两周。

五诊：2011年9月3日。尿检HCG弱阳性，基础体温曲线高温不稳定，血β-HCG13.9ng/ml（>1.10ng/ml），孕酮32.47ng/ml（>25.80ng/ml。）。诊断：早早孕。继续中药内服，停止中药外敷。鉴于患者体质虚弱，阳气亏虚，以防胞宫下坠，又恐暖宫太过，使之胎动不安，故用清上温下之法。

处方：
黄连3g	黄芩6g	肉桂9g	巴戟天15g
黄芪30g	升麻9g	当归15g	桂圆肉15g
熟地黄15g	鹿角霜9g	乌药12g	山茱萸15g
云茯苓15g	淫羊藿15g	焦三仙45g	鸡内金20g
生麦芽30g	炮附子*9g	竹茹10g	

六诊：连进两月许，胎儿发育正常，孕妇一切正常，体力增加，饮食大进。后足月产一健康男婴。

3. 张某，女，29岁，2013年5月21日初诊。

主诉：月经延后2年，月经量少7月余。患者2年前无明显诱因经期开始逐渐延后，周期40~60天一行。近七八个月来，月经量减少，末次月经时间为2013年3月18日。月经色暗量少，就诊时已有将近两月月经未至，其人形体肥胖，头晕耳鸣，腰酸腿软，乏力，精神不振，畏寒腹冷，阴道分泌物不多，舌质淡，舌体胖大，苔白厚腻，脉沉细无力。B超检查：双侧卵巢可见10个以上大小不等的卵泡，最大直径8mm，子宫内膜直径0.7cm。内分泌性激素检查提示：睾酮高于正常LH/FSH>30。

西医诊断：多囊卵巢综合征。

中医诊断：不孕症。

辨证：肝肾不足，气郁痰瘀内阻。

治法：补益肝肾，理气化痰，益气祛瘀。

处方：
太子参30g	黄芪30g	当归15g	菟丝子15g
山茱萸15g	枸杞子15g	怀山药15g	续断30g
狗脊20g	清半夏15g	云茯苓20g	炒杜仲15g
巴戟天12g	赤芍15g	泽兰12g	香附10g

7剂，水煎服，日1剂。

二诊：2013年5月28日。服药后月经仍未至，头晕耳鸣、乏力、恶寒、腰酸腿软症状有所减轻，阴道内少量白带。舌淡，苔厚腻，脉沉细。鉴于病人肝肾亏虚有所好转，考虑气血不足兼有痰瘀阻滞为其月经不潮的原因，故治以益气养血，渐化痰瘀。

处方：
天麻12g	菊花12g	山茱萸15g	熟地黄15g
山药15g	续断20g	菟丝子15g	白术15g
赤芍15g	白芍15g	丹参15g	五灵脂12g
红花15g	木香10g	茯苓15g	牛膝12g
三棱9g			

7剂，水煎服，日1剂。

三诊：2013年6月5日。诉服药后腰膝酸软、耳鸣、短气乏力、畏寒等症状大有好转，两乳房胀痛，阴道分泌物较前增多，舌质淡红，舌苔薄白，舌体胖大较前减轻，脉沉细微弦。结合症状、舌、脉表现，肝郁血瘀为主，痰湿较前减轻。上方加醋柴胡10g、香附9g、夏枯草15g、苍术20g，继服14剂。

四诊：2013年6月20日。患者诉6月15日月经来潮，色暗红，月经量较前增多，小腹发凉已愈。余无明显不适，舌质淡红，苔薄白，脉细。

辨证：肝肾不足，血脉虚弱。

处方：
天麻9g	菊花9g	枸杞子15g	菟丝子15g
女贞子15g	旱莲草15g	熟地黄15g	山茱萸15g
山药15g	牡丹皮12g	茯苓15g	续断20g
淡竹叶6g	陈皮9g	木香9g	当归12g

五诊：上方继服4个月，尿妊娠反应试验阳性。继续服用保胎药物，于2014年11月顺产一男婴。

4. 张某，女性，33岁，2014年9月30日初诊。

婚后6年，曾于婚后1年（2008年11月）行人工流产后，至今又怀孕3次，每次皆2～3月就自行停孕，四处求治无效，故来诊。2009～2013年3次受孕期间，均前往妇科检查，提示：基础体温(BBT)在高温期持续时间较短，低于10～12天，BBT高温曲线呈下降趋势。激素测定：黄体中期（排卵后7天）血清孕酮水平<15ng/ml，月经周期第18～26天两次孕酮数值均低于正常值（血孕酮平均值大于5ng/ml），说明黄体功能不全，每次孕后皆服用黄体酮治疗。此次受孕近两月许又出现同前相似症状，症见周身无力，身冷畏风，小腹发凉，隐痛，夜间疼痛较重，腰酸膝软，饮食不振，二便尚调，白带清稀如水，舌质淡，舌体胖大，边有齿痕，水滑苔，脉细缓无力。

辨证：脾肾阳虚，水湿内蕴。

治法：温阳补肾，健脾利水，益火之源以消阴翳。

处方：
党参30g	炒白术20g	法半夏15g	云茯苓30g
巴戟天12g	肉桂9g	当归15g	仙茅20g
鹿角片10g	熟地黄15g	泽泻15g	吴茱萸10g
乌药15g	黄芩6g		

7剂，水煎服，日1剂。

二诊：2014年9月21日。服药后周身无力，小腹冷痛症状好转，但仍有夜间腹痛，白带量减，小便量多色淡，仍不思饮食，周身无力，舌质淡，体胖，边有齿痕，脉沉细弱。上方加焦三仙45g、炒莱菔子15g、鸡内金30g。7剂，水煎服，日1剂。

三诊：2014年9月30日。服药后诸症悉减，饮食渐进，进食后仍感胃腹胀满，大便两日未解，小腹夜间仍痛，疼痛发作时间为凌晨0点左右，伴有牵拉感，心中烦急，舌脉同前。

处方：党参30g　　白术15g　　茯苓20g　　巴戟天12g

肉桂9g　　当归15g　　仙茅20g　　鹿角片10g

山茱萸15g　　熟地黄12g　　泽泻15g　　炮附子^先9g

小茴香15g　　黄连5g　　乌药15g　　焦三仙30g

鸡内金30g　　炒莱菔子15g

7剂，水煎服，日1剂。

四诊：2014年10月8日。药后诸症明显好转，夜间小腹冷痛伴有牵拉感明显减轻，饮食正常，大便秘，小便色黄，白带消失，身冷减轻，稍有短气乏力，舌质淡红，苔薄白，舌体减小，脉沉细稍弦。前方加炙黄芪20g、黄精20g、肉苁蓉30g。10剂，水煎服，日1剂。

五诊：2014年10月19日。服药后周身乏力，畏寒肢冷明显减轻，睡眠、饮食正常，二便尚调，舌脉同前。继续治疗两月，后于2015年5月顺产一男婴，母子平安。

按语：由于各种原因，不孕症患者越来越多，西医认为造成不孕的原因有排卵障碍、输卵管异常、不明原因的不孕、子宫内膜异位症和其他如免疫学不孕等。另外的因素是宫颈因素，包括占所有宫颈因素超过5%的宫颈狭窄，查明病因对配合中医治疗有一定的帮助。临床上对于女子不孕症的病因，影响因素颇多且杂，最常见的如输卵管阻塞性不孕症、排卵期出血不孕症、子宫内膜异位症性不孕症、子宫发育不良性不孕症等。中医学认为不孕症与冲任有关，冲为血海，任主胞胎，冲任又与肝肾关系密切。中医学素有肝亦为女子先天之说，肝藏血，是物质基础，肾为先天之本，内寓元阴元阳，是火蒸之源。人体的生命原动力主要是依靠肾中阳气，同时人体生命还要依靠阴精，也就是物质基础。"巧妇难为无米之炊"，物质基础不足，同样无法孕育生命。所以在中医治疗中补肾是关键，在治疗中要根据患者的身体状况，灵活应用补肾药的用量，避免温热药伤阴动血。

临床上对于不孕症可见到阴虚、血虚、气虚、阳虚等证，还可变生气滞、湿聚、寒凝等复杂证候。治疗时首先保证妇女经血的正常，正如朱丹溪所云："求子之道，莫先调经。"调经治疗时一定要抓住疾病的性质，审因论治，治病求本，虚则补之，郁则疏之，寒则温之，热则清之。经血正常，气血充盛方可使其受孕，受孕后依据具体情况，适当应用保胎药物。

| 带下病 |

带下病是指带下绵绵不断、量多腥臭、色泽异常，并伴有全身症状者。相当于西医学的阴道炎、宫颈炎、盆腔炎、妇科肿瘤等疾病引起的带下增多。《傅青主女科·带下》指出："夫带下俱是湿症。而以'带'名者，因带脉不能约束而有此病，故以名之。盖带脉通于任、督，任、督病而带脉始病。带脉者，所以约束胞胎之系也。带脉无力，则难以提系，必然胎胞不固，故曰带弱则胎易坠，带伤则胎不牢。然而带脉之伤，非独跌闪挫气已也，或行房而放纵，或饮酒而癫狂，虽无疼痛之苦，而有暗耗之害，则气不能化经水，而反变为带病矣。况加以脾气之虚，肝气之郁，湿气之侵，热气之逼，安得不成带下之病哉！"余认为这段记载，明确了带下病的病因病机。病变的起始在任督二脉，加之内伤七情，气机不畅，脏腑功能失调而形成本病。

一、辨证论治

带下病症见从阴道流出白色液体，或经血漏下挟有白色液体，淋漓不断，质稀如水者，称之为"白带"，还有"黄带""黑带""赤带""青带"，均以带下的颜色命名。余在临床治疗中发现以白带、黄带、黑带为多见，而带下的颜色不同，病因亦有差别。在带下病的治疗中主要是针对病因进行治疗，遵循《傅青主女科·带下》中的方药治疗。

1. 白带

白带为湿盛火衰，肝郁土湿，脾土受累，肝经不守，而白带自下。方用完带汤加减，如腹胀，加大腹皮、木香理气消胀；腹胀伴大便偏溏，加伏龙肝、肉桂、乌药、炮姜温补脾肾之阳；小腹发凉，尤其以两侧腹为甚，加乌药、川楝子、小茴香、干姜、荔枝核；耻骨联合部疼痛，加肉桂、鹿角胶、仙茅、仙灵脾、巴戟天；小腹部下坠感明显，加升麻、柴胡、葛根；脾胃不和，出现纳呆，加莲子肉、砂仁、党参、太子参、黄精、柏子仁；宿食不化，加炒莱菔子、炒内金、建神曲、焦山楂、焦稻谷、焦麦芽。

2. 黄带

黄带为热邪存于下焦，津液不能化生阴精，而反化为湿，是由于脾气亏虚加之下元有热所致。方用易黄汤加减，如带下黄而黏稠，加金钱草、黄柏；亮而透明，伴口干、口渴、口黏，加黄连、黄芩；大便干，加生大黄；大便黏滞不爽，加胡黄连、秦皮；大便初硬后溏，加苍白术、防风；带下腥臭如败酱，加百部、蛇床子、椿根皮、虎杖、马鞭草。

3. 黑带

黑带归之于肾，有寒有热，火盛或寒极皆可见。治疗应首分寒热，黑带属寒，参照白带的治疗；黑带属热，参照黄带治疗。如黑带伴有发热不退者，可酌加生寒水石。

4. 赤带：赤带与漏下是有分别的。前者是白带或黄带，间带有红色，似血而色不纯；后者则流出全部经血。

带下病的辨证有虚实之分。临床以实证较多，尤其合并阴痒者更为多见。一般带下量多，色白，质清无臭者，属虚；带下量多，色、质异常有臭者，属实。

二、病案举例

1. 赵某，女，48岁。

初潮年龄偏小，近几个月来有黄白色带下，连绵不断，伴腰酸神疲。近几日带下增多，质黏，色黄白，有腥味，纳呆，大便黏滞不爽，舌质淡，苔白微腻，脉细濡而稍数。

辨证：脾肾亏虚，湿热内蕴。

治法：温补脾肾，清利下焦湿热。

处方：炒白术20g　　　山药15g　　　白芍12g　　　苍术9g

| 茯苓15g | 黄柏10g | 陈皮5g | 芡实15g |
| 菟丝子15g | 蛇床子12g | 樗白皮9g | |

14剂，水煎服，每日两次。

二诊：服药后带下情况明显好转，不仅量减少，且气味亦减，进食较前好转，仍有腰酸肢软，舌质淡，苔白，脉细濡。考虑带下日久，脾肾两亏，故调补脾肾，清解湿邪。

处方：川断15g　狗脊15g　党参10g　炒白术10g

　　　山药15g　苍术6g　黄柏6g　陈皮5g

　　　菟丝子15g　蛇床子12g　樗白皮9g

水煎服，每日两次。

三诊：服药两个月，带下基本正常，劳累后出现腰酸腿软，纳食基本正常，舌质淡，苔薄白，脉细。予知柏地黄丸，每次1丸，每日两次，继服巩固疗效。

2. 王某，女，34岁。

长期月经先期，经量偏多，月经停后带下连绵，黄白带下中夹有黑色，气味腥臭，身体瘦弱，面色萎黄，口唇色淡，心烦失眠，舌质淡少苔，脉虚细而数。《诸病源候论》云："肾脏之色黑，带下黑者是肾脏虚损。"患者长期月经先期是阴虚有热的表现，加之经量多致阴血亏虚，导致肾水虚乏，不能制火，虚火蒸熬而成黑带。

治法：滋阴清火。

处方：生地黄15g　白芍12g　当归10g　女贞子15g

　　　知母10g　黄柏碳10g　仙鹤草15g　黄芪15g

　　　贯众9g

7剂，水煎服，每日两次。

二诊：服药后黑带已消失，但由于月经量偏多，故平时腰酸头眩，精神不振，乏力气短，心烦，舌质淡，苔薄黄，脉细而数。再拟一方如下。

处方：当归10g　黄芪30g　生熟地各15g　山茱萸15g

　　　阿胶珠10g　焦白术10g　党参10g　天麦冬各15g

　　　茯神15g

配服人参归脾丸，每日两次，每次1丸，继服巩固疗效。

按语：带下病是妇科的常见病及多发病，归纳病因不外乎虚实两端，以"湿热下注为实，气血不守为虚"。而追究脏腑以脾肾二脏为主，肝脏为辅。脾肾虚衰不能化谷为精血，脾湿上泛为痰，下溢为带。脾阳虚衰，带下色白；湿热下注，带下色黄；相火内盛，带下色赤或黑。故白带属气属虚；黄带属湿属热；赤黑带乃热之甚。治疗时一定要辨清带下颜色，结合兼症的表现准确用药，同时注意脏腑虚实变化，才能达到疗效。

丹 毒

丹毒俗称"流火"，西医是指皮肤及其网状淋巴管的急性炎症，好发于下肢和面部。临床表现为起病急骤，局部出现界限清楚之片状红疹，颜色鲜红，并稍隆起，压之褪色。皮肤表面紧张炽热，迅速向四周蔓延，有烧灼样痛，伴高热、畏寒及头痛等。春、秋是发病季节，多见于幼童和老年人。丹毒虽以"毒"命名，却并不是病毒感染引起的，而是由于细菌感染引起的急性化脓性真皮炎症。其病原菌是A族乙型溶血性链球菌，多由皮肤或黏膜破伤而侵入，亦可由血行感染。

本病首见于《素问·至真要大论》，书中记载："少阳司天，客胜则丹胗外发，及为丹熛（丹毒）、疮疡……"余认为丹毒发病原因分为内因和外因。外因是由于火毒之邪侵袭，内因素体火旺，血分有热，两热相并郁于肌肤，或皮肤黏膜破损，邪毒乘隙而入，气滞血瘀，经络不通，在外则现赤如丹涂之色，在内则有口干便秘、烦躁等症。

一、辨证论治

本病生于头部者称"抱头火丹"；生于腿胫及足部者称"流火"或"火丹脚"；游走全身者称"赤游丹"；发生于新生儿或小儿的丹毒，称赤游丹或游火。发于头面者，多挟风热；发于胸胁者，多挟肝火；发于下肢者，多兼湿热；发于新生儿者，则多由胎毒内蕴，外邪引动而发。

治疗上，余根据临床经验反复实践，拟定基本治疗方：忍冬藤24g，连翘15g，焦栀子9g，知母9g，黄柏9g，蒲公英30g，紫花地丁12g，赤小豆30g，紫草9g，土茯苓15g，苍术12g，六一散^包。治疗上重在清热解毒，佐以凉血活血。若患处红肿热痛较显著，加生石膏、乳香、没药、青黛粉，外用如意金黄散和茶水调抹外敷，或葱白切碎捣烂和蜂蜜调匀外敷患处，或用青黛和鲜蒲公英捣烂调敷；若大便秘结、小便赤涩，加生大黄、萆薢、木通、金钱草；若高热不退，加生石膏、生寒水石，另可加服紫雪丹；若兼神志不清，心中躁扰不宁，应防火毒攻心，配安宫牛黄丸口服；湿热蒙蔽心包，可配服局方至宝丹。

二、病案举例

1. 于某，男，80岁。

患者输液部位出现局部皮肤红肿，初沿静脉部位红肿，给予局部外敷，24小时后原红肿部位向四周皮肤扩散，面积变大。刻下症：左上肢局部出现红肿热痛，局部皮温高，按之皮肤较硬、压痛较明显，二便尚调，舌质红，苔黄，脉弦滑。白细胞：$12 \times 10^9/L$，中性粒细胞：79%，考虑静脉炎引起的丹毒。视患者形体偏瘦，属素体阴虚有热。

辨证：热毒内蕴。

治法：清热解毒，佐以养阴凉血活血。

处方： 连翘15g　　知母9g　　黄柏9g　　蒲公英15g
　　　　粉丹皮9g　　紫草9g　　土茯苓15g　　赤芍12g
　　　　生地15g。

5剂，水煎服。另配如意金黄散用茶水调抹外敷，匀敷患处，每日更换3次。随访5剂而愈。

2. 丁某，女，40岁。

患者近3年于每次感冒、过于劳累或行走过多后，出现右下肢突然红肿疼痛，并伴有恶寒发热，有时体温最高可达39℃，每次发作注射青霉素及服用抗生素后逐渐恢复。原每年发作两次，后发作次数逐渐增加，现至每两月1次，甚至每月发作1次。此次就诊前3日发病，症见右下肢红肿痛胀，灼热，皮温明显升高，右侧腹股沟淋巴结肿大且伴有疼痛，体温38.5℃，舌质红，苔薄黄腻，脉弦滑数。

辨证：湿热蕴毒，浸渍于下。

治法：清热化湿，凉血解毒。

处方：忍冬藤12g　　连翘15g　　知母9g　　黄柏9g

蒲公英15g　　赤小豆30g　　紫草9g　　丹皮9g

猪茯苓^各12g　　苍术12g　　六一散^包15g　　赤芍12g

泽泻10g　　牛膝9g

5剂，水煎服。

二诊：药后红肿明显减退，体温恢复正常，上方又进7剂。

三诊：症状好转，改服知母9g，黄柏9g，蒲公英15g，紫草9g，丹皮9g，茯苓12g，苍白术^各10g，赤芍12g，牛膝9g，党参10g，生薏苡仁15g，生甘草6g。连服14剂，疼痛已除，红肿完全消退，随诊未见复发。

3. 王某，女，45岁。

患者3天前突感左足背及左小腿红肿热痛，活动后症状明显加重，体温39.5℃，至某外院检查，白细胞：19×10^9/L，中性粒细胞：82%。诊断为急性左下肢网状淋巴管炎（急性丹毒）。予静点大剂量青霉素治疗，每日2次，局部外敷鱼石脂软膏，3天来，体温有所下降，但局部症状改善不明显，故来就诊。刻下症同前，伴口干口渴，喜食冷饮，呃逆厌食，大便5日未行，小便短赤，周身乏力，时有高热寒战，舌质红，苔薄黄腻，脉弦滑数而有力。

辨证：湿热下注，毒热入于血分。

治法：解毒利湿，清热凉血，佐以活血止痛。

处方：金银花24g　　大青叶10g　　连翘12g　　生栀子9g

生大黄9g　　蒲公英30g　　紫花地丁12g　　赤小豆30g

牡丹皮9g　　猪茯苓^各15g　　泽泻10g　　赤芍12g

当归尾12g

3剂，水煎服。另配服小金丸4粒，每日两次，外敷如意金黄散。

二诊：药后呃逆止，大便通畅，稍可进食，体温有所下降，为37.5℃，但疼痛仍不减，舌质红，苔薄黄，脉弦略数。上方减生大黄，加延胡索10g、没药6g。7剂，水煎服，局部外敷芙蓉膏。

三诊：自觉疼痛有所好转，局部肿胀感消失，皮肤由红赤转淡，体温恢复正常，血象正常，舌质淡红，苔薄黄，脉弦略数。效不更方，继予上方口服14剂。

后患者丹毒痊愈，恢复正常。

按语：通过临床实践，余认为，丹毒急性发病期多为湿热蕴毒，入于血分所致，治疗上大多采用清热利湿、凉血解毒的治疗方法。若反复发作，迁延日久，毒热之邪入于血分，耗伤阴血，致血液黏稠而为血瘀，在治疗中就要根据瘀血的轻重，酌加适量的养阴活血之品。同时在临证时一定要根据患者的症状表现，审证求因，因势利导，辨证施治。还要注意内外兼治，以达到更好的临床疗效。

乳　痈

乳痈是由于热毒入侵乳房以乳房红肿疼痛、乳汁排出不畅，以致结脓成痈为主症的急性化脓性病症，相当于西医学的急性化脓性乳腺炎。常发生于产后未满月的哺乳妇女，尤以初产妇多见，俗称奶疮。

乳汁淤积是产生乳痈的最常见原因。初产妇乳头破碎，或乳头畸形、凹陷影响充分哺乳，或哺乳方法不当，或乳汁多而少饮，或断乳不当，均可导致乳汁淤积，乳络阻塞结块，郁久化热酿脓而成痈肿。另外，情志不畅，肝气郁结，厥阴之气失于疏泄；或产后饮食不节，脾胃运化失司，阳明胃热壅滞，均可使乳络闭阻不畅，郁而化热，形成乳痈。感受外邪，产妇体虚汗出受风，或露胸哺乳外感风邪；或乳儿含乳而睡，口中热毒之气侵入乳孔，均可使乳络郁滞不通，化热成痈。

一、辨证论治

在治疗上，临床大多以解毒消肿、疏肝解郁、清肝泻胃、通乳散结为主要治法。余治疗乳痈的基本方药：蒲公英、橘叶、青皮、陈皮、野菊花、败酱草、猫爪草、青连翘、粉丹皮、白茅根。若恶寒发热，加秦艽、青蒿；乳房胀痛加夏枯草、白芷、瓜蒌、乳香、没药；乳房硬结不消加生牡蛎、生麦芽、昆布、土贝母、生山楂；乳房红肿且热者，加板蓝根、白花蛇舌草、生石膏、蚤休；乳房疼痛如刺，加桃仁、红花、穿山甲、木通、当归尾、赤芍、王不留行；乳房破溃流脓水，加黄连、煅龙牡、煅石膏、龙胆草、广角磨汁吞服锡类散；伴身热不退，心急烦躁，加焦栀子、羚羊角粉^冲，或送服紫雪丹；乳痈发热，长久不愈者，加服西黄丸；若伴午后低热，颧红盗汗，腰膝酸软，属于阴虚者，加地骨皮、制鳖甲、青蒿、生地、制龟甲；若心中烦急，口渴便干，加生石膏、盐知母、生大黄、元明粉^冲；长久不愈湿热作祟，恶心欲吐，口干不欲饮，舌苔黄腻，小便短赤，加黄连、紫苏叶梗、生薏苡仁、滑石块、姜半夏、猪茯苓、藿香梗、佩兰叶；大便黏腻不爽加胡黄连、秦皮、川草薢。

二、病案举例

1. 王某，女性，29岁。

患者产后月余，突发寒战高热，乳房胀痛，在外院诊断为急性乳腺炎，予大剂量青霉素类抗生素治疗，为尽快恢复哺乳，前来就诊。症见：时有恶寒发热，以午后为甚，心烦不安，恶心欲吐，纳呆食少，口干口渴，大便干结，小便黄赤，舌质红，苔黄腻，脉弦滑数。查体：体温38℃，左乳内上方有6cm×5cm的肿块，质地较硬，皮色红，无波动感，触痛明显，左腋下淋巴结肿大疼痛，余淋巴结未触及肿大。辅助检查：白细胞$18×10^9$/L，中性粒细胞82%。余认为此乃乳痈初期，仔细询问患者，患者自诉妊娠期间喜食辛辣、膏粱厚味之品，由此致毒热内蕴，阻于乳络，发为乳痈。观其体质强壮，先以清热解毒，理气活血，软坚散结，消肿通乳为治。

处方：蒲公英30g　夏枯草30g　制鳖甲12g　橘叶10g
瓜蒌30g　生大黄9g　白通草6g　连翘12g
赤芍12g　忍冬藤30g　漏芦9g　枳壳10g
生牡蛎^先30g

4剂，水煎服。另配局部外敷芙蓉膏，每日1次。

二诊：药后症状明显减轻，体温恢复正常，已停用抗生素，恶心已止，口渴减轻，纳食好转，大便通畅，小便利，左乳块缩小至3cm×2cm，复查：白细胞$8.2×10^9$/L，中性粒细胞68%，舌红，苔薄黄稍腻，脉弦滑。上方去生大黄、枳壳，加天花粉10g、玄参15g、当归尾9g。再进7剂，外治法同前。

三诊：左乳肿块已消退，左腋下淋巴结未触及，余无不适，舌脉同前。再服3

剂，以巩固疗效。

2. 张某，女性，36岁。

患者3天前与孩子游戏的过程中，右乳不慎被足球撞击，当时疼痛明显，至当晚见右乳局部青紫，仍伴有疼痛感，但未予特殊处理。5天来疼痛未减轻，今日反见加重，故来就诊。症见：右乳内侧疼痛明显，午后微恶寒，无明显发热，平时急躁易怒，大便溏，月经量少，带经时间延长，月经淋漓不净，舌红体胖大，苔黄，脉弦细略数。查体：体温37.5℃，右乳内下方有3cm×4cm的肿块，质地较硬，皮色红，上有少量瘀斑，局部皮温高，无波动感，触痛明显，右腋下淋巴结肿大疼痛，余淋巴结未触及肿大。辅助检查：白细胞$11.8×10^9$/L，中性净细胞79%，余认为此乃乳痈初期。从症状看，患者长期脾胃虚弱，运化不足，导致气血生化无源，阴虚肝热，络脉不通，加之外伤致瘀血阻络，乳络不通，形成乳痈。因其标实为主，急则治其标，故治以养阴清热，活血通络。

处方：生地20g　制鳖甲12g　制龟甲12g　蒲公英15g
　　　橘叶12g　　陈皮9g　　　野菊花10g　　败酱草15g
　　　粉丹皮12g　白茅根10g　生牡蛎^先30g　赤芍12g
　　　生薏苡仁15g　肉桂5g

5剂，水煎服。另：局部外敷芙蓉膏，每日两次。

二诊：服药后疼痛减轻，体温未再出现升高。局部硬结明显变软，面积缩小，皮温正常，舌质淡红，舌体胖大，苔白，脉沉细。

处方：生地10g　制鳖甲9g　制龟甲9g　蒲公英15g
　　　陈皮9　　　野菊花10g　粉丹皮9g　白茅根10g
　　　生牡蛎^先30g　赤芍12g　生薏苡仁15g　肉桂9g

7剂，水煎服。另：局部外敷芙蓉膏，每日1次。

三诊：上述症状基本消失，复查血常规未见异常。上方再服5剂，后口服参苓白术丸，每日两次，健脾利湿以调理身体。

按语：余认为，乳痈的病因，一般来说与素体肝胃热盛，或肝郁不舒，或湿毒内蕴有关。在治疗时，要根据患者的体质、发热的程度、疼痛的性质、质地的软硬、兼夹的症状，予以综合分析。因每个人禀赋不同、体质有别、胖瘦体形各殊，在具体用药时，应灵活加减变通。但临床亦有正虚邪实的情况出现，治疗时当以扶正祛邪为主。

总之临证辨证要准，用药专精，同时内服与外用共同运用，才能达到好的治疗效果。

|湿 疹|

湿疹是由多种内外因素引起的一种瘙痒剧烈的皮肤炎症反应。其症状可见头部、面部及全身呈白色、淡红色、红色皮疹，凸出皮肤，甚则连及成片，瘙痒异常，夜间更甚，搔抓后可有流血，流黄水且黏，此起彼伏，反复发作。

本病大多由于饮食不节、嗜酒肥甘、过食腥膻动风之品，或以水为业，久居湿地，造成脾胃失于健运，湿自内生，与热相合，造成脾为湿热所困，复感风、湿、热邪，内外两邪相搏，充于腠理，浸淫肌肤，发于肌表，而见本病。

一、辨证论治

余根据临床观察发现，大多数患者先有血虚血燥，或阴虚内热，加之湿热郁内熏蒸使然。故临床多见瘙痒难忍，夜间尤甚，而搔抓后流出黄水且黏，则为内有湿热的表现。治疗常用方：茵陈、白鲜皮、地肤子、连翘、六一散、白花蛇舌草、忍冬藤、生薏苡仁、紫花地丁、贯众、猫爪草，主要为清热利湿解毒之品。若身痒恶风，或恶风痒甚加净蝉蜕、青防风、荆芥穗；身痒发热加青蒿、地骨皮、薄荷；夜间痒甚者加生地、牡丹皮、当归、地骨皮、知母、黄柏；周身窜痒不安者加生石决明、僵蚕、地龙、生龙牡^先；湿疹痒甚加百部、蛇床子、苦参、苍耳子、当归、生石决明、生紫贝齿；湿疹流黄水且黏加黄连、黄芩、龙胆草、蛇床子，并用煅石膏和黄柏面的混合物局部外敷；湿疹色红疹大者加赤芍、紫草、蒲公英、七叶一枝花；湿疹色暗红不退加桃仁、红花、穿山甲、丝瓜络；胸脘痞闷，口中黏腻不爽者加藿香梗、佩兰叶、胆南星、清半夏、广郁金；心急易怒加焦栀子、粉丹皮；大便秘结或黏腻不爽者加胡黄连、秦皮、生大黄、槐米；小便短赤且涩而不通加川萆薢、金钱草、灯心草、琥珀粉、猪茯苓、淡木通。

二、病案举例

1. 李某，男性，5岁。

患者1天前无明显诱因头颈发际处突然出现一钱币大小的丘疱疹，渗出黄色液体，浸渍周围皮肤后，皮损有增加趋势，瘙痒不明显，余无不适，舌质淡红，苔薄白，脉细略数。小儿初发疾病，但病势较缓，内无湿热表现，不予内服中药治疗，只予局部外用煅石膏和黄柏面的干燥混合物，直接撒在皮损处，同时要求短期内注意清淡饮食。3天后皮损处开始结痂，后皮肤恢复正常。

2. 杨某，女性，56岁。

主诉：湿疹间断发作2年。2年前，患者每于暴晒后出现面部及裸露部位皮肤发热潮红，伴瘙痒不适感，红色消退后，局部可见细薄鳞屑，夏季为甚，在外院诊为光敏性皮炎。此后每于外出前皆需涂抹大量的防晒霜，并打伞出行，但仍不能控制发作。就诊时症状如前，平时大便干燥，舌体偏瘦，舌质红，苔薄白，脉细。

辨证：阴虚血热，肌肤失养。

治法：滋阴清热，养血润燥止痒。

处方：天麦冬^各15g　　天花粉10g　　当归10g　　赤白芍^各12g
　　　　生地黄10g　　白鲜皮6g　　地肤子10g　　防风6g
　　　　白芷3g　　　紫花地丁10g　桑白皮10g　　蒲公英10g
　　　　生甘草6g　　茯苓12g

7剂，水煎服。

二诊：大便较前好转，暴晒后症状仍有发作，但症状较前减轻，且外出仍需打伞，上药又服7剂。

三诊：大便基本正常，外出暴晒后症状偶有发作，可正常出行。上药去紫花地丁、生甘草，余同前，继服14剂后症状消失。

3. 车某，女性，58岁。

主诉：湿疹1年余。患者1年多前因气恼出现全身皮肤散在红色丘疹，压之褪色，伴瘙痒不适，几日后自行消失，未治疗。近1年来每遇情绪变化即出现上述症状，且发作时间逐渐延长。刻下症：除颜面外，皮肤肿胀明显，以双下肢为甚，瘙痒明显，夜间不能入睡，全身皮肤粗糙，局部皮肤肥厚粗硬，呈暗红色，有搔抓痕，伴急躁易怒，心烦，纳食少，时有胸闷不适，大便溏，小便可，舌质淡红，苔白腻，脉沉细弦。余认为患者乃长期情志不遂，致肝气郁结，克犯脾土，脾失健运，湿热内停所致。

治法：清化湿热，养阴凉血。

处方：白鲜皮9g　　白花蛇舌草15g　生薏苡仁15g　紫花地丁20g

青防风10g　　荆芥穗后入5g　　生地黄10g　　牡丹皮10g

赤白芍各12g　　焦白术10g　　山药12g　　猪茯苓各15g

泽泻10g

7剂，水煎服。

二诊：服药后皮肤肿胀感较前明显减轻，仍瘙痒，但夜间可间断入睡，余症状变化不明显，舌质淡红，苔白微腻，脉沉细弦。

处方：白鲜皮9g　　白花蛇舌草15g　生薏苡仁15g　蒲公英20g

青防风10g　　荆芥穗后入5g　　生地黄10g　　牡丹皮10g

赤白芍各12g　　焦白术10g　　山药12g　　茯苓15g

紫草10g　　柴胡10g　　当归6g

7剂，水煎服。

三诊：皮肤肿胀感消失，局部皮肤色暗，瘙痒可忍受，夜间基本可正常入睡，情绪仍有波动，纳食可，大便仍偏溏，舌质淡红，苔白，脉沉细略弦。

处方：白鲜皮6g　　生薏苡仁15g　蒲公英10g　　防风10g

荆芥穗后入5g　　生地黄10g　　牡丹皮6g　　赤白芍各12g

焦白术10g　　山药12g　　茯苓15g　　紫草6g

柴胡10g　　当归6g　　党参10g

7剂，水煎服。

四诊：自觉皮肤瘙痒基本消失，皮肤明显好转，上药又再服14剂。另予参苓白术丸6g，每日2次，口服后皮肤恢复正常。

按语：湿疹的发病为湿热相混，"如油投面，难解难分"，治疗棘手。对于湿疹，余临证常用清化湿热、芳香化浊、凉血散血、滋阴清热等大法相互佐使。但此症并非单纯以湿热为因，其间兼夹血虚阴亏，血燥生风，故不可一味清热利湿。其治疗大法以清热利湿为主，血虚当养血，血燥当润燥，阴虚当滋阴，津亏当益津，如日久血瘀，当活血祛瘀；毒盛者当解毒。同时应注意病程的长短、病情的轻重、渗出的多少，采取不同的治疗方法。

小儿厌食

小儿厌食是临床当中较常见的一种病症。医者在治疗上大都施以和胃、健脾消食等法。然余通过临床观察，发现因于阴虚者，屡见不鲜。据中医学"虚则补之"的治疗大法，拟用养阴清热之品为主而治之，则效颇捷。正如医家石寿棠在《医原》中所云："小儿，春令也，木德也，花之苞，果之萼。稚阳未充，稚阴未长者也。稚阳未充，则肌肤疏薄，易于感触；稚阴未长，则脏腑柔嫩，易于传变，易于伤阴，故小儿病较大人为著，尤当以存阴为第一义。"

一、辨证论治

小儿厌食阴虚方面的症结，多以胃阴虚为主。其临床表现：形体消瘦，手足心热，身热盗汗，躁动不安，不饥不食或食少，唯喜冷饮，嗜食生冷，或先喝水后食之，或水与谷食并进，或独饮冷水而拒食，大便干燥，小便短赤，舌质红，苔少或无苔，脉滑数或细数。治以养阴生津，清热和胃。药用沙参、乌梅、生稻谷、麦芽、玉竹、生地黄、地骨皮、黄连、莲子肉、五味子、白豆蔻、炙鸡内金、生甘草、莱菔子为基本方。

（1）兼有阴虚肝热：左颊左耳红赤，心烦易急，睡眠易惊或啼哭切齿，舌边尖红，苔薄黄或舌边一侧黄白苔，脉弦细数，可酌加蝉蜕、青黛、胆草、丹皮、焦栀子、茯神。

（2）兼有阴虚肺燥：右颊右耳红赤，发热咳嗽，口干口渴，咽红且痛，或干咳无痰或少痰，舌尖红无苔，脉细数，可酌加川贝母、知母、玄参、百合、麦冬、天竺黄。

（3）兼有阴虚心火亢盛：颜面红赤，燥扰心烦，睡眠惊恐，时时咬舌，小便短赤，舌尖红脉细数，可酌加淡竹叶、莲子心、胆南星、玳瑁、水牛角粉^冲。

（4）兼有阴虚脾燥：口唇干裂，舌头吐弄，露于唇外，大便干，可酌加天花粉、宣木瓜、黑芝麻、当归、首乌、麻仁、郁李仁。

（5）兼有肾阴不足：骨软瘦弱，咽腭发红，头发黄干稀疏，目睛暗淡无神，舌红少苔，脉沉细数，两尺尤弱，可酌加女贞子、旱莲草、盐知柏、桑椹、制龟甲、制鳖甲、怀山药、熟地黄、山茱萸等。

小儿虽为稚阴稚阳之体，但究其阴阳两方面的情况，阴虚特别是胃阴虚较为多见。临证时，当审慎观其形体，验其舌脉，询其症状，属于阴虚津伤者，若按上述之大法加减施之，每多获效。

二、病案举例

1. 李某，男，6岁，2011年10月7日初诊。

症见体瘦好动，暂无安时，脾气急躁，睡眠翻滚，咬牙切齿，梦呓。近两个月很少吃饭，只饮粥，或以水下饭，二便尚可，舌质红，少苔而干，脉弦细数。

辨证：阴虚阳亢，津液不足。

治法：滋阴潜阳，生津止渴。

处方：

桑叶9g	胆南星6g	天竺黄6g	牡丹皮10g
生地黄15g	石斛9g	决明子8g	莲子心6g
鸡内金12g	生麦芽10g	生稻芽10g	生龙齿10g
砂仁5g			

7剂，水煎服，日1剂。

二诊：药后躁动、睡眠、脾气稍有好转，纳差，便调。上方加莲子肉9g、建神曲6g、麦冬9g、焦山楂10g，7剂，水煎服。另服消食化积丸，每日3次，每次饭后1丸。

三诊：药后诸症悉减，饮食渐进，面色淡红，舌脉同前，上方续服12剂，以资巩固。

按语：该患者属于阴虚内热，热盛伤津。胃燥失润，则有纳呆、喜饮水；阴虚阳亢，又有易怒、躁动不安；木火上炎，引动心火，又有梦呓、切齿。故采用"壮水之主，以制阳光"的方法，滋阴生津，平肝潜阳而收功。

2. 裴某，女，8岁，2012年4月26日初诊。

患儿饮食不振2年余。症见面色淡黄，体瘦个小，手脚发凉，两目少有光彩，上课注意力不集中，一天进食不到2两，胃脘时有疼痛，纳呆，恶心，大便稀溏，时有腹痛即泻，舌质淡，苔白，脉沉细。

辨证：脾肾两虚，中运失健。

治法：温补脾肾，建中消食。

处方：防风6g　　　炙黄芪12g　　　桂枝5g　　　白芍10g
　　　炒白术10g　　高良姜6g　　　淡干姜6g　　焦稻芽10g
　　　焦谷芽10g　　焦麦芽10g　　　建神曲10g　　党参10g
　　　肉豆蔻6g　　　法半夏9g　　　茯苓10g　　　鸡内金10g
　　　补骨脂6g

7剂，水煎服。

二诊：家长诉其手足冷减轻，腹痛便溏好转，仍不思饮食。上方加焦三仙12g、炒莱菔子9g、砂仁5g，7剂，水煎服。另服消食化积丸，每日3次，每次1丸。

三诊：进食较前增多，上方继服20剂后进食正常。

按语：先天之本在肾，后天之本在脾。发育矮小，责之在骨、在肾；纳食不振，责之在肉、在脾。根据患儿体瘦、矮小，此乃脾肾不足之表现，治应健脾和胃，以强化源。方中防风、白术、党参、黄芪健脾益气；桂枝、白芍、高良姜、干姜、肉豆蔻、补骨脂益火之源，温补脾肾；法半夏、焦谷芽、焦麦芽、神曲、鸡内金和胃燥湿，消食化积。诸药相合，补中有消，益气和阳，相得益彰。

| 发育不良 |

发育不良相当于中医学"五迟五软"的范畴，乃属于先天性发育不良，多由于先天禀赋不足、早产或后天乳养不足所致。

病案举例

1. 侯某某，男，17岁。

因身体发育不良前来就诊。患者身体矮小如10岁小孩，头小手小，四肢消瘦，两目无神，声音低怯，饮食不振，时腹疼痛，大便时干时溏，舌质红，舌体小，无苔，脉沉细弱。视其头发枯黄成一缕一缕，面部可见小钱癣10余处，唇内蛔虫斑。属于发育不良，乃先天之兆，后天失养，蛔虫作祟。

治法：健脾和胃，驱虫为先，以强后天之本，15剂，水煎服。

处方：北沙参20g　　石斛15g　　砂仁6g　　白术15g
　　　　生稻芽15g　　生麦芽15g　　建神曲15g　　莲子肉15g
　　　　山药15g　　炒莱菔子15g　　使君子12g　　雷丸10g
　　　　鹤虱9g　　乌梅12g　　细辛2g　　干姜9g
　　　　黄连5g

二诊：服药后腹痛明显减轻，打下两个蛔虫团的粪便，知饥能食，面有血色，面颊上的钱癣遗留4处，且印记减轻，舌质红，少许白苔，脉沉细弱。说明脾气来复，故有饮食之望，于上方加减如下，继续服药30余剂。

处方：北沙参30g　　麦冬15g　　石斛15g　　生地黄30g
　　　　生稻芽15g　　生麦芽15g　　建神曲15g　　乌梅12g
　　　　干姜9g　　细辛2g　　使君子10g　　雷丸6g
　　　　白术15g　　砂仁6g　　鸡内金30g　　莲子肉15g
　　　　黄连5g　　山药12g　　牡丹皮12g

三诊：诸症好转，身高有所增高。手腕较前粗大，语声清晰，未再排蛔虫，日渐强健。治法采取脾肾双补，前方减使君子、雷丸、乌梅、细辛、干姜，加肉桂6g、生杜仲15g、续断20g、熟地15g、山茱萸15g、泽泻15g，诸药共为细末，炼蜜为丸，每丸9g，每日早晚各1丸。随访发育良好。

2. 顾某某，女性，20岁，1998年3月初诊。

患者身高1.47m，体瘦而弱，月事一直不潮，经常不自觉跌仆。西医检查无任何病理体征，几经治疗无效，故来诊。视患者体弱，骨瘦如柴，短期乏力，不思饮食，每日晨起腹泻1~2次再去上学，听课精神不集中，经常打盹，舌质淡，舌体胖大，舌苔白厚腻，脉沉弱无力。

辨证：脾胃虚弱，中运不健。

治法：温补脾胃，健中消食。

处方：
藿香10g	佩兰10g	法半夏12g	云茯苓20g
白术15g	桂枝9g	白芍18g	肉豆蔻15g
补骨脂15g	炒薏苡仁30g	木香12g	苍术15g
仙灵脾20g	灶心土20g	车前子20g	防风12g

10剂，水煎服，日1剂。

二诊：腹痛好转，小便较前量多，大便较前黏稠，仍不思饮食，前方加焦稻芽15g、焦麦芽15g、焦山楂15g、砂仁9g。14剂，水煎服，日1剂。

三诊：腹痛未作，大便稍微成形，饮食渐增，上方见效，继服14剂。

四诊：饮食大进，体力较前好转，大便基本成形，仍晨解两次。体态较前丰满，心情愉悦，时有腹胀，舌质稍淡，舌体胖，脉沉细稍弦，上方加减再进。

处方：
太子参20g	白术12g	法半夏12g	云茯苓15g
建神曲15g	鸡内金20g	焦山楂15g	炙黄芪30g
大当归15g	广木香10g	肉桂心9g	黄连5g
吴茱萸10g	补骨脂12g	炒薏苡仁30g	仙灵脾15g
肉豆蔻12g	车前子20g	诃子肉12g	焦稻芽15g
焦谷芽15g	焦麦芽15g		

14剂，水煎服。

五诊：患者继服前方近10天未再发生跌仆，感觉较前有力，上课精神思想集中，未再出现打盹，有时感觉两乳房痒、发胀感。由此分析，气血觉足，相对来说，激素水平可能也有所提高，体重增加，面部有少许光泽，前方又进60余剂。

六诊：时有腹胀，随即阴道有少许带血分泌物，说明气血渐充，冲为血海，血海渐盈，是月经来潮的先兆。前方再进14剂，另加益母草冲剂口服。

七诊：服药第5天月经来潮，经色先暗后红，量多，行经4日结束。嘱其通经前停服，继以此方养血补气，扶土为治。后随访身高有增加，月事如常。

按语：对于发育不良者，一般来说与先天肾有关。"两神相搏，合而成形，常先身生是谓精",降生之后只有后天脾胃功能维系之,所以扶土健中,以强生化之源,此乃治本之要。故古人云:"真气者所受于天,与谷气并而充身者也。"也即此意。本例月事不潮当属中焦虚弱,受纳失司。"中焦受气取汁变化而赤是谓血",化源不足,血虚,故月事不潮。血虚造成肝藏血失司,肝主筋膜,肝脉失养不能束骨利关节,血不足不能化精,精亏肾虚,肾主骨,骨不充则不坚,故立不稳则有跌仆之弊。故立法强后天以补先天治法。

| 癫 狂 |

癫狂是临床常见的精神失常疾病。癫病以精神抑郁,表情淡漠,沉默痴呆,语无伦次,静而多言为特征;狂病以精神亢奋,狂躁不安,喧扰不宁,骂人毁物,动而多怒为特征。鉴于癫狂发病的性质不同,一动一静,故古人又有"文癫武狂"之谓。癫狂的发病大多系七情内伤、饮食失节、禀赋不足导致痰气郁结,痰火闭窍,扰动心神,神明被扰,从而引起精神失常。

病案举例

1. 姜某某,女,32岁,2002年3月13日初诊。

患者因家事所累,精神刺激,情绪异常,至回龙观医院诊为精神分裂症。现症见:体瘦面浮,颜面暗黄,两目无神,目光呆滞,哈欠连天,回答切题而语声低怯,语无伦次,家属诉其平日经常悲伤欲哭,独居一室,饮食不振,睡眠不佳,乱梦纷纭,胸膈满闷,大便黏腻,小便短少,舌淡,苔白腻且厚,脉沉细。

处方:
清半夏10g	菖蒲10g	茯苓12g	郁金6g
远志10g	合欢皮12g	陈皮10g	枳壳10g
焦三仙30g	藿香10g	百合12g	

7剂,水煎服。

二诊:药后面部浮肿减轻、精神气色略有好转,胸膈满闷减轻,大便仍有黏腻之感，饮食欠佳，仍感短气乏力。上方减焦三仙、藿香，加太子参20g、黄精15g、焦稻芽15g、焦麦芽15g、鸡内金30g、焦山楂15g。10剂，水煎服。

三诊：面色淡黄略红，精神症状明显好转，爱说话，有条理，有一定连贯的思维，胃口大开，总想进食，舌淡，苔薄白，脉沉细稍滑。上方再进10剂。

四诊：面色红黄隐隐，精神症状好转，家属诉患者语言较前增多，条理尚清晰，思维可连贯，胃口大开，食欲明显改善，舌淡苔薄白，脉沉细滑。辨证治法同前，续服前方10剂。

五诊：患者精神症状接近常人，面带笑容，愿与人搭讪，进食正常，只睡眠汗出，便干，舌质淡红，少苔，脉沉细稍弦。证属痰湿已祛，阴液不足，热扰心神。

处方：珍珠母12g　　茯神木15g　　炒枣仁20g　　胆南星10g
　　　天竺黄10g　　菖蒲9g　　　远志12g　　　明白矾5g
　　　浮小麦30g　　北沙参30g　　女贞子12g　　野百合20g
　　　生麦芽20g　　淡竹叶9g　　　细生地30g　　煅龙骨20g

前方加减治疗3个月恢复正常，未再复发。

按语：患者本为阴虚体质，由于情志所伤，悲忧伤脾，脾肺气机不调，脾虚水湿不化，痰湿内生，阴遏于肺，胸膈腻滞，肺津不足，肺燥而现。悲伤欲哭，痰湿蒙蔽清窍，神志恍惚，心神不宁，语无伦次，眠差多梦。经治疗后痰湿尽退，神明来复。正如《素问·灵兰秘典论》所云："心者君主之官，神明出焉。主明则下安，主不明则十二官危。"因患者素体阴虚为主，痰湿蒙蔽为标，故在初起治疗时以祛痰邪为主，而后滋阴清热以善其后，而收全功。

2. 郑某某，男，32岁，2007年11月22日初诊。

患者因夜间睡眠状态下大声嚎叫，惊动家人及邻居，多方求诊，曾服用一些镇静安神的中西药而无效。其配偶陪同就诊诉该患者夜间熟睡时惊叫，其声音如狼嚎犬吠，甚为恐怖，症状间断发作已经2～3月余，每次发作大约在凌晨2～3时许，有时间隔1～2天发作一次，但严重时每晚必发作，并伴有拳打脚踢，发作时配偶观察患者仍鼾声大作，熟睡不自知。患者自诉醒来时周身酸软，四肢沉重而无力，饮食如常，嗜酒如命，每晚饮用2～3两白酒或啤酒，二便如常，舌质紫暗，苔黄厚干腻，脉沉滑弱。

辨证：肝胆湿热，热极生风。

治法：清肝利胆，豁痰祛湿，息风止痉。

处方：

茵陈30g	瓜蒌30g	清半夏15g	茯苓30g
胆南星15g	天竺黄15g	枳实15g	竹茹10g
龙胆草10g	生石决30g	生铁落花20g	煅青礞石20g
赤芍15g	牡丹皮15g		

7剂，水煎服。并嘱其少饮酒，少食辛辣厚味之品。

二诊：药后6日只发作1次，声音高亢，鼾声略减，仍有踢打动作，脉左关弦大有力。上方加生赭石30g、白矾6g、石菖蒲12g，7剂，水煎服。

三诊：患者家属诉其一周来小犯两次，声音较低，鼾声已止，唯夜间踢打动作力度仍强，但发作后即刻转醒。大便臭秽异常，舌红暗，苔薄，脉滑有力。上方加减如下。

处方：

生铁落花30g	生龙骨20g	生龙齿20g	胆南星15g
生赭石30g	白矾6g	天竺黄12g	石菖蒲15g
橘络10g	全蝎10g	僵蚕12g	牡丹皮15g
赤芍15g	益元散15g	羚羊面[冲]3g	

7剂，水煎服。

四诊：患者明显好转，夜间一次未发作嚎叫，拳打脚踢动作较前减轻，一有动作即刻苏醒，醒后复寐。上方继服14剂，此后随访一切如常。

按语：患者饮食不节，辛辣无度，湿热郁遏肝胆，而凌晨2~3时正为子胆丑肝主令之时，故此时气盛主极，郁而化火，上通心窍，心主言，故有高亢发声之弊。

｜口 臭｜

口臭指口腔内泛出酸腐臭秽之气。一般与口腔疾病，如龋齿、牙龈炎或其他胃肠道消化不良，或咳喘如肺痈等有关。

病案举例

1. 徐某某，男，38岁。

主诉：口臭多年，与人接触常以手遮口，十分尴尬。视患者颜面暗黄无光，身体疲弱，神疲乏力，饮食不振，大便黏腻不爽。舌质淡红，苔黄厚且腻，脉沉细弱。

辨证：湿热内蕴，中运失健。

治法：清热利湿，健中消食。

处方：
藿香12g	佩兰12g	法半夏15g	茯苓30g
茵陈20g	草豆蔻12g	生薏苡仁30g	焦三仙30g
厚朴10g	鸡内金20g	黄连5g	吴茱萸6g
木香12g	枳椇子12g	白扁豆12g	胡黄连3g

7剂，水煎服，日两次。

二诊：口臭自感好转，大便偏溏，时有腹痛。前方减胡黄连，加防风12g、炒白术15g、炮姜9g、太子参20g，再进7剂。

三诊：口臭再减，体力转佳，无任何不适之感。守前方，再进14剂而安。

2. 陆某某，男，45岁。

主诉：口中异味发腥近1年。不敢近人，甚为苦恼，曾于口腔医院检查，未见异常，多方治疗不效。症见：口气腥臭似铜锈，胸部憋闷隐痛，口干咽燥，不思水饮，大便干结，2~3日一行，色黑腥臭。舌质淡暗，苔白厚且腻，脉沉弦滑。

辨证：湿热中阻，气机不调。

治法：清热利湿，调畅气机。

处方：
藿香12g	佩兰12g	瓜蒌30g	薤白9g
法半夏15g	茯苓15g	黄连6g	枳实12g
郁金9g	莱菔子15g	鸡内金30g	白豆蔻12g

7剂，水煎服，日两次。

二诊：口臭不减，饮食渐进，胸部时有针刺感。故前方加丹参15g、桃仁12g、红花12g、肉苁蓉30g，再进7剂。

三诊：口臭大有好转，腥气渐清，大便快然，近4天每日一行，舌质淡稍暗，苔薄稍腻，脉沉滑稍弦。上方再进20余剂，病好如初。

按语：口臭大多由于嗜酒吸烟，浓茶为伍，膏粱厚味，饮食不当，消化不良造成的湿食肉积停蕴化热，化腐熏蒸，上出于口则作。其中口气热臭为胃热炽盛；如败卵者为肉食停滞；如腥臭者为内有瘀血。病例2即为腥臭者，方中加入活血化瘀之品，以涤荡络脉久瘀，如此收功。

| 顽固性颜面通红 |

病案举例

患者，女性，50岁。

颜面通红发热3年，颜面色赤，与颈部皮肤形成鲜明对比，反差明显。无汗，纳可，眠可，二便正常，唯手足微冷，舌淡红，苔薄白，脉沉细缓。曾于当地医院，寻求中西医治疗，各种生化检查均正常。中医认为颜见赤者，责之在心，左颊属肝，右颊属肺，鼻属脾，地颌属肾。一般来说这几个脏腑在颜面的所属部位，出现发红、发热，为内在相应脏腑为病。再者颜面整体为心所主，该患者颜面通红，发热，脉沉细缓，应属心肾不交之像。心火应下降，肾水应上济，而心肾相交。观其前治之方，均以滋阴为主，本着阴虚阳亢为病，治法均以壮水之主以制阳光。用药均围绕滋阴清热为法，药物多为生地黄、熟地黄、山茱萸、知母、黄柏等，加地骨皮、青蒿等，服药后初见微效，症状略减，但减不足言。颜面通红无明显时间差异，发热也无时间规律可循。

余辨证考虑为肾阳亏虚，因其脉沉细缓。中医脉学认为"三迟，四缓，五常，七急，八促"。脉缓三四至，为气无力鼓动之象。故拟方以黄连、肉桂、巴戟天、仙茅、仙灵脾、白芷、牛膝、桃仁、红花、木通、丝瓜络、当归、荆芥、防风、赤芍、紫草、白术。处方剂量均较轻，是本着"治上焦如羽，非轻不举"的原则。初诊服药10天后，病人感觉效果不显。

二诊：将处方剂量加大，该患者肾虚夹寒，浮阳上越，用药当予沉降，使阳气归根。

处方：黄连6g　　　肉桂10g　　　巴戟天15g　　　仙灵脾20g
　　　仙茅20g　　　白芷10g　　　牛膝10g　　　　木通9g
　　　桃仁15g　　　红花15g　　　丝瓜络10g　　　当归15g
　　　荆芥10g　　　防风10g　　　紫草12g　　　　赤芍15g
　　　白术15g

三诊：服药10剂，自觉颜面发热，手足寒冷症状较前减轻，饮食睡眠及二便如常。故效不更方，继续服药10剂。

四诊：颜面通红症状大减，守方继续服药1个月。

五诊：颜面通红及发热症状再减，前后共计服药治疗半年，面色恢复正常。为防止复发，给予左归丸、金匮肾气丸善后，以左归丸滋阴，金匮肾气丸温阳，使得阴平阳秘。此后随访未再复发。

按语：心为火位，其色红，然超出正常之红色为朱砂样则实属不正常，乃为肾阳不足，阴寒太盛，逼阴火上升，为残阳上越之势。上下心位，有艳赤如状，故以黄连、肉桂相合，是为交泰丸，取其引阴火下降；巴戟天、白术、仙灵脾、牛膝以增温养肾阳之力；黄连得白芷则清心火；荆防二味温散颜面之寒，通畅络脉；当归、紫草、赤芍、桃仁、丝瓜络、红花化瘀通络；白术配木通二药相使通心阳、扶中土、利颜面。因为心主血脉，其华在面，胃为阳土，与脾相合，其容在面，如此治之，顽固性颜面通红乃愈。

黄　疸

病案举例

吴某，女性。

患者面色萎黄，颜面皮肤暗黄无光泽，两手黄如鸡爪1年。查黄疸指数27，其他项目正常，多方治疗无效来诊。伴有胃胀，口苦，食欲不振，大便不成形，日3～4次，精神状况尚可。舌质淡，苔黄厚腻，脉沉细滑。

辨证：湿热内蕴。

治法：芳香化浊，清热和中。

处方：藿香10g　佩兰10g　茵陈30g　滑石15g
栀子9g　草豆蔻12g　生薏苡仁30g　白术15g
法半夏12g　茯苓20g　焦三仙30g　莱菔子15g
金钱草30g　海金沙20g　鸡内金30g

10剂，水煎服。

二诊：胃胀减轻，饮食渐增，大便同前，舌淡，苔薄微腻，脉沉细。前方加干姜9g、白芷10g，再进14剂。

三诊：面色较前稍浅，饮食好转，时有胃胀，口苦较著。大便日2～3次，较前略有好转，但仍不成形，舌质淡，苔薄，脉沉细。上方见效，暂不更方，继续服用14剂。

四诊：面色仍无明显变化，饮食正常，胃胀已消，口苦仍作，前方减藿香、佩兰。考虑患者湿热内蕴于血分，非一般祛湿清热药所能及，在前方的基础上，加入血分药，同时加重祛湿清热之剂。

处方：金钱草30g　海金沙20g　鸡内金30g　莱菔子15g
茵陈30g　滑石15g　熊胆粉3g　法半夏15g
茯苓30g　太子参30g　白术15g　焦三仙45g
鸡骨草20g　白芷10g　红景天6g　垂盆草15g
当归12g　红花9g　栀子9g　干姜9g

14剂，水煎服，日两次。

五诊：患者面黄明显减轻，家人皆言面色基本恢复至未病之前，心情愉快。但口干明显，咽干夜甚，与前方中加鲜石斛6g，前后共服药30剂病情痊愈。

按语：湿热之证，虽多在气分而少入营血，但临床中有两种情况会出现湿热入于营血的变化，一种是热盛于湿，热入营血，另一种是叶天士所言"久病入络"。该患者病情迁延1年有余，初病在气，久病入血，治疗气分湿热的基础上，应加入清血分之郁热、化瘀之品，随症加减。加入退黄较好的茵陈、垂盆草、鸡骨草、金钱草清热利湿；加当归、红花养血和血化瘀。气血两清，瘀血得清，血分郁热透热转气，从气分而清。

| 顽固性痤疮 |

痤疮在临床中非常多见，男女均可患病，尤其是青年女性患该病尤多。痤疮在青春期非常多见，但随着年龄增长而仍不愈者则属于湿邪为患。

病案举例

患者女性，21岁。

主诉：痤疮满面病史6年。深以为苦，抑郁不舒。6年前患者面部痤疮，初期较少，继而增多，直到满面，痤疮伴有皮肤痒痛明显，痤疮加重与月经相关，月经将行，则痤疮加重，月经后略减，但不能完全消散。身体健硕，纳可，眠差，大便尚可，腹部隐痛，腹痛欲便，增服用当归苦参丸、防风通圣丸、湿毒清胶囊等药无效，西药外用止痒、抗过敏等药膏，并还应用芙蓉膏等，但效果均不佳，故来求诊。余采取内外结合的治疗方法，嘱其清洁面部皮肤后，外涂清凉油（俗称老虎油）辛凉拔毒外出。患者面部痤疮，面部出油，但颜面部无汗出，汗孔闭塞，易藏污纳垢，故涂药每日数次，清凉油辛开苦降，使得毛孔得开，则辛凉之药得入毛孔，清皮里肉外之热，再配合内服药。查其舌质红，苔黄厚而腻，为食滞湿阻之象，脉弦滑，证属上焦湿热，下焦寒湿，上热下寒之象。每次月经期出现腹痛，伴有血块。分析为上焦湿热，但下焦肾阳亏虚，寒湿阻滞，上热下寒。《内经》云："诸痛痒疮，皆属于心。"但其发病还与肾有关，肾阳不足，寒湿内盛，故见月经腹痛。下焦阳虚，无以制水，导致寒湿上逆，此即李东垣所谓阴火上炎，又因脾胃运化失司，水谷郁而化热，湿热相合，外发于肌肤颜面，发生严重痤疮。湿热加瘀血，故舌红绛。治以清热祛湿化瘀，清上温下。同时因为面部无汗，故还应加入透汗之品，皮里肉外之湿邪应从汗而解。邪在上者，引而越之，开鬼门，使得皮里肉外之湿热从汗而解，内里之湿热，从大肠或膀胱而出。

处方：荆芥10g　鹅不食草10g　白芷10g　凌霄花12g
　　　蛇床子15g　苦参10g　生薏苡仁30g　重楼15g
　　　肉桂心9g　乌药15g　木香12g　炮姜12g
　　　吴茱萸9g　土茯苓20g　苍术20g　牛膝9g
　　　车前子20g

7剂，水煎服，煎药时加葱白1段，生姜4片，日3次，饭后服药。另于午晚饭后两小时加点舌丸两粒、四妙丸1袋及金匮肾气丸。

二诊：腹痛好转，吃饭、睡眠改善，为阳气来复之象，守方服用，并以内服药的药渣，加花椒10粒同煎，熏洗面部。

三诊：面部痤疮略减，腹痛好转，面部可见微汗出，经前期痤疮减轻，月经期腹痛好转，血块减轻。嘱其避免寒凉，避免肥甘厚味，辛辣之品。面部痤疮明显消退，在前方基础上加温中止痛活血之品，嘱其经期服用。

处方：当归15g　牡丹皮15g　赤芍15g　三棱10g
　　　莪术10g　益母草30g　乌药15g　干姜12g
　　　吴茱萸9g　仙茅9g　仙灵脾9g　泽兰12g
　　　黄连6g　生薏苡仁30g

四诊：服药后腹痛明显好转，无痛经，痤疮好转，面部表皮如脱壳状，新生表皮细嫩润泽。共计服药40余剂，面部痤疮痊愈。

| 顽固性嗜睡 |

病案举例

王某，女，25岁。

近3个月来，患者自感头痛头重，嗜睡，不分昼夜，食后尤甚，呼之能应，旋即复寐。伴胸中憋闷，食少腹胀，口干腻且甜，不思水饮，常呕吐痰涎，白带较多且黏稠，阴下潮湿，便溏溲少，舌淡体胖嫩，边有齿痕，苔白腻，脉濡缓。

辨证：脾虚失运，痰湿中阻，蒙蔽清阳，清窍失荣。

治法：醒脾和胃，除湿化痰，芳香开窍。

处方：菖蒲12g　　郁金10g　　鲜藿香　　鲜佩兰后入

　　　法半夏12g　　茯苓30g　　生姜12g　　焦术10g

　　　白豆蔻10g　　葛花10g　　生薏苡仁30g　生藕节15g

　　　广陈皮15g　　太子参15g　　淡木通6g

上药共进20剂，诸症悉除，已如常人。

按语：嗜睡一症，责之在脑，脑为髓之海，髓海不足，头为清窍，浊邪上干，清窍闭阻，气血不得上容所致。故采用芳香化浊，醒脾开窍之品，使痰浊得祛，脑窍得开，气血得灌，使之嗜睡得蠲。

｜衄　血｜

衄血是临床常见的一种病症，大多因感受外邪、饮食不节、情志过极、房劳过度或热病日久等多种原因所致。具体病机可归结为火热熏灼，迫血妄行及气虚不摄，血溢脉外两大类型。余认为临床上依据出血的部位不同，其所涉及的脏腑不同，治疗用药也各异。

病案举例

1. 鼻衄

张某某，男，28岁，2012年9月13日初诊。

患者近半年来间断鼻出血，发时一侧或两侧鼻孔，血流如泉涌，采取压迫止血的方法无效。平素性情急躁，头晕头痛，睡眠欠佳，舌红苔薄白，脉弦细数。

辨证：阴虚肝热，迫血妄行。

治法：滋阴平肝，凉血止血。

处方：生石决明30g　　钩藤12g　　　牡丹皮20g　　煅龙骨30g

　　　煅牡蛎30g　　　牛膝12g　　　荷叶30g　　　柏叶炭20g

　　　藕节炭20g　　　生大黄6g　　　水牛角丝10g　关黄柏15g

　　　仙鹤草30g　　　白茅根30g　　　白及粉6g

7剂，水煎服，日1剂。

二诊：鼻衄已止，头晕头痛减轻，时有急躁，上方加焦栀子15g、煅磁石30g、炒酸枣仁30g。再进10剂，水煎服，日1剂。

三诊：药后睡眠有所改善，已无头晕头痛发作，心情急躁，舌质淡红，苔薄白，脉弦细。上方再进半月，以善其后。

2. 齿衄

倪某某，男，58岁，2010年10月22日初诊。

患者近5年来，每年至秋季常见齿龈出血，伴有口干不欲饮水，夜间咽喉干燥，舌面干裂，吞咽困难，心神不宁，大便干结，小便短赤，齿龈出血无疼痛，甚则舌尖出血，舌红苔光，脉沉细数。

辨证：燥邪炽盛，津液大伤。

治法：清燥泻热，益阴生津。

处方：天冬20g　　　麦冬20g　　　生地黄30g　　玄参30g

　　　石斛15g　　　北沙参30g　　　牡丹皮20g　　乌梅10g

　　　生甘草9g　　　白芍15g　　　莲子心9g　　　黄柏15g

　　　大青叶20g　　知母15g

7剂，水煎服，日1剂。

二诊：未再出现齿衄，口干咽燥症状好转，吞咽困难减轻，大便较前通畅，小便正常。守方再服7剂，以善其后。

3. 舌衄

钱某，男，47岁，2008年3月13日初诊。

患者3个月前无明显诱因出现舌出血，舌面疼痛，曾至多家医院诊断为舌部出血，原因待查，舌炎可能性大。给予抗生素（具体不详）及口腔冲洗液，口服口炎清等治疗，均无明显改善。患者就诊时诉每日均有大量粉红色唾液，口气腥臭，口干口苦，口中黏腻不爽，大便不成形，舌质淡暗，苔薄腻，脉沉细。

辨证：湿热内蕴，迫血妄行。

治法：清热利湿，凉血解毒。

处方：茵陈30g　　　法半夏15g　　　茯苓20g　　　滑石20g

牡丹皮15g　　蒲公英30g　　　五倍子15g　　木通9g

豆黄卷15g　　知母15g　　　　黄连6g　　　　胡黄连6g

泽兰12g　　　紫草12g

7剂，水煎服，日1剂。

二诊：口中粉红色唾液量减少，口中黏腻减轻，但舌面仍有少量出血，舌质淡暗，苔光，脉沉细弦。上方减泽兰、法半夏、茯苓，加藕节炭20g、荷叶15g、白茅根30g、生地黄30g、二蓟炭20g、牛膝12g。

三诊：服药后舌面出血量减少，口中腥臭气消失，大便每日2～3行，时有腹痛，舌脉同前。

处方：茵陈20g　　　滑石20g　　　牡丹皮20g　　　二蓟炭20g

生地黄30g　　荷叶15g　　　藕节炭20g　　　五倍子15g

知母15g　　　白茅根30g　　木通9g　　　　牛膝9g

白术12g　　　白及面6g

14剂，水煎服，日1剂。

四诊：舌面已无明显出血，饮食睡眠正常，二便如常。前方再进7剂，以善其后治疗。

按语：在病例1中，鼻衄一案，乃为肝阳上亢，木火刑金，肺金开窍于鼻，故有"阳络伤血外溢"之谓，肝气旺盛，迫血上行，导致鼻衄发生。病例2的齿衄，患者每于秋季主令之时必有齿衄发作，秋季燥气当令，燥盛则干，津液不足，水不济火，导致火热炽盛，迫血妄行，齿衄发生。病例3的舌衄乃为湿热内蕴，导致热动其血，湿阻其津。在治疗中，临证强调四诊合参，热盛者清热解毒凉血，湿阻者化湿，同时在出血时适当加入藕节炭、二蓟炭止血。当出血已止则加入化瘀止血之品，防止瘀血发生。

| 脱　发 |

脱发是指常由于年龄、体质等原因出现毛发散在性脱落，其致病因素多为脏腑不和、气血不调、血虚失荣等。临床上，脱发常分为干性脱发和脂溢性脱发，甚至头发在短期内成片脱落，头皮光滑平坦的病症。临床上较常见，轻则散在一两处脱发，头皮色正常，质地光滑。严重者可见多处如斑块状脱发，头发很快脱光。中医学称之为"油风"，病因复杂，与精神紧张抑郁、焦虑恐惧、睡眠不足及饮食膏粱厚味、辛辣有关。发为血之余，血虚生风，血燥发失所养而发病，部分患者也与染发有一定相关。

究其病因，发为血之余，多数脱发与血不上荣相关。而突然发生的大面积明显毛发脱落，多与实热、精神高度紧张、严重的精神情志刺激有关，是脏腑不和，气血失调的表现。如见到齿摇发落，甚或出现眉毛、胡须均一同脱落，多为肝精肾精不足，还可并见脾虚，可与思虑过度耗伤心血、房劳过度损伤肾精、思淫过度耗伤精血有关。余以为发为血之余，精血不足导致干性脱发，而湿性脱发往往发生在干性脱发的基础上。在湿性脱发中又有湿热上蒙使精血不达，多见于男性谢顶，另外还有阳气不足、阴寒过盛所致的情况。

一、辨证论治

脱发部位与相应脏腑病变有关，如前额脱发，多为心血不足，两侧脱发多责之肝肾，后头脱发多为肾虚。而临床中见到散在脱发多为肝血不足，突发性脱发多由于肝郁化火，而出现斑秃、皮质发亮多由于悲伤、精神刺激。

1. 血虚型

面色苍白，头晕目眩，善惊易恐，眠差，易惊醒，可选用补血之剂当归补血汤加天竺黄、胆南星，中成药可选用人参归脾丸、八珍丸等。若合并有肝郁，则合用一贯煎；若心血不足，心慌、心悸明显者，可予天王补心丹。

2. 阴虚型

双颧潮红，两目干涩，头晕耳鸣，夜间口干明显，可选用知柏地黄丸或左归丸、二至丸加石斛、天冬、麦冬、北沙参、天花粉、玄参等。肝阴不足者，可选用一贯煎；肾阴不足者，可用赞化血余汤，药用：生地、熟地、血余炭、胡桃肉、鹿角胶、制首乌、巴戟天、菟丝子、杜仲、续断、山药、肉苁蓉、当归、茯苓、枸杞子、女贞子、旱莲草、小茴香，还可加黑芝麻、黑豆，诸药为末，炼蜜为丸，强调阴虚之证，嘱患者中午、晚上服药，效果更佳。阴虚夹湿热或阴虚夹血瘀在临床中也十分常见，前者应侧重清肝热、滋肝阴、养心血、清热利湿，后者侧重于滋阴利湿通络，在养阴的基础上酌加水蛭、当归、茯苓、茺蔚子、法半夏等。

3. 阳虚型

面色㿠白，小便清冷，畏寒肢冷，腰膝酸软，胸闷泛恶，多见于年龄偏大、体型偏胖的患者。是因为阳虚水湿不运，津液不得上承而导致。治疗当以温阳利水。选用右归丸、金匮肾气丸、五苓散化裁。药用：熟地黄、山药、山茱萸、牡丹皮、茯苓、炮附子、肉桂、益智仁、藁本、法半夏、黄豆卷、黑大豆、泽泻，加狗脊、巴戟天、杜仲、肉苁蓉、干姜等。

4. 瘀血阻络

口唇干黑或焦黄，周身刺痛，面色黧黑，舌下脉络迂曲，治疗注意在养血的基础上活血，选用血府逐瘀汤加当归、桃仁、红花、水红花子等。

5. 湿热上蒙

头重如裹，与天气有关，阴天或触冒寒湿之时症状加重，头身困重，脘腹闷胀，口苦，舌苔黄腻，治疗以清热利湿为主，选用三仁汤、甘露消毒丹或茵陈蒿汤。

二、病案举例

患者，女性，36岁。

来诊时患者头发基本脱落，只遗留少许毛发，且稀疏，无奈每日戴假发外出。巅顶、枕部头皮色红，可见红疹，瘙痒明显，烦躁，失眠，口干口苦，口中黏腻，纳可，二便可，舌红苔黄微腻，脉沉细数。辨证为阴虚湿热，阴血不足，但因为湿热内阻，故治疗时不能养阴，有助湿之弊。

治法：清利湿热，祛邪外出。

处方：茵陈30g　　　藿香10g　　　佩兰10g　　　法半夏12g

茯苓20g　　　藁本12g　　　密蒙花12g　　　决明子15g

生薏苡仁30g　滑石块20g　　虎杖12g　　　蛇床子15g

白蒺藜20g　　　赤小豆30g　　　牡丹皮20g　　　赤芍20g

7剂，每日第1及第2煎内服，第3煎加水外洗头部。

二诊：口苦口黏好转，大便黏腻不爽，头皮色红，瘙痒，舌红，苔薄腻，脉沉细数。前方去藿香、佩兰，加水红花子15g、苦参15g、紫草12g、胡黄连5g，再进14剂。

三诊：大便黏腻不爽好转，口苦口黏好转，口干咽燥，头皮红色减轻，仍有瘙痒，湿热减退，阴虚血热证现，舌红苔薄白，舌下脉络瘀紫，脉沉细数。

辨证：阴虚内热，脉络瘀滞。

治法：滋阴养血，化瘀血，清利湿热。

处方：决明子15g　　当归15g　　　牡丹皮15g　　生地黄30g
　　　紫草12g　　　赤芍15g　　　玄参12g　　　天冬20g
　　　麦冬20g　　　知母15g　　　黄柏15g　　　水蛭6g
　　　泽兰12g　　　桑椹30g　　　黑芝麻30g　　何首乌30g
　　　水牛角丝30g　豆蔻9g

14剂，水煎服，日两次。另于每日中午加七宝美髯丹1袋、脉血康4粒、四妙丸1袋、日1次。以梅花针轻叩患处头皮，以生姜片烤热摩擦患处头皮。

四诊：两周后在光亮的头皮处出现新生绒毛，原有头发较前浓密。再服药半月。

五诊：新生头发渐多，逐渐浓密，前后共治疗8月有余，最终患者摘掉假发，长出一头秀发。

|血小板减少|

血小板减少是临床常见的一种出血性疾病，主要临床表现为自发性皮肤瘀点和瘀斑、黏膜和内脏出血以及出血时间延长等，具体症状可见鼻衄、齿衄、肌衄、月经过多、经期超前或崩漏不止等。

血小板的产生是骨髓作用的结果，中医学认为，肾主骨生髓，骨髓的匮乏，直接影响到造血功能的衰减，也即失于肾主藏精，精血不能相生所致。肾在五脏为阴，肾阴不足有直接导致血小板减少之弊。肾主水，涵养肝木，即水生木旺。木者肝也，主藏血，血充而能灌五脏、濡筋骨、润肌肤。然肾为先天之本，当先天不足，后天失于调养，使肾之阴精独亏，也即血小板减少的症结所在。

一、辨证论治

通过临床四诊合参，拟以滋阴清热佐以凉血为治。基本方：制龟甲、炙鳖甲、粉丹皮、何首乌、二地黄、生阿胶、杭白芍、紫草、枸杞子、女贞子、旱莲草、鲜茅根、仙鹤草、盐知柏、白豆蔻。

（1）兼心火上炎：面赤心烦，口舌生疮，小便短赤，加莲子心、淡木通、焦栀子、生草梢。

（2）兼肝火偏盛、肝阳上亢：头晕目眩，或耳聋耳鸣，口苦易怒，加生石决明、生龙牡、生紫贝齿、龙胆草。甚则四肢抽搐、颜面口角震颤属于阴虚风动者，加双钩藤、明天麻、全蝎、灵磁石、羚羊面。

（3）兼脾阴不足：唇焦口燥，面色萎黄，纳差便干，加火麻仁、大当归、大乌梅、宣木瓜、生甘草。甚或气短倦怠、腹胀者，加太子参、生白术、怀山药、生扁豆。

（4）兼肺阴不足、燥热伤肺：干咳无痰，或少痰而黏，至夜加重，咽干咽痒，加野百合、北沙参、川贝母、麦门冬、润玄参、天花粉、盐知母、青竹茹、生藕节、炙白前。甚则喘憋气短、动则加重者，加西洋参、太子参、冬虫夏草、炙黄精。

（5）兼胃阴大伤、津液不足：口渴喜饮，或胃脘灼热，牙龈出血且色鲜红不痛，加侧柏叶、荷叶梗、肥玉竹、大生地、麦门冬、川牛膝。甚或胃火炽盛、烦渴引饮、周身紫斑者，加生槐花、生花生衣、生大黄、生石膏、白薇、水牛角、赤芍、紫草、茜草根。

（6）兼肝肺郁热、木火刑金：呛咳鼻衄，或牵及两胁作胀时隐痛，加枯黄芩、胆草、夏枯草、川楝子、青黛、苦桔梗、延胡索、霜桑叶、广陈皮。

（7）兼阴虚血稠、瘀血不通：皮肤花斑，或瘀斑，干燥且痒，舌尖边红刺密集，加白芍、三七面、山甲珠、花生衣、棕榈炭、鸡冠花。

（8）兼热毒入血、血热伤络：咽喉肿痛，或疔疮疖肿，皮肤瘀斑，加岩柏、羊蹄根、紫花地丁、板蓝根、白花蛇舌草、七叶一枝花、马勃、紫珠、昆布，另加服梅花点舌丹、散结灵、西黄丸。

（9）兼气虚不摄：经期超前，或崩漏不止、经色鲜红，加升麻炭、柴胡、生黄芪、白术、党参、五味子等。

二、病案举例

1. 李某某，男，4岁，1987年4月21日初诊。

患儿经常流鼻血近已3个月，经某医院查：血小板28×10^9/L，红细胞3.24×10^{12}/L，白细胞8.5×10^9/L。几经治疗无效，故来门诊治疗。查面色黄暗，两侧太阳穴处青筋暴露及鼻部发青，体瘦纳差，口渴喜饮，神疲易惊，下肢明显紫斑，舌红少苔，脉细数。

辨证：阴虚肝热，迫血外溢。

治法：滋阴凉血，平肝清热。

施用基本方加桑叶、羚羊面^{沖}、生石膏^{先}、玳瑁、胆南星、炒栀子等，连进20余剂，诸症得蠲，未见复发。

2. 马某某，女，50岁，1981年10月28日初诊。

患者近1年来自感头晕面胀，两目干涩，心悸气短，体胖乏力，近来加重，且伴四肢大片青紫，色久不退。查：血红蛋白6.5g/L，白细胞3.6×10^9/L，血小板52×10^9/L，诊断为血小板减少。视其病历曾在院外服用激素、止血药和大量中草药而不愈。望舌体瘦小，嫩红欠津，脉细微无力稍数。

辨证：阴虚血热，气不摄血。

治法：养阴清热，益气摄血。

基本方加赤芍、地骨皮、生阿胶^{烊化}、生黄芪、炙黄精、太子参，前后加减共服30余剂，血红蛋白增至10.5g/L，血小板113×10^9/L，并嘱病人长期服用知柏地黄丸及人参归脾丸，随访未再复发。

3. 姜某某，女，28岁，1986年9月7日初诊。

患者牙龈出血，不痛不肿，月经超前，并伴心悸失眠，头晕烦躁，形体消瘦，唇红舌燥，午后潮热，舌红少津，脉细数重按少力。

辨证：阴虚火旺，血热妄行。

治法：滋阴清热，凉血止血。

基本方加侧柏炭、荷叶炭、茜草炭、花生衣、藕节炭、陈莲蓬、煅龙牡^先，加减服药20余剂。另配荷叶丸、知柏地黄丸、加味逍遥丸与服。血红蛋白由原来6.8g/L曾至11.5g/L，血小板从28×10^9/L上升为120×10^9/L，诸证悉除，未再复发。

按语：综上所述，血小板为血液成分，相当于中医学"阴"的物质基本范畴，血小板减少也相当于阴虚证。阴的物质基础很广泛，其中包括精、髓、血、津、液等。然各种致病因素诸如精亏、气虚、髓枯、血少；血热动血、燥热伤津；中焦虚疲、化源不足；气虚失摄、血自外溢；下元亏虚、精血不生等，皆可以引起血小板减少。余根据临床治疗观察，属于阴虚血热者颇多。治疗时当谨遵"虚则补之"之旨，施以滋阴填髓以扶其正、甘寒凉润以养其阴、清热凉血以安其血之法，此乃治本之真谛。再根据患者的年龄老少、性别男女、禀赋强弱、寒热多寡、情志变化、脏腑虚实之不同区别，参以相应的治疗措施。总之要使病人达到"阴平阳秘，精神乃治"的健康状态，这也是治病愈疾的根本所在。

| 舌体肿大 |

舌体肿胀增大，轻者影响呼吸，重者可使喉头梗阻而窒息。根据舌体肿大的颜色可测知内在脏腑的功能失调，即"有诸内必行于诸外"之说。舌体肿满，甚至阻碍呼吸者为血络热盛，气血壅滞；舌体肿大满口者为心脾二经郁热；舌肿而色淡，边有齿痕者为脾虚失运，寒湿壅盛；舌肿紫暗者为酒毒夹瘀所致；舌肿青紫晦暗者可有食物中毒之嫌。

病案举例

赵某某，男43岁，2009年8月22日初诊。

患者1周前曾大量饮酒并食用海鲜，后于当晚感心中烦躁不安，舌体肿大，胸部憋闷，呼吸苦难，不能平卧。于当地医院急诊就诊，诊断为酒精中毒，给予对症洗胃治疗，但家属不同意。自行回家后，以生绿豆研末加凉开水调服，并口服清热解毒口服液、四妙丸，并以葛花煎汤服用均无效，故来门诊就诊。来诊时见患者体型肥胖，舌体胀大疼痛难忍，有灼热感，饮食吞咽困难，语言欠利，心烦急躁，小便短少，黄赤，大便3日未行，舌质青紫，舌苔黄厚干腻，脉沉弦而滞。

辨证：湿热内盛，蕴阻血络。

治法：清热利湿，通络止痛。

处方：

茵陈30g	木通9g	葛花20g	佩兰12g
莲子心9g	当归15g	穿山甲10g	水蛭6g
泽兰12g	络石藤12g	延胡索15g	牡丹皮20g
赤芍15g	滑石20g	生牡蛎30g	

7剂，水煎服，日1剂。

二诊：舌胀大疼痛有所缓解，舌体仍感麻木，时有针刺感，便秘不通，小便黄赤稍减。于上方中加入生大黄10g、芒硝9g、金钱草30g、水牛角丝10g，再服7剂。

三诊：患者心烦急躁好转，言语清晰，无明显胸闷症状，舌体胀大疼痛明显好转，大便先干后溏，所排大便腥臭异常，小便通畅，舌质青紫减轻，脉沉弦。考虑诸症渐愈，守方继服10剂而愈。此后患者戒酒，起居如常。

按语：舌为心之苗，《素问·至真要大论》谓："诸病痒疮，皆属于心"，心火上炎，兼夹湿阻血瘀，瘀阻血络，湿热不行。故采取祛瘀通络、通畅血脉之法，脉气和顺，湿阻瘀血随之而祛，舌肿得消。

| 汗 证 |

汗证是指汗出异常，习以自汗、盗汗而分。依汗出部位不同又分为头汗、心汗、腋汗、手足汗、阴汗、偏沮等；按颜色特征又有黄汗、红汗等。汗证的记载首见于《素问·经脉别论》中所述"……惊而夺精，汗出于心……"，为后世医家论述脏腑汗证奠定了理论基础。后世医籍所见多为"汗症"二字，且其所论多就自汗、盗汗言，直至明代虞天民《医学正传·汗证》将诸汗汇总于一处，统称为汗证。

汗症病因不外内、外两种，外因以风、热、湿邪为患较多，以致营卫不和而汗出异常；内伤多由素体虚弱或年老体衰而致气血阴阳失调而引起。自汗多属气虚、血虚、阳虚、湿、痰；盗汗则多属血虚、阴虚。湿热内蕴也是汗证不可忽视的重要病机之一，无论自汗、盗汗皆可因此而发。膝理不固、津液外泄为其基本病变。

一、辨证论治

汗证虽然分类纷杂，但临床上要首辨阴阳，分清寒热虚实。在辨证治疗上，汗证可分为以下证型。

1. 营卫不和

不时汗出，动后尤甚，汗出怕风，周身酸楚不适，寒热不时发作，舌质淡，苔薄白，脉缓。治以调和营卫。方用桂枝汤加减，药用桂枝、白芍、生姜、大枣、甘草、煅龙骨、煅牡蛎、黄芪等。

2. 心血不足

睡眠中出汗，醒后汗出渐止，少寐或不寐，心悸，面色少华或不华，神疲乏力，纳差，舌质淡，苔薄白，脉沉细。治以补血养心敛汗。方用归脾汤加减，药用白术、黄芪、陈皮、党参、茯神、远志、酸枣仁、龙眼肉、当归、煅龙骨、煅牡蛎、五味子、浮小麦等。

3. 阴虚内热

形消体瘦，潮热，两颧色红，睡中出汗，五心烦热，少寐，男性梦遗或女性月经失调，舌质红，少苔，脉细数。治以滋阴降火。方用当归六黄汤加减，药用当归、生地黄、熟地黄、黄连、黄芩、黄柏、黄芪、糯稻根、龟甲、鳖甲、地骨皮等。

4. 阳气亏虚

汗出恶风，或畏寒，神疲乏力，形寒肢冷，大便溏，小便清长，舌质淡，苔白，脉弱无力。治以补气温阳。方用黄芪建中汤合玉屏风散加减，药用黄芪、党参、麦冬、五味子、桂枝、茯苓、远志等。

5. 湿热内蕴

胸脘痞闷，心中抑郁，口干口苦且黏，不欲饮水，时有恶心，午后身热不扬，全身酸重且烦热，夜间盗汗，汗出而黏，食欲不振，大便不爽，小便短赤，舌红，苔黄腻，脉沉濡而数。治以清热利湿。方用三仁汤、甘露消毒丹加减，药用豆蔻、黄芩、法半夏、茵陈、连翘、茯苓、六一散、薏苡仁等。

6. 痰阻血瘀

微汗，但头汗出，或偏身汗出，困倦乏力，大便不爽，舌暗有瘀斑，苔薄，脉沉涩。治以消痰逐瘀。方用二陈汤合血府逐瘀汤加减，药用法半夏、陈皮、桃仁、红花、当归、赤芍、生地黄、柴胡、枳壳、牛膝等。

二、病案举例

1. 张某某，男，75岁。

身高体胖，动则汗出，甚者汗如水下，痛苦不迭近10年。睡眠饮食尚可，大便偏稀，小便少且黄，时有气短乏力，舌质淡，体胖大而厚腻，脉沉濡。患者素体肥胖，而"肥人多湿"，此患乃痰湿内阻，脾气亏虚，卫外不固所致。

辨证：气虚湿盛。

治法：益气利湿。

处方：生黄芪30g　　　炙黄芪30g　　　浮小麦30g　　　金樱子30g
　　　芡实30g　　　白术30g　　　茯苓30g　　　法半夏15g
　　　防风15g　　　苎麻根30g　　　车前子(包)30g　　　益智仁15g

10剂，水煎服，日两次。

二诊：症状稍解，汗出稍减，前方继服10剂。

三诊：症状再减，大便小便好转，动则仍汗出，但汗出减少，见于头面部及胸部，舌质淡，苔薄，体稍小，脉沉细。头面为三阳之会，心胸乃心肺之属。故前方加白芷12g、藁本12g、生石膏30g、柏子仁30g、桂圆肉15g、女贞子20g，继服10剂。

四诊：头面部汗出再减，饮食二便尚可，上方再进20余剂，恢复如常。

2. 李某某，女，56岁。

白天夜间皆出汗，已有两年许，春夏之交更甚。患者偏瘦，心急易怒，汗出湿衣，醒而不寐，口干口苦，气短乏力，小便少，大便干，舌红苔白，脉沉细数。"瘦人多火"，且患者年近花甲，气分不足，阴虚内热，故有昼夜汗出。

辨证：气阴两虚。

治法：益气养阴。

处方：太子参30g　　　炙黄精20g　　　地骨皮30g　　　生地黄30g

金樱子30g	知母15g	黄柏12g	胆南星10g
百合20g	牡丹皮15g	赤芍15g	鳖甲^先15g
煅龙骨30g			

7剂，水煎服。

二诊：心急易怒、口干口苦稍减，二便好转，汗出仍作，舌脉同前，再进14剂。

三诊：患者自感夜间汗出好转，白天稍劳或稍动则汗出同前，说明阴液渐复，症状好转。唯白日汗出明显，以白日属阳，证乃阳热偏亢，应清泄阳明，故上方加生石膏30g、生寒水石20g、浮小麦30g、煅牡蛎30g、水牛角丝12g，继服4剂。

四诊：患者颜面红润，神采奕奕，汗出再减，睡眠饮食如常，再服40余剂而安。

3. 仉某某，女，47岁。

患者体胖，颜面发红，盗汗3年，白天也时有动则汗出，汗出渍衣发黄。两目干涩，五心烦热，口干口苦至极，大便干或黏腻不爽，小便短少色黄，饮食时好时恶，舌质淡胖，少苔且干，脉沉细弱。此患乃素体肥胖，痰湿内蕴，湿久化热，湿热熏蒸，耗伤阴液而发病。

辨证：阴虚湿热。

治法：滋阴清利热湿。

处方：煅龙骨30g	煅牡蛎30g	制鳖甲15g	制龟甲12g
虎杖12g	牡丹皮12g	栀子12g	天花粉30g
滑石块15g	青蒿10g	百合30g	生地黄30g
知母15g			

10剂，水煎服。

二诊：汗出好转，口干口苦稍减，大便黏腻，小便可，但饮食不振，舌脉同前。上方加焦三仙45g、莱菔子12g、鸡内金20g，再进14剂。

三诊：症状再减，饮食好转，潮热发汗好转。效不更方，嗣后又进20余剂而恢复如初。

4. 崔某某，男，48岁。

患者汗出如油且黏，夜间汗出更甚，已近5年。其体肉丰肥，体重达99kg。颜面灰暗，饮食尚可，大便偏溏，日4~5次，小便不利，时感畏寒肢冷，下肢浮肿。舌质淡暗，舌体胖大，舌下瘀紫，苔白厚腻，脉沉细且滞。患者因痰湿素盛，阻滞气机运化，日久阳虚血瘀而发病。

辨证：阳虚血瘀，寒湿内蕴。

治法：益气温阳，祛瘀利水。

处方：防风15g　　白术20g　　炙黄芪30g　　黑附片^先10g
　　　桂枝12g　　益智仁15g　　吴茱萸12g　　肉豆蔻15g
　　　茯苓30g　　炮姜12g　　车前子^包30g　　防己15g
　　　鹿角霜12g　　桃仁15g　　泽兰15g

14剂，水煎服。

二诊：症状明显好转，汗出减少，小便通利且多，大便日2～3次，舌脉同前。上方继服14剂。

三诊：患者自感身体较前轻爽，气力增加，夜间汗出仍作，但稍有减轻，下肢浮肿。夜乃阴之属、血之属，故有血瘀阻络之弊。前方再加水蛭6g、水红花子15g、槟榔12g、抽葫芦30g、党参30g，再进14剂。

四诊：药后患者自感身冷畏寒减轻，下肢浮肿大减。舌质淡暗转变为淡红，此为瘀滞减轻，苔白厚腻转变为薄，脉沉细稍弦。说明阳气来复，水湿得温则利，瘀血得温则化，故效果明显。前方加减，再进50余剂，体重共计减轻15kg，汗出已蠲。

按语：汗证一病，临床见证多虚实夹杂，不可一味敛汗止汗，治疗宜虚者补之、脱者固之、实者泻之、热者清之、寒者热之。汗为心液，精气所化，汗出过多必伤正气，故治疗必须抓住病机，及时调整机体之阴阳气血，以期汗止，早日康复。

医论医话

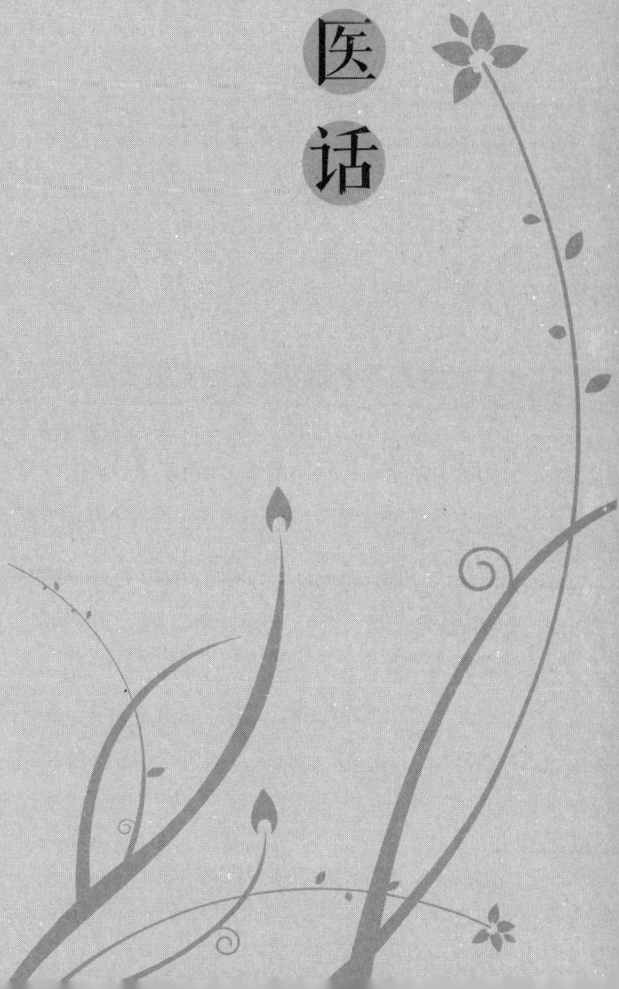

|子午流注在内科疾病当中的应用|

子午流注是古代针灸取穴的方法，以十二经中的五输穴为基础，配合日时天干地支的变异，推算经脉气血盛衰，开阖情况，决定出某天某时用什么穴位。子午流注主要是以十二地支为标志，一天分为十二个时辰，每个时辰为两小时，人体十二经对应十二个时辰。有歌诀曰："肺寅大卯胃成宫，脾巳心午小未中，申胱酉肾心包戌，亥焦子胆丑肝通。"说明人体精气像潮水一样，有涨有退，值时的经气是当时之气，故在值时的时间，取穴效果最佳，经气旺盛，这是子午流注的精髓。其中包含一定形而上学的内容与机械的治疗公式，必须结合临床实践加以鉴别。

子午流注的原理是人体十二经气血的盛衰变化，依于阴阳二气的消长变化的规律。如：夜半为子时，为至阴，是阴最盛极的时候，阴极则阳生，子时则气生；清晨为卯时，阴渐消而阳渐长；日中为午时，为至阳，阳气最盛，阳极则阴生；午时则气降，阳气降则阴气升；黄昏为酉时，酉时属肾，阳渐消而阴渐长。这种阴阳盛衰的变化是子午流注的精髓。结合临床，一天中的十二个时辰对应人体十二脏腑之间的关系，从而衍生出病理变化。通过时辰的变化，测知脏腑的盛衰，疾病的变化，给予辨证治疗。余根据临床观察，将子午流注与五运六气相结合进行辨证论治。

1. 咳嗽

白天无咳嗽而到夜间咳嗽明显，结合时辰，在凌晨2~3时，这个时辰正值肝胆主时，说明肝胆气盛，导致木火刑金。咳嗽之声本出在肺，患者夜间咳嗽，伴有胸胁痞满，两胁胀痛，咳嗽剧烈时可见痰中带血，此种病人中医辨证为金克木，木火刑金，结合患者舌红苔黄，脉弦滑而大，属于肝气旺盛，导致肺气不得宣降，治疗常选咳血方，药用平肝降逆之生赭石、旋覆花、生石决明、生龙牡、青黛、海蛤壳、苏子、枳实、葶苈子、青礞石、煅海浮石、射干、白前，以平肝降逆，肃肺止咳。

又如同是咳嗽，在晨起3~5时，咽痒咳嗽，干咳无痰，咳声低却，舌红，舌体瘦薄，舌质红无苔，脉沉细数。此时为阳气将升，而患者阴液不足，阴阳交替之时，阳气蒸腾阴液，津液不足，水不济火，阴虚肺燥，治疗以滋阴润肺，生津止咳。药用：知母、贝母、玄参、天冬、麦冬、石斛、荷叶、藕节、桑叶、百合，以滋阴润肺，生津止咳。

咳嗽以日间9～11时为主，是脾经主时，脾为生痰之源，肺为贮痰之器，同时见到痰声辘辘，量多，面目虚浮，黄胖，舌苔白或黄腻，脉沉细，或濡缓。患者不欲饮食，脾胃困顿，是脾虚痰湿内困之象，此种咳嗽与脾虚兼有痰湿相关，方用二陈汤、导痰汤合裁。药用：桔梗、清半夏、茯苓、白术、陈皮、白芥子、橘红、款冬花、桑白皮、生薏苡仁等，以健脾和中，祛痰止咳。

2. 失眠

大多以心肾不交为主，阳入于阴则寐，阳出于阴则寤。心藏神，肝藏魂，睡眠状态为阴阳相交，肾水涵木，肝阳得敛，睡眠入睡快，但夜半早醒。如凌晨1～2时醒者为肝胆郁热，晚间11～1时为胆经主时，1～3时为肝经主时，此时早醒者常伴有心烦口苦，躁扰，是阳气亢盛，阴液相对不足的表现，治疗时可予养阴重镇，交通心肾。药用：生铁落、煅磁石、生龙牡、生龙齿、水牛角、羚羊粉、天竺黄、胆南星、百合、牡丹皮、赤芍，以平肝潜阳，清心热，交通心肾。阴虚者伴有口干舌燥加生地、知母、天冬、玉竹、夜交藤、炒酸枣仁，以滋阴济阳，交通心肾。

3. 盗汗

夜间出汗，看其汗出时间。如病人在将要睡醒的一刹那汗出，时间在晨起5时左右，晨起3～5时为寅时，为肺经主时，肺主卫，卫气者，温分肉，司开阖，开阖失司，在患者睡醒的一刹那时阳气欲申，此时阴气抱阳，阳主开，阴主阖，阳气开泻的时候，阴气必须要及时补充，此时汗出，为营卫不和所致，常用滋阴潜阳，固涩敛精。同时要注意肺气，治疗时还要结合患者体质。如患者体胖，痰湿多盛，为气虚，鬼门开之太过，此时可用大剂量炙黄芪补益肺气，生黄芪固表，汗多者加煅龙骨、煅牡蛎、金樱子、芡实、浮小麦；如汗出伴有恶寒，加白术、防风，与黄芪组成玉屏风散；气虚甚者，加太子参、百合、黄精；出汗时伴有身热，躁扰，五心烦热，为阴虚，加银柴胡、地骨皮、牡丹皮、赤芍、水牛角、寒水石、熟地黄、山茱萸、白芍，共奏敛阴之效。

4. 虚证

再如依据时间推算，中午11～13时为午时，为心经主时，此时患者多已进午餐，消化饮食需要心气的鼓动，心气不足者此时就会出现不适症状，如心悸、气短，稍作休息则可缓解，此为气虚。而心经气血瘀滞者，休息后反而出现憋气，心悸。因为人体活动时，气血周流较快，安静状态，气血周流较慢，瘀滞加重，故胸闷加重，应根据患者的具体情况治疗。心气、心血不足者，舌质多淡；气虚者多见舌胖，边有齿痕，脉多见沉细弱。血虚者可用当归补血汤、八珍汤、归脾汤、人参归脾丸等；气虚者可用独参汤、生脉饮，以益气养阴。

5. 胃痛或两胁疼痛

每于夜间 1~3 时发作，痛醒，伴有泛酸烧心，甚至腹胀欲便，责之肝气亢盛，木郁克土。治疗予平肝和胃利胆，药用：煅赭石、旋覆花、醋柴胡、川楝子、延胡索、白术、金钱草、海金沙、鸡内金、虎杖、法半夏、茯苓，加减使用。

| 对于《中医内科学》临床教学过程的体会 |

余自 1994 年开始承担北京中医药大学针灸推拿学院的《中医内科学》课堂教学及临床带教工作，时光如梭，至今不觉已 20 个春秋。近日听闻一些年轻医师抱怨"现在的教学不好做""现在的学生不爱学习"等等。在这里我想根据自己 20 年的教学经验，谈几点在《中医内科学》教学过程中的几点体会，以供同道共勉。

1. 关于讲课的教师水平

《中医内科学》是一门临床科学，可以说是使同学们把之前所学的中医基础理论等各门课程进行整合，达到学以致用目的的一门课程，也就是使同学们从一名医学生成长为一名医生的桥梁，简而言之就是教会同学们如何诊病的课程。其次，我认为在所有临床课程中，《中医内科学》又是一门基础课程，是所有临床学科的基础。不论同学们以后想从事哪一科的医生，想做好临床，就必须有扎实深厚的内科基础。在这一点上，无论中医、西医都是有共通之处的。以至于在评价一所医院的整体医疗水平高低时，这所医院整个内科系统各科的医疗水平是必不可少的条件。基于以上的原因，我认为讲授《中医内科学》的教师必须具有较高水平的扎实的中医基础，以及丰富的临床经验，切忌照本宣科，这样才能将课程讲授的让同学们易于接受，便于掌握，而且方便应用。

2. 关于讲授每种疾病的历史沿革部分

这部分涉及很多《内经》《伤寒论》《金匮要略》等经典著作的内容，以及历代著名医家的论述。这些内容在之前同学们学习经典医集和各家学说等课程时都已经有所接触，此时再次讲授这些内容的时候，同学们不免认为有些内容重复的感觉，课堂上就会有精力不集中、开小差的现象。我认为在《中医内科学》的课程中，老师讲授这部分内容的时候，侧重点应该放在为诊断治疗某一疾病服务，而不应该再侧重于经典条文的解释。在讲授历史沿革内容的时候，还应该注意梳理在中医的发展过程中，历代医家对这一疾病的认识有哪些共识、有哪些发展，使学生体会到中医学是一门不断发展的学科。

记得某日无意中听到两位同学的对话，甲同学拿着一本《蒲辅周医案》，乙同学问道："此书作者为谁？"甲同学答："不太知道，好像是四川的一位医生。"当时我觉得很困惑，蒲辅周这样一位著名的医学大家，怎么现在的同学反而不知其为何许人也？经过与同学们聊天我发现，因为现在的《各家学说》课程，重点都是讲授古代医家的内容，而涉及近现代医家学术成就的内容往往不是主要的内容。但是因为近现代与当代的疾病谱更加接近，所以在历史沿革部分可以适当补充民国之后到当下，有哪些医家对这一疾病有哪些治疗心得，以及学术特点的内容，使得我们的中医学能够传承下去。中医学的著作可谓汗牛充栋，作为初学者的同学们，选择哪些书籍进行阅读也是需要加以指导的。所以在讲授历史沿革部分内容的时候，老师可以帮助同学们列出一个读书的目录，这就需要老师对医学文献书籍有较为广泛地阅读。俗话说："要想给学生一杯水，老师就应该有一桶水。"我认为光有一桶水还不够，老师要掌握一个水源，并明确水流的支流、脉络。正所谓："问渠那得清如许？为有源头活水来。"

3. 关于讲授每种疾病的治疗部分

我们学习一个疾病，认识一个疾病的最终目的是要学会如何治疗疾病。有的同学曾经对我说："老师，我们学过了中药学、方剂学、中医诊断学等课程，就应该已经学会治病了，为什么还要学内科学呢？"我的回答是："学会诊断学只是对疾病发生发展的一般规律有所认识，而学过中药学，是掌握了药物的性味归经，学习方剂学是学习中药处方组成原则。"掌握了一般规律，并不能说对于疾病就有了完整的认识。我们要治疗的是病人，为他们解决病痛。当我们面对个体病人的时候就有疾病共性与特殊性的不同。比如在临床上遇到两个胃痛的病人，通过四诊辨证，同是脾虚湿阻证，但是可能一个是年老久病，一个人到中年，两个病人的正气强弱不尽相同，而湿邪亦多寡各异，这样我们在遣方用药的时候也不可能相同，这就是临床诊疗活动的多样性与不确定性。我们的教材不可能把所有病人可能出现的情况都罗列出来，教材的任务是把典型的症候分型进行分析讲解，老师在课堂讲授的过程中，要使同学们对典型的症候理解并掌握，同时还要结合自己的临床经验，把临床中可能出现的变证加以讲解，使同学们能够知常达变。我个人认为不应该过分强调病人不会按书本得病的观点，这样会使作为初学者的同学们产生对教材的质疑，从而产生一种无所适从的感觉。

4. 关于临床见习

目前的课程设置除了课堂讲授，还包括了课后的见习课程，这是通过实际的诊疗工作让同学们对课堂所学内容进一步地消化吸收，从而便于掌握记忆。临床是中医学的根本所在，只有有良好疗效的医学才是有强大生命力的。

当下网络、媒体充斥着各种关于中医的看法，尤其是一些电视节目的播出。这些节目的初衷应该说是好的，它介绍了中医并扩大了中医在社会上的影响，但个人认为存在着一些问题。电视媒体的受众面非常广泛，但大部分观众都是没有接受过中医学教育的，往往对于复杂的诊断过程无法掌握，而是单纯地记录药物。诊断不明确，药物当然不能发挥应有的功效，这就使人们对于中医药产生了误解甚至怀疑。中医药自古至今已有几千年的悠久历史，而我们的授课教师也已有几十年的临床经验和用药心得，短短的一两次课只能是杯水车薪，不能以点概全，只能是普及一些人群，使之对中医学的这门学科有一点点认识而已。往往这一点在社会上就颇有微词，有些人认为听一两次课就满足了对中医的渴望和要求，认为中医药只不过如此，掌握了几味药和一些常用的食疗药疗的方子，就能当大夫了，这种观点是可悲的，这些现象更应该为学生们加以分析讲解。中医学是行之千年而有效的临床医学，这一点已经过历史的验证。看到中医学的明确疗效是更直接地增强学生对中医学产生信心的方法，从而让当代的大学生能够深入地对中医学进行学习，使得我们的中医学不断发展传承下去。

| 湿病的辨治 |

"百病多因湿作祟"。尤其近几十年来，地理位置的变化、天时气候的差异、生活环境的影响、生活水平的提高以及营养各方面的改变，大量地摄入厚味、高脂肪、高蛋白、高级补品等，致使人体在某种程度上承受不了而出现脏腑功能失调，致生疾病。湿邪为患不外两途，一者自身而感，湿邪侵入人体之肌表、皮肉、经络、筋脉，轻则流注关节，重则深入脏腑。二者湿自内生，多由饮食不节、寒热不时、精志不调，损伤脾胃。又因人体禀赋不同，阴阳盛衰各异。湿邪为病，其因颇多且杂，临证时要抓住"湿"这一主要致病因素。非风寒之邪，施以辛温，得汗而解；非温热之邪，投与内寒，热退身凉。治疗关键在于运脾醒神，宣肺肃将，温肾利水。临床上常分为以下证型。

1. 寒湿型

（1）水寒射肺：主症喉中痰鸣若水声，痰白清晰，胸闷气粗，苔白脉弦。治以温肺散饮，射干麻黄汤加减。

（2）水困中州：胃中虚冷，口淡肢凉，肠鸣腹胀，大便稀溏，苔白脉缓。治以温中蠲饮，理中汤合平胃散加减。

（3）水湿上凌：心悸头眩，恶心呕吐，躺卧不安，胸闷口干，苔白，脉弦滑。治以苓桂术甘汤合小半夏加茯苓汤加减。

（4）水湿泛溢：体倦身重，浮肿尿少，胃腹胀满，舌淡苔白滑，脉弦滑。偏上半身肿牵及头者，治以防己黄芪汤；偏下半身牵及腹部肿大者，实脾饮加汉防己、乌药、肉桂心、商陆、槟榔；若一身皆肿，可用疏凿饮加减。

2. 湿热型

（1）肺蕴湿热：胸闷咳痰量多黏稠臭秽，气粗燥热，舌红苔黄腻、脉弦滑数。治以麻杏石甘汤合小陷胸汤加鱼腥草、竹沥水、胆草、败酱草、柴枳实。

（2）肝胆湿热：胁肋胀痛，口苦且黏，恶心头晕，面色萎黄，大便不爽，舌红苔黄腻，脉弦滑数。治以茵陈蒿汤合并龙胆泻肝汤加减。

（3）脾胃湿热：胸闷不饥，午后身热，恶心呕吐，头重身倦，舌红苔腻，脉滑或濡数。湿重于热者，三仁汤合藿佩夏苓汤；热重于湿者，甘露消毒丹加青蒿、地骨皮、栀子。

（4）湿热内蕴、血虚瘀滞：面色黧黑，肌肤不华，身重麻木，时有刺痛，口干发腥，尿少便干，胸膈腻满，舌暗或瘀斑苔腻或滑，脉滞涩。治以大黄蛰虫丸加泽兰叶、水红花子、生花、阿胶、赤子豆、凌霄花、鸡冠花。

清肝益胃汤证治

肝胃阴虚型的胃病，主因肝体阴而用阳，肝阴不足无以济偏亢之肝阳。"阳者，热也，火也"。肝热盛，一者更加灼伤自身的肝阴，使之失于柔润之性而现肝区隐痛或硬痛；二者伤及胃阴，胃虚津亏，不能濡养胃腑而产生胃脘痞胀隐痛或灼痛，知饥而不欲饮食，甚或厌食不饥，口干口渴，每以食酸甘之品为适，或干呕泛恶，大便干燥，甚则几日一行，舌红无苔或苔少无津，脉细弱，右关脉无力，左关脉弦大。

余自拟"清肝益胃汤"治疗此类病症，效果明显，其药物组成为：北沙参12g、大麦冬15g、肥玉竹15g、乌梅肉6g、大生地15g、粉丹皮15g、金钗石斛10g、生白芍10g、枸杞子12g、大当归12g、生麦芽30g、生甘草6g、白豆蔻10g、川楝子9g。此方还可辨证加减运用：胃痛较著、发热微辣、口苦心烦者加梭罗子9g、蒲公英15g、延胡索9g；渴而多饮者加天花粉15g、葛根6g；肝区胀痛伴两目干涩者加青陈皮各6g、山茱萸9g、女贞子12g、玫瑰花9g、没药9g；恶心呕恶、苔黄厚腻，湿热者加川黄连6g、紫苏叶梗各9g、鹅枳实9g、滑石块12g、绵茵陈30g、生薏苡仁15g；午后低热，手足心热者加地骨皮20g、制龟甲13g、盐知柏各6g；大便干燥较甚者加鲜何首乌30g、黑芝麻20g、火麻仁15g、桃杏仁各10g、郁李仁15g、元明粉冲9g；体瘦神疲，头眩气短，大便不畅或便溏者加太子参15g、炙黄精9g、怀山药12g、炒扁豆12g、野于术9g。

本方虽为肝胃阴虚的胃痛而设，但在具体治疗上还要结合病人的具体症状和病理结果而定，辨证施治，千万不可拘泥于一方一法。医生临诊根据病人有什么病用什么药的原则，灵活加减使用，才能获得满意的疗效。

| 头痛安蠲煎的临床应用 |

药物组成：天麻9g、蔓荆子9g、细辛3g、川芎6g、白僵蚕9g、生石决明^先20g、全蝎6g、红花12g、制南星6g、白附子9g、菊花12g、生甘草3g、当归10g、生姜3片。

服用方法：生石决明先煎至30分钟，后纳诸药再煎，开锅后文火煎10分钟，再放细辛，生姜3片煮10分钟，滤取药液300ml，分两次早晚饭后服用，每次150ml。

功效主治：平肝息风，清热化痰，通络止痛。主治偏正头痛。

注意事项：服药期间忌食辛辣肥甘厚味之品，禁服其他药物。

方解：头痛安蠲煎用蔓荆子、川芎、细辛祛风散寒，清热通窍；天麻、生石决明平肝潜阳，息风止疼；白僵蚕、全蝎属虫类，搜风镇痉；川芎、当归养血上行，荣养清窍；白附子、制南星祛风止疼，清化痰热；菊花上通脑窍，疏散风热；佐以红花活血散瘀，通络止痛；参合甘草生姜调和诸药，和中缓急。诸药合用共奏平肝息风、清热化痰、通络止痛之功效。

临证加减：头身恶风，无汗发热者，加荆芥穗^后9g、青防风10g、生石膏^先30g、南薄荷^后6g；目眶头痛，加苦丁茶9g、青葙子9g；痰湿重苔白厚或腻者，加法半夏9g、茯苓块12g、藿香梗9g；湿热重苔黄厚或腻者，加夏枯草12g、川黄连6g、绵茵陈20g、滑石块20g；头沉或后头痛甚者，加羌活9g、苍术10g、葛根9g；前额痛，加香白芷9g、辛夷6g；左侧头痛，加杭白芍15g、女贞子9g、大熟地12g；右侧头痛，加胆草9g、柴胡6g；巅顶痛，加藁本9g、生紫贝齿^先9g、制龟甲12g、川牛膝9g；阴虚阳亢伴眩晕者，加双钩藤12g、白蒺藜12g、生龙牡^先30g；恶心呕吐者，加川黄连6g、紫苏叶梗各9g、生赭石^先15g、姜半夏9g；头痛迎风流泪，加密蒙花10g、谷精草9g；气虚以上午头痛较著，汗出气短者，加太子参15g、炙黄芪

15g、五味子9g；血虚以下午头痛较重，或有四肢麻木者，加首乌藤^各10g、生阿胶^{烊化}12g、桑枝30g；头痛日久瘀甚者，加赤芍10g、丹参15g、桃红^各10g；胀痛者，加夏枯草15g、决明子10g、罗布麻9g；刺痛者，加延胡索9g、没药10g、穿山甲9g、丝瓜络9g。

病案举例

1. 李某，女，34岁，1987年10月15日初诊。

主诉：头痛4年，或巅顶头痛，或两侧太阳穴处疼痛，头部喜凉，喜风吹，痛时呈跳痛，甚则伴有迎风流泪，恶心呕吐，眩晕失眠，心烦纳差，口苦咽干，耳鸣失聪等症。经CT、脑血流图、脑电图等检查提示：顶叶轻度改变，检查无明显神经系统病变。刻下症：上述症状已有两周，近5日加重，舌质红苔薄黄滑，脉象沉细数，左关脉稍弦。诊为神经性头痛，按基本方服用40余剂，病告痊愈。CT检查：顶叶轻度改变消失。

2. 王某，女，40岁，1988年8月5日初诊。

主述：头痛7年余，间断发作。头痛以左侧颜面牵及后枕部、巅顶部尤著，目不欲睁，畏光羞明，怕噪音怕乱，甚至连自己穿高跟鞋走动时发出的声音都怕听怕震，目痛时像电击样感觉，时有眼及口角抽搐，两目干涩，口苦烦躁，失眠健忘，纳呆乏力等症。经检查诊断为三叉神经痛。舌质红，苔薄黄少津，脉象沉细且弦。辨证：阴虚阳亢，肝风内动。治法：养肝息风，息风止痛。基本方加羚羊粉^冲0.5g、蝉蜕6g、地龙12g、粉丹皮12g、生龙齿^先15g，前后加减服用30余剂而安。

按语：头痛以神经性、血管性头痛最为常见。其证候特点：病程缠绵、间断性反复发作，每逢情绪波动，过劳遇累而加重，妇人尤以经期过后疼痛甚为明显。发作时一侧或两侧头痛，或前额牵及目眶，或后枕部。痛时以剧烈跳痛、胀痛或刺痛为主。或伴有眩晕，目视旋转，恶心呕吐，失眠不安，烦躁口苦。据其证候当属中医学"头痛""偏头痛""偏头风"等病证的范畴。《内经》云："巅顶至高，唯风可到。"古人谓："久病多瘀，不通则痛。"余认为头痛之因，颇为复杂，但只要抓住致病的主要因素，力争辨证准确，用药得当，均可获得满意的疗效。

| 脾胃病的调治 |

肾为先天之根，脾为后天之本。古人云："两神相搏，合而成形，常先身生，是谓精。"形乃形体也，精藏之于肾，故肾为先天之根，人降生之后就要靠脾胃受纳腐熟运化转输的生理功能，将摄入的饮食精微物质化生为血，营养其他脏腑，所以说脾胃是后天之本，是维持人体生命活动的最重要的脏器之一。胃为多气多血之府，如何使后天脾胃之气旺盛，强健它的消化功能，这是第一要义。中焦脾胃是化生血液的脏器，古人云："中焦受气取汁，变化而赤，是谓血。"血足、气充、神旺，精气神是人生之三宝，只有脾胃强健才能给人们带来旺盛的生机和活力。

一、病因病机

1. 六淫之邪的侵袭

（1）风寒客胃：外感风寒侵袭人的体表，卫外之气受累，肺主卫外，主体表。《内经》云："卫气者，所以温分肉，充皮肤，肥腠理，司开阖者也。"卫气不固，入里到胃，肺与胃络脉相通，形寒饮冷则伤肺胃，此其一也；寒邪直中，口食冷物，徒伤胃阳，此其二也。

（2）湿邪蕴胃：外湿与内湿相合，长期以水为业，冒雨涉水，居处潮湿，湿邪浸渍，伤于脾胃，损伤胃阳。湿的性质"如油入面，难解难分"。湿邪又分为寒湿与湿热的不同，湿热：口渴为阳明之热；寒湿：不渴为太阴之寒。

（3）暑热犯胃：外感暑热，熏蒸于胃，耗气伤津，烧灼胃阴。暑热多夹湿邪，长夏多湿，湿邪重浊黏腻，阻碍气机，使人胸中不畅，身热不扬，汗出热不退。

（4）饮食伤胃：一般多由于饮食不节，暴饮暴食，饥饱无度，嗜酒辛辣，肥甘厚味，导致脾胃运化失健。正如《素问·痹论》曰："饮食自倍，肠胃乃伤。"

2. 情志因素的影响

（1）肝气克犯脾胃：肝为刚脏，性喜条达，若情志不遂，忧思恼怒，则肝气暴涨。因"气有余便是火"，木郁克土，肝气横逆犯胃，气机不畅，不通则痛。克胃则导致恶心呕吐，克脾则导致腹胀。

（2）忧思伤脾：思虑无度，肠胃乃伤，化源不足，使之气血两虚。

（3）惊恐紧张，累及脾胃：当今社会竞争激烈，节奏较快，优胜劣汰，导致人们工作紧张，精神高度集中。古人云："阳气者，烦劳则张。"过度劳作，耗气伤阴，导致脾胃受损。惊恐乃肝肾之志，惊恐不节，肝肾两伤，惊则魂无所主，恐则志无所依。

3. 脾胃虚弱

《内经》云："纳谷者昌，绝谷者亡。"能食则健，五脏安和，精神乃治。脾胃本身的病变，或内外因素的影响，或久病缠绵，或受他脏侵及，都可造成中焦虚寒，寒湿困脾，或胃阴被灼，津伤液涸之弊。由此可见，脾胃病的产生并非因单一的一种病症，可由自身的脾胃功能失调，也可由他脏演变涉及。

二、辨证论治

辨证论治是治病求本的关键，是立法处方的基础。只有辨证准确，立法严谨，用药得当，才能获得满意的疗效。治疗脾胃病的时候，要抓住疾病的实质，突出解决主要矛盾。如："火不生土者，责在命门之阳，法当益火以生土""气血两虚者，责在脾胃失健，法当扶中补气血，使之体强而土旺""其为伤情志者，责在气机之不调，法当调气畅脾神""外感六淫者，责在邪侵之中焦，法当祛邪和脾胃""水不涵木者，责在肾脏之精，法当滋水以涵木，使之土不受制""土不生金者，责在脾气不足，法当培土以生金，使之益木不克土""水困中州者，责在中阳之不振，法当温阳以利水，使之土强而湿祛"。

1. 辨寒热

（1）风寒犯胃：恶寒身冷，遇寒加重，胃痛且胀，或口吐清水，口淡不渴，舌苔薄白，脉浮紧或浮缓。治法：祛风和胃，散寒止痛。代表方剂：良附丸加味、附子理中丸。

（2）胃热炽盛：身热面赤，胃脘灼痛，烦躁易怒，口干口苦，口渴口臭，便秘溲赤，舌苔黄厚而干，脉多弦洪。治法：清胃泻热。代表方剂：清胃散加减。

（3）脾胃虚寒：面色萎黄，或㿠白少华，胃痛隐隐，喜暖喜按，神疲纳呆，呕吐清水，手足不温，大便溏薄，小便清长，舌淡，脉缓弱少力。治法：温中健脾。代表方剂：黄芪建中汤加味。

（4）湿热中阻：胸闷不饥，脘腹痞闷，口干不渴，口中黏腻不爽，身热不扬，体倦乏力，大便不爽，舌苔黄腻，脉滑数。治法：理气调中，和胃利湿，清热利湿。代表方剂：三仁汤、黄连泻心汤、甘露消毒丹。

（5）寒热互杂：此证悉属平素饮食不节，寒热不调，起居不常，劳逸过度，逐渐导致脾胃功能失调而出现膈上、膈下有寒，或寒热错杂。症见：发热而烦，口干口苦，泛酸烧心，口渴喜冷饮，饭后复感胃酸隐痛不适，且喜暖喜按，大便偏溏，或肠鸣辘辘，舌苔白滑，脉弦滑。治法：辛开苦降，平调寒热，降逆和胃。代表方剂：黄连汤加味。若食入即吐者加苏叶、砂仁；食后反吐者加檀香、荜澄茄；脘腹胀满者加台乌药、厚朴、吴茱萸、木香、桂枝；泛酸烧心者加梭罗子、瓦楞子；胀痛者加金铃子散。

2. 辨阴阳

（1）脾胃阴虚：胃阴不足者，症见胃热隐痛，口干口渴，饥不欲食，心烦眠差，大便干，尿少而黄，舌红少苔或无苔，脉细数。治法：养阴生津，清热益胃。方药：麦门冬汤加石斛、花粉、大乌梅、木瓜、生甘草。脾阴不足者，症见口唇干燥，手足心热，四肢消瘦，口燥无津，吞咽困难，大便坚硬不利。治法：甘润生津，益阴和脾。方药：脾约麻仁丸再加何首乌、黑芝麻、黑桑椹、大当归以利滋水行舟之效。

（2）脾胃阳虚：多因病久体弱，中气不足，耗气伤阳，导致脾胃阳虚。症见胃脘冷痛，喜暖喜按，短气懒言，肢冷神疲乏力，大便溏薄，小便清长，舌淡苔白，脉微细而弱。治以附子理中丸加味，肢冷较重者加嫩桂枝、生黄芪；脘腹冷痛者加伏龙肝、桂枝、乌药、吴茱萸、仙茅。

3. 辨气血

（1）脾胃气滞：胃痛时作，胀满不适，呃逆嗳气，恶心呕吐，食欲不振，大便不调，舌苔白，脉沉滞。治法：理气化滞，健脾和胃。方药：越鞠保和丸加味。恶心呕吐明显者，加生赭石、旋覆花、公丁香、枳实；两胁胀痛者，加醋柴胡、川楝子、延胡索、生牡蛎、青陈皮；腹胀痛肠鸣矢气者加大腹皮、荔枝核。

（2）胃络瘀阻：胃为多气多血之府，病久入络，血脉瘀滞，胃脘疼痛，病处不移，如针刺感，夜间加重，口中泛酸，或记忆力减退，口中泛腥，口干不欲饮水，舌质暗或紫，尖边瘀点或瘀斑，脉细涩。治法：活血化瘀，理气止痛。方药：

失笑散加郁金、延胡索、丹参、三七面、砂仁、桃仁、红花，疼痛剧烈者加乳香、没药；呕鲜血、热迫血妄行者，加生赭石、黄芩、黄连、蒲公英、牡丹皮、生大黄、川牛膝；呕血暗红、四肢不温者，属于脾胃虚寒，脾不统血，可加伏龙肝、生阿胶、炮附子、白术等。

4. 辨虚实

（1）实证：多因外感六淫、内伤饮食积滞、痰浊瘀血。症见脘腹胀痛拒按，呃逆频作，其声高亮，恶心呕吐，食后痛甚，口干便秘。若外感风邪，有身冷困倦，口淡不渴，时泛清水，舌苔白滑，脉浮或缓等，或食滞不化，郁而化热导致痞满燥实坚，乃胃家实之证。大便干结几日不行，口渴烦躁。法当急下存阴，通腑泄实。方用大承气汤或木香槟榔丸之类，以涤荡攻逐，釜底抽薪。

（2）虚证：应分清气血阴阳之不同，根据病情，审证求因，同时要时刻注意"大实有羸状，至虚有盛候"的训诫。辨证施治，首先要抓住调治脾胃这一关键，以期达到"强后天之本，实化源之根"。

| 发热内伤、外感之辨 |

西医学认为，发热是当机体在致热源的作用下，或者由于各种原因引起体温调节中枢的功能障碍，导致体温升高超出正常范围。然而中医学认为，发热大致分为外感和内伤两大类。外感发热是因为人体受到"风、寒、暑、湿、燥、火"六淫邪气的侵袭，或非其时而有其气的疫疠之气干扰而产生的发热。内伤发热是由于"喜、怒、忧、思、悲、恐、惊"情志失调，或饮食劳倦等产生的功能失调，从而导致阴阳失调，气血失和而致发热。

一、发热的鉴别

1. 内伤发热

以但恶热不恶寒的症状为表现。根据湿热蕴毒的热势程度不同，又分为虚火与实火，其虚实各异，热势的高低、时间的长短也各异。

2. 外感发热

自外而感，大多发病风寒居多，如《素问·风论》云："风之伤人也，或为寒热。"《素问·骨空论》曰："风者百病之始也……风寒外入，令人振寒，汗出头痛，身重恶寒。"《伤寒论》中也提到："太阳之为病，脉浮，头项强痛而恶寒。"上文都首先提到了风寒，说明先有风寒外感，后有发热，此乃外感发热之始也。风寒乃为六淫之邪，风为阳邪，善行而数变，其性开泄，所以又有"风伤卫"之说。寒为阴邪，其性凝滞，所以又有"寒伤营"之说。外感风寒邪气侵袭的程度不同，但都具有阻碍热邪外达之势，皮肤都在呼吸，外束之邪、内郁之热，都无法疏散，就会使体温升高。又有身体有汗或无汗，身痛或沉，鼻塞或咳，或发热，脉或浮或紧。

总之，外感与内伤的关键区别是恶寒之有无，以及脉象的浮沉。正所谓"有一分恶寒便有一分表证"，恶寒不恶寒也说明了外感内伤的鉴别所在。浮脉为阳，表病居多，而脉象"迟风数热紧寒居，沉潜水蓄阴经病"，进一步说明了浮脉或沉脉，一个病在表，一个病在里。

二、外感发热的辨证治疗

1. 风寒表证

头痛，身痛，骨节疼痛，伴腰酸，恶寒重，时有轻微发热，流涕，鼻塞、喷嚏，咽痛咳嗽，白痰稍稀，口淡不渴，舌淡苔白，脉浮或紧。

证属：风寒袭表，卫阳被遏。

治法：辛温解表。

方药：可用麻黄汤合荆防败毒散。

初期外感，卫阳被遏，缘于寒邪客于皮毛，腠理致密，阳主开，阴主合，寒为阴邪，阴盛则凝滞，不得开合。阳气不达四末，可有四肢冰冷。又有火郁则寒，内热炽盛，阳热不得随鬼门汗孔排出，形成客寒包火之势，则有高热不退之弊。体若燔炭，汗出而散，当此之时，以开鬼门为急务。当打开皮毛，疏通腠理，使热邪外达。药用荆芥、防风、葱白、豆豉、苏叶解表散寒；前胡、桔梗、杏仁、甘草宣肺止咳。若因身疼痛较著，无汗者可加羌活、独活、寄生、秦艽；咽痒者可加龙葵、灯笼、蝉蜕；头痛恶风较著者加蔓荆子、白芷；鼻塞较著喷嚏不止者可加辛夷、鹅不食草、细辛、苍耳草。对于外感发热初起，以恶寒重、发热轻的形式存在，一定要开汗孔，使内热通过出汗的途径而解，这是治疗外感发热初期的首选治疗方法。

倘若经治无汗或少汗，身痛，四肢不温且酸楚，口大渴，身大热，说明邪热内盛，"火发则热，火郁则寒"，仍要辛温发散，开鬼门（汗孔），药用生麻黄、杏仁、荆芥穗、防风、秦艽、桂枝、羌活、独活辛温解表以开汗源，再用连翘、忍冬藤、生石膏、生寒水石、知母等辛寒之品清热泻火，使之热退身凉。倘若恶寒已去，时有汗出或大汗出，但身热或微热仍不退者，此时病人可有不恶寒但恶热，口干咽燥，口渴喜冷饮，舌红，苔黄而干，脉沉细数或洪大，这说明邪热入于阳明经，出现伤津耗液之虞，"精气夺则虚"，水不济火，当用白虎汤加味，药用知母、生石膏、粳米、生甘草、天冬、麦冬、玄参、石斛、天花粉、地骨皮、连翘、青蒿等。

若出现高热不退，午后日晡益甚者，仍有渐渐恶风，飒飒恶寒，翕翕发热，提示太阳中风未解，又出现心急易怒，口干口渴，大便干结未解者，这说明太阳未解，阳明腑实已成，太阳阳明合并，故仍解表，药用荆芥、秦艽、麻黄、石膏，再参合急下存阴，可用三承气汤法合临床加减施用。以"胃家实，痞满燥实坚"者可用大承气汤，药用芒硝、枳实、厚朴、大黄；若只有腹胀大便坚硬不行者，用调胃承气汤（芒硝、大黄、甘草）；若心急易怒，神志昏蒙，胸中坚满者，可用小承气汤（厚朴、枳实、大黄）。外感发热中若因大便燥结，高热不退者，临床中也常用解表清热通腑泻实之法，亦可达到热退身凉治愈的目的。

在临床还有高热已去低热不除者，发热恶寒交替出现，中医称之为"寒热往来"，且伴有如口苦咽干目眩，胸胁痞满，默默不欲饮食，心烦喜呕等症状。《伤寒论》曰："少阳之谓病，口苦咽干目眩也，但见一证便是，不必悉具。"少阳经在足为胆经，在手为三焦经，胆与肝互为脏腑表里，"足厥阴之脉，通布两胁，过小腹，络阴器"，以上症状出现的位置都属于肝胆经的循经走向。故出现上述症状，当以和解少阳为先，施以小柴胡汤加味。因病在半表半里之间，在表汗之，在里清之，在半表半里当以和解之。根据临床观察，病势由里达表，由重转轻为顺象，在用小柴胡汤时如也现太阳少阳合并，可加入一些透表解表之品，如秦艽、防风、青蒿、荆芥等开汗孔，做好清热外透的准备。在用小柴胡汤如柴胡、黄芩、半夏之类时，若口苦加竹茹、竹叶；若身热明显加知母、生石膏、连翘以清躯壳之热；若纳呆不思饮食可加砂仁、焦三仙、莱菔子、鸡内金醒脾开胃；若心中烦急可加炒栀子、莲子心、豆豉或水牛角粉等，这是风寒表证未及时治愈而发生改变的治疗。

2. 风热表证

风为阳邪，与热相合其势更胜。症见：身热较著，恶风轻，微微汗出，鼻塞浊涕，头痛头胀，咽痛咽痒，咳嗽口干，舌红苔薄黄，脉浮数。

证属：风热袭表，肺失清肃。

方药：银翘散加味。

药用金银花、连翘、荆芥、薄荷、豆豉辛凉解表，疏风清热；芦根、竹叶、天花粉、青果、玉蝴蝶清热生津；桔梗、射干、牛蒡子、生甘草清咽化痰，宣肺理气。若有身热明显，口渴多饮，尿黄者，加黄芩、生石膏、木通、莲子心；头痛头胀较著者加桑叶、菊花、夏枯草、苦丁茶清利头目；咳嗽痰多者加前胡、枇杷叶、瓜蒌皮、贝母、杏仁清热化痰；咽喉肿痛者加大青叶、草河车、蒲公英、北豆根、锦灯笼；咽干轻咳少痰者加南沙参、天花粉、川贝母、知母、天冬、玄参、梨皮。

3. 暑湿表证

暑为阳邪，但暑多夹湿，为热与湿相合也可以称为湿热，但此种湿热是由于表证引起，故症见：身热微恶风，汗出不多，头重头胀头痛，甚则有头重如裹之感，身体沉重疼痛，胸闷憋气，口渴不欲饮，口中黏腻不爽，腹胀便溏，小便短赤，舌苔黄而腻，脉濡数或滑。暑盛夏，长夏为之暑，当此令之时表现季节性更强。湿热之邪，如油投面，难解难分，湿热常会引起人体倦怠沉重之感，周身无力。《内经》言："湿热不攘，大筋软短，小筋驰长，软短为拘，驰长为痿。"这种湿热造成的发热，身热不扬，缠绵难愈，所以在治疗时应结合临床，若有恶风或恶寒者，按以下方法治疗。

治法：祛邪解表，清暑祛湿。

方药：新加香薷饮加减，或藿香正气散、三仁汤合用。

药用香薷祛暑清热，加之青蒿、秦艽透邪外达，荷叶、连翘、金银花、鲜芦根祛暑清热，白豆蔻、厚朴、扁豆、滑石、生薏苡仁芳香化湿。若口干黏腻不爽加藿香、佩兰、茵陈；若口苦加黄连清热中之湿，黄芩清湿中之热，二药相合燥湿清热；若胸中腻满，腹胀便溏加草豆蔻、法半夏、陈皮、苍术、木香、云苓、车前子等。现在胃肠型感冒临床也不少见，可见发热并呕吐、腹泻，当属体虚，卫外之气不固，脾胃虚弱复感暑湿之邪。

三、内伤发热的辨证治疗

内伤发热是指以内伤为病因，脏腑功能失调，阴阳气血失衡为基本病机，以发热为主要临床表现的病症。一般起病缓慢，热势不高，病程较长。"阴平阳秘，精神乃治"，若阴阳失衡，如《诸病源候论·虚劳热候》云："虚劳面热者是阴气不足，阳气有余，故内外生于热，非邪气从外来乘也。"若气血失衡，如《医学入门·发热》言："内生劳役发热，脉虚而弱，倦怠无力，不恶寒，乃胃中真阳下陷，内生虚热，宜补中益气汤。"《证治汇补·发热》："血虚发热，一切吐衄便血，产后崩漏，血虚不能配阳，阳亢发热者治宜养血。"

1. 气虚发热

发热，热势或低或高，常发于劳累后，素有乏力倦怠，少气懒言，食少纳呆，汗多或大汗淋漓，舌质淡苔薄白，脉细弱。

证属：中气不足，阴火自生。

治法：补中益气，甘温除热。

方药：补中益气汤加减。

方中柴胡、升麻、葛根升举清阳，透邪外达。党参、黄芪、白术、甘草、益气健脾。其中大汗淋漓，自汗较多者，可加煅龙骨、煅牡蛎、苎麻根、麻黄根、浮小麦；进食汗出不止者可加糯稻根、煅石膏、知母；上半身汗出者可加百合、五味子、金樱子；下半身汗出者可加白茯苓、车前子、芡实米；汗出恶风者可加防风、生黄芪、苍术、白术；汗出畏风者可加桂枝、白芍调和营卫。

2. 阳虚发热

面色㿠白，形寒肢冷，四肢不温，发热而欲近衣被，或多加衣被，体倦嗜卧，头晕乏力，腰膝酸软，食少便溏，舌质淡，舌体胖大，苔白滑或润，或有齿痕，脉沉细或沉濡无力。

证属：肾阳虚衰，火不归元。

治法：温补阳气，引火归原。

方药：金匮肾气丸或右归饮。

方中附子、桂枝温补阳气，因补阳必在养阴的基础上方能奏效，故再加山茱萸、熟地补益肝肾；茯苓、山药扶中健脾；丹皮、泽泻清泄肝肾。若四末冰冷，畏寒较重者可加巴戟天、鹿角霜、仙灵脾、仙茅；若上热下寒较著，如头面发热，颧红如妆，也叫戴阳证者，可加黄连、白芷、牛膝；若大便稀溏，腹泻较甚者可加伏龙肝、防风、补骨脂、肉豆蔻、吴茱萸、苍术、诃子、炮姜；若下肢水肿属于阳虚水停，气化不利者可加桂枝、炮附子、益智仁、茯苓皮、车前子、川椒目等。

3. 血虚发热

发热，其热势不高，多为低热，面色苍白少华，唇色爪甲色淡，头晕目眩，体倦乏力，心悸不安，舌质淡，苔白，脉细缓。

证属：血虚失荣，阴不济阳。

治法：益气养血。

方药：归脾汤或八珍汤加减。

方中黄芪、党参、白术、甘草健脾益气；当归、龙眼肉补血养血；酸枣仁、远志养血安神；木香健脾理气。血虚较著者可加生阿胶，熟地黄、山茱萸、制首乌、枸杞子、黄精养血；头晕心悸较著者可加天麻、鸡血藤、女贞子、旱莲草；发热较著者加地骨皮、白薇、银柴胡清退虚热。

4. 阴虚发热

午后或夜间发热，五心烦热，潮热盗汗，咽干口燥，失眠多梦，或大便干燥，小便短赤，舌红少苔，或舌光无苔，或裂纹，脉细微。

证属：阴虚阳亢，虚火内炽。

治法：滋阴清热。

方药：秦艽鳖甲汤或知柏地黄丸加减。

方中青蒿、银柴胡、秦艽、地骨皮、知母清退虚热；鳖甲、龟甲滋阴潜阳。手足心热者可加黄连、黄柏、竹叶卷心、水牛角粉；口干咽燥较著者加玄参、生地黄、天冬、麦冬、石斛、天花粉；失眠多梦者可加天竺黄、胆南星、炒枣仁、夜交藤、百合、柏子仁；盗汗较著者可加煅龙骨、煅牡蛎、浮小麦、糯稻根、五味子、金樱子、芡实米；大便干结者可加火麻仁、瓜蒌仁、生地榆、肉豆蔻等。

5. 血瘀发热

一般来说初病在气，久病入血入络，血脉属阴，发热常在午后或夜晚发热，肢体或周身某处有固定的痛处或肿块。面色暗黄或晦暗，咽干口燥，不思水饮，伴有口气发腥，气味难闻，舌质紫暗或青紫，有瘀点、瘀斑，脉象弦滞或涩。

证属：血行瘀滞，瘀血内生。

治法：行气活血，化瘀清热。

处方：血府逐瘀汤加减。

方中当归、赤芍、川芎、地黄养血活血；桃仁、红花、牛膝活血散瘀、引瘀血下行；桔梗、柴胡、枳壳理气行气，"气为血之帅，血为气之母，气行则血行，血行瘀自散"。若身热夜甚者可加白薇、丹皮、赤芍、秦艽；肢体肿痛者可加川楝子、延胡索、生牡蛎、鸡内金、甘草、郁金等；若肿痛或癌症患者发热，可在扶正的基础上适当加一些半枝莲、半边莲、白花蛇舌草、山慈菇、斑蝥、长春花、白英等。

6. 气郁发热

"气有余便是火"，长期的精神抑郁、情绪波动，郁而化火，可导致发热，但热势不高，可呈潮热或低热，伴有胸胁胀满，烦躁易怒，口干口苦，恶心欲吐，纳呆食少，舌红苔黄，脉弦微。

证属：气郁日久，化火生热。

治法：疏肝解郁，理气泻热。

方药：丹栀逍遥散、龙胆泻肝丸加减化裁。

方中柴胡、佛手、合欢皮、玫瑰花、代代花、薄荷疏肝解热；栀子、丹皮、胆草、黄芩、桑叶清肝清热；当归、白芍、生地养血柔肝；白术、茯苓、甘草补脾建中。若发热较甚者可加青黛、夏枯草、连翘、羚羊角粉；若胸闷胁胀，郁闷较著者，可加川楝子、香附、郁金、陈香橼、青皮、沉香解郁疏肝；恶心欲呕者可加苏梗、生赭石、厚朴、砂仁、檀香、莱菔子；若口苦较著者可加虎杖、马鞭草、熊胆粉等。

7. 痰湿郁热

发热不甚，午后热甚，面色萎黄或晦暗，心中烦热，胸脘痞满，呕恶纳呆，小便黄少，大便稀薄或黏滞不爽，舌苔白或黄腻，脉濡数。

证属：痰湿化热，遏郁中焦。

治法：清热燥湿，化痰和中。

处方：黄连温胆汤加减。

方中黄连、茯苓、通草、竹叶清热化湿；半夏、厚朴燥湿化痰；枳实、陈皮理气和中。若发热较著者可加黄芩、青蒿、秦艽清解少阳；恶心口苦或口中黏腻发甜者可加藿香、佩兰、竹茹、枳实、胆星、生赭石、苏叶、苏梗；胸胁胀满较甚者可加郁金、沉香曲、青皮、生牡蛎、川楝子；大便黏腻不爽者可加秦皮、胡黄连、木香；若发热定时可加柴胡、常山、草果、槟榔等。

论治胃病五辨

针对胃病，余特别重视寒热、气血、虚实、阴阳、脏腑的辨别，以为立法处方的基础，临床颇为实用，今择要介绍如下。

一、辨寒热

1. 脾胃虚寒

此系胃病日久，阳气耗损，导致阳气不足，寒气积聚。其症可见：面色淡黄或㿠白少华，畏寒肢冷，神疲倦怠，脘腹冷痛，胃胀纳呆，口淡不渴，大便溏薄，舌质淡，苔薄白，脉沉濡而弱。治以辛甘以化阳，辛温以散寒。方用香砂六君子汤加草豆蔻、吴茱萸、淡干姜。若阳气衰微加炮附子、肉桂心，以补肾阳，使火能生土；若胃脘冷痛，可加白檀香、桂枝尖、炙甘草；若疼而喜按加桂枝、白芍以温养散寒。

2. 脾胃湿热

其症可见：胸脘腻滞不适，时有胃痛，纳呆口黏，时泛恶吞酸，口渴而不能饮，大便黏腻不爽，小便短赤，舌红苔黄或黏腻积腐不化，脉象滑数或濡数。治以清热利湿，和胃健脾。方用藿佩夏苓汤加黄连、黄芩、生薏苡仁、广陈皮、白豆蔻、绵茵陈、生麦芽。热甚者加生石膏、竹茹；湿盛者加胡黄连、滑石；脘腹胀滞者加大腹皮、槟榔、川朴；恶心呕吐者加黄连、苏叶梗。

3. 寒热互杂

多因本身脾胃素虚，加之过食生冷，日久积寒化热，以致寒热互杂，中气困顿，治疗较为棘手。治以辛开苦降，温通散寒，消补并施。方用半夏泻心汤加减：太子参、姜半夏、淡干姜、草豆蔻、川黄连、枯黄芩。若食入即吐加苏梗、枳实；食后反吐加伏龙肝、白檀香、吴茱萸；脘腹胀满加枳壳、川朴；胁肋胀满加青陈皮、川楝子、佛手、玫瑰花；胃胀加延胡索、香附；伴寒热往来加柴胡、秦艽、生姜。

二、辨气血

1. 脾胃气滞

外感内伤均可引起，尤以七情因素为多。其症可见：胃痛时作，胀满不适，呃逆嗳气，恶心呕吐，纳呆食少，大便不调，舌苔厚或腻，脉沉涩而滞。治以理气健脾，和胃消食。方用加味保和丸加川朴、广陈皮、青皮、香附、砂仁、苍术。恶心呕吐重加生姜、半夏、茯苓；两肋窜胀呃逆加代赭石、旋覆花、枳实、陈香橼；口干且苦加竹茹、川黄连；腹痛胀气加大腹皮、槟榔、橘核、广木香。

2. 胃络瘀阻

久病入络，血脉瘀滞。其症可见：胃痛如针刺，夜间痛甚，或伴口中发腥，记忆力减退，或有胃痛牵及胸胁连背，口干不欲饮水，或大便硬结，其色如黑漆，或大便腥臭异常，舌质暗淡，边有瘀点或瘀斑，苔水滑，脉沉弦涩滞。治以活血散瘀，通络止痛。方用失笑散加味：生蒲黄、五灵脂、紫丹参、桃仁、红花、川郁金、延胡索、当归、穿山甲。胃痛较剧者加乳香、没药、西红花[另兑]；胁背痛者加络石藤、丝瓜络、川楝子；大便黑者加大黄末冲服。

三、辨虚实

1. 实证

多由外感风寒暑湿、内伤饮食积滞、痰浊瘀血聚结等引起。其症可见：胃脘或腹部胀痛而拒按，呃逆频作，恶心呕吐，食后痛甚，纳呆口臭，大便或干或溏。

（1）外感风寒：多伴微恶风寒，呕吐稀水，其痛得热稍减，遇冷加重，或腹胀且窜，上冲则恶心，下窜则腹胀矢气，或泻下清稀，舌淡苔白或滑，脉浮弦滑或缓。治以温中散寒。方用胃气止痛丸加味：香附、高良姜、白檀香、吴茱萸、荜澄茄。腹痛甚者可用理中汤加味：党参、伏龙肝、淡干姜、炒白术、乌药、小茴香、广木香。

（2）外感暑湿：多伴胸脘痞满，身热不扬，温温欲吐，口中不爽，纳呆泛恶，大便黄黏，舌苔黄腻，脉弦滑。治以藿香正气加生薏苡仁、枯黄芩、川黄连。身热不扬加连翘、栀子壳、茵陈、蝉蜕；口干黏腻加佩兰、白豆蔻、半夏曲；大便黏滞不爽加秦皮、槟榔、瓜蒌仁。

2. 虚证

不外乎阳（气）、阴（津）的不足，其辨治可参考本书有关内容，在此不多论述。

四、辨阴阳

1. 脾胃阳虚

多因病久或素体脾胃虚弱，中气不足，进一步累及阳气，以致脾胃阳虚。其症可见：面色萎黄或苍白，畏寒肢冷，神疲乏力，胃脘胀痛，纳呆食少，食后腹胀，口淡不渴，气短懒言，大便溏薄，舌淡苔白或腻，脉细而弱。治以甘温益气，健脾和胃。方用香砂六君子汤、升阳益胃汤、黄芪建中汤等。若阳虚日久，中气下陷，可用补中益气汤升阳举陷；若胃腹冷甚，可加白檀香、吴茱萸、台乌药、淡干姜、炮附子；若大便溏薄，经久不愈，可加用赤石脂、禹余粮，以健脾益气，收敛固泻。

2. 脾胃阴虚

胃阴不足，其症可见胃中灼痛，胃中嘈杂，知饥不欲食，口干思饮，心烦失眠，大便干结，舌质红绛，少苔，或无苔，或花剥苔，脉细数。治以养阴清胃。方药可用甘寒、酸甘之品，如益胃汤加生甘草、大乌梅、白芍、白豆蔻、川石斛、天花粉、生扁豆、生地等。脾虚阴亏者，其症可见：口干口渴，吞咽困难，口唇燥裂，或见皮肤干燥，面色萎黄无泽，手足心热，形体消瘦，舌质淡红而嫩，苔少或剥或干，脉濡细或细数，治以甘润生津，养脾润燥。方用脾约麻仁丸。若大便干燥者可用麻仁滋脾丸或麻仁润肠丸，以求滋水行舟之功。

五、辨脏腑

1. 肝木克土

若肝郁不舒，郁而化火，横逆犯胃，其症可见：胃痛牵及两胁作痛且胀，口苦吞酸，恶心欲吐，呃逆嗳气，舌质淡或红，苔黄或腻，脉弦滑数。法拟疏肝和胃。方用柴胡疏肝散加减：醋柴胡、杭白芍、广郁金、青陈皮、陈香橼、枳壳、川楝子、代代花、玫瑰花、生白术、茯苓。若口干口苦加川黄连、焦山栀；恶心欲吐加姜半夏、竹茹、莱菔子；反胃吞酸加左金丸；胁肋胀痛加金铃子散；胃脘灼痛加生石膏、蒲公英。若肝气乘脾，则可见腹痛且胀，痛则即泻，泻下痛减。法拟抑木扶土，方用痛泻要方。

2. 脾肾阳虚

脾与肾分别为先后天之本，先天之肾靠后天之脾滋养，后天之脾又赖先天肾阳的温煦推动。若病久脾肾阳虚，其症可见：四肢发凉，畏寒喜暖，面色萎白，疲乏无力，大便稀溏或完谷不化，舌质淡，脉细小无力。法拟温补脾肾。方用四神丸合附子理中汤加减：补骨脂、肉豆蔻、吴茱萸、五味子、炮附子、肉桂心、炮姜、山药、山茱萸、炒白术、大熟地。

|治疗胆系疾病的探讨|

一、湿热蕴结，气机阻滞

主证：右上腹疼痛，牵及后背部，常以夜间加重，口干口苦，口中发黏，恶心欲吐，甚或呕吐胃内容物或酸苦水，不思饮食，大便秘结或黏腻不爽，小便短赤，舌苔黄厚腻，脉象弦数。治以疏肝利胆，清热化湿，和胃止呕。方用柴胡疏肝散加减：醋柴胡、延胡索、川楝子、黄连、紫苏叶梗、藿香、佩兰、络石藤、绵茵陈、生薏苡仁、熟大黄、飞滑石。若胸腹痛著加郁金、枳实；两胁痛加青陈皮、陈香橼；胃胀腹满加大腹皮、川厚朴、莱菔子；呕吐酸苦水加炒黄连、煅瓦楞、乌贼骨、法半夏；口中黏腻不爽加藿香梗、白豆蔻、佩兰叶；食后饱胀加炙鸡金、焦三仙、建神曲；大便黏稠加北胡连、川萆薢。

二、湿热郁结，胆汁排泄不利

主证：身目发黄，鲜明如橘子色，口苦心烦，口渴喜饮，饮水不多，恶心呕吐，食欲不振，胸胁痞满而疼痛，周身乏力，时伴恶寒发热，大便干燥，小便黄少，舌红苔黄干或滑或腻，脉弦滑数。治以清利肝胆，祛湿退黄。方用加味茵陈蒿汤：绵茵陈、枳实、牡丹皮、滑石块、虎杖、白花蛇舌草、蒲公英、生大黄、板蓝根、赤小豆、金钱草、姜半夏、青连翘、元明粉^{冲}。胸背胁痛著者加郁金、川楝子、延胡索、络石藤；身黄不退者加紫草、益母草；两目发黄较甚者加黄芩、桑叶、桃仁、红花、茺蔚子；心烦欲吐者加焦栀子、淡豆豉；食纳不佳者加阳春砂、莲子肉、生稻谷、麦芽；食后胀满，宿食不化者加川厚朴、焦六曲、焦山楂、焦白术、炙鸡金；尿少色黄者加白通草、生薏苡仁、白茅根、晚蚕沙；大便干结或黏腻不爽者加川萆薢、大瓜蒌、番泻叶、北胡连、生大黄、元明粉^{冲}。

三、湿热蕴结，久酿成石

主证：右上腹剧烈疼痛，莫非氏征（＋），牵及右胁作胀且痛，畏寒发热，食入及吐，呕吐酸苦物，腹胀且痛，甚则肩背亦痛，心急易怒，时伴大便稀溏，日行五六次，泻后暂安，舌苔黄厚腻，脉弦滑数，两关独弦紧。急以疏肝理气，清热导滞，利胆排石，和中止痛为治。方用利胆化石汤：醋柴胡、赤芍、金钱草、炙鸡金、海金砂、川楝子、延胡索、鹅不食草、川厚朴、沉香面^{冲}、川黄连、紫苏叶梗、没药、茯苓块、炒枳实、焦山楂。为进一步加强化石排石之效，当增入咸寒软坚散结、活血化瘀之品如三棱、莪术、当归尾、桃仁、红花、苏木、穿山甲、水蛭、生牡蛎、僵蚕等。

四、上热下寒，蛔虫妄动

主证：右上腹疼痛，呈阵发性钻顶样绞痛，并向肩和腰部放射，面色苍白，身冷大汗，面容痛苦，疼痛难忍，辗转不安，进食稍安，心烦易怒，口干口渴，不思水饮，时腹自痛，大便偏溏，小便尚调，舌苔薄黄，脉象沉弦，左关弦紧。治以清上温下，安蛔利胆。方用安蛔利胆汤：大乌梅、川花椒、北细辛、使君子、生姜片、焦白术、延胡索、没药、苦楝皮、生槟榔、雷丸、鹤虱、杭白芍、广木香、台乌药、蒲公英、生大黄。水煎后加醋适量调服，空腹服用。另配驱蛔灵、肠虫清等。

五、脾虚湿盛、肝胃失和

主证：面色萎黄、气短乏力、胸闷不饥，痰湿壅盛，时泛清水，恶心欲呕，稍食则胀，食油腻则加重，大便溏泻，小便清长，舌质淡苔薄，边齿痕或舌体胀大、水滑，脉象濡缓少力。证属中阳不运，水湿不化，气机不调。治以益气补中，疏肝和胃。方药：潞党参、焦白术、炒山药、莲子肉、茯苓块、生薏苡仁、炙黄芪、生姜片、广陈皮、法半夏、炒萸连、建神曲、醋柴胡、缩砂仁等。

按语：胆系疾病其发病诱因是很繁杂的，并非是一种病因造成，虽然湿热是其致病的主要因素，但对于寒湿者也是屡见不鲜。同时又有阴黄阳黄之分、在脏在腑之别，以及发病时间的短长、发病其势的急缓等等，治疗亦异。如湿热当清利湿热，寒湿则温中化湿。湿热稽留日久不化，伤阴耗液，血质稠浊，入血停瘀，气机失调，郁久酿湿为石。然在治疗当中湿热（或寒湿）为患，首畅气机为要务，首扶脾胃为要义，使木郁达之、火郁发之、湿郁利之、土郁奇之，则肝气畅调，胆汁疏泄，脾胃和调，这也是治疗之根本。

|头痛安愈煎之妙用|

处方：生石决明^{先}20g、天麻9g、蔓荆子9g、细辛3g、白僵蚕9g、全蝎6g、川芎6g、红花12g、白附子6g、杭菊花12g、制南星6g、生甘草3g、当归12g。

功效：平肝息风，清化痰热，通络止痛。

方解：方中生石决明、天麻平肝潜阳，息风止痉；蔓荆子、川芎、细辛祛风散寒，清热通窍；白僵蚕、全蝎功窜灵功，搜风镇痉；白附子、制南星祛风止痉化痰；川芎、当归养血上行，荣养清窍；杭菊花上通脑窍，疏散风热；佐以红花活血散瘀，通络止痛；参合甘草、生姜调和诸药，和中缓急。诸药合用共奏平肝息风，清热化痰，通络止痛之功。

加减运用：头沉或后头痛甚者加羌活6g、葛根6g、苍术10g；前额痛者加香白芷6g、辛夷6g、南薄荷[后]6g；目眶疼痛者加青葙子9g、苦丁茶9g；左侧痛者加大熟地12g、杭白芍15g、女贞子9g、鸡血藤9g；右侧痛者加柴胡6g、胆草9g、茺蔚子6g；巅顶痛者加藁本9g、生龙齿[先]12g、生紫贝齿[先]9g、川牛膝9g、白蒺藜9g、钩藤9g；阴虚阳亢伴眩晕者加生龙牡[先]30g、女贞子9g、旱莲草10g、制龟甲12g；湿热重，苔黄厚腻者加绵茵陈20g、滑石块15g、夏枯草12g；痰湿盛，苔白厚腻者加藿香梗9g、佩兰叶[后]9g、云苓块15g、清半夏12g；恶心呕吐者加苏叶梗各9g、炒萸连6g、生赭石[先]15g、姜半夏9g；头痛伴耳鸣如蝉者加净蝉蜕6g、盐知柏[各]6g、大生地15g、桑椹子12g；头痛伴耳鸣如火车声者加龙胆草9g、决明子10g、北槐米9g；伴迎风流泪者加密蒙花10g、谷精草9g、木贼草9g、枸杞子9g；气虚以上午头痛较著，汗出气短者加太子参15g、炙黄芪15g、怀山药9g、五味子9g；血虚以下午头痛较重，或有四肢麻木、唇舌口淡者加首乌藤10g、牛阿胶[烊化]12g、霜桑枝30g；头刺痛者加没药10g、延胡索10g、穿山甲10g；头胀痛者加罗布麻9g、夏枯草15g、决明子10g；若头痛日久，舌质淡暗，瘀点瘀斑者可酌加赤芍15g、当归尾12g、桃红[各]12g、淡木通6g等。

按语：余用本方治偏正头痛，尤以治疗西医学之神经性、血管性头痛为主，其证候特点是病程缠绵、间断性反复发作。一般与情绪波动、过劳过累有关。妇人以经期后疼痛明显，时整个头痛，或一侧，或两侧，或前额，或后枕部。痛大多数以剧烈跳痛、胀痛或刺痛为主，或伴有眩晕、目视旋转、恶心呕吐、失眠不安、烦躁口苦等。据其症候当属中医学"头痛""偏头痛""偏头风"等病症范畴。本病致发有自外而感，风寒侵袭肌表，上凌头目，郁而化热，清窍失养；有自内而生，大多属风阳上扰，痰热痹阻，血络失和，气血不通，不通则痛之弊。故《内经》云："巅顶至高，唯风可到。"古人谓："久病多瘀，不通则痛。"又因外风引动内风，风之性质，游走不定，善行而数变，外风与内风同气相求，故相引而发病。只要抓住致病的主要因素，准确地辨证与用药，就可获得较为满意的疗效。

| 乌梅丸的临床新用 |

根据乌梅丸的药物组成，采取辛甘化阳、酸甘化阴之法，使之补偏救弊，以济人体阴阳之偏差，以柔人体气血之不足，从而达到祛病邪、扶其本、调气机、畅运化、强功能、实脏腑、保健康的作用。兹举例以明之。

病案举例

1. 王某，女，27岁。

主因"急性上腹痛3日"就诊。患者3天前，因进食冷物而致突然上腹疼痛且胀，伴有恶心呕吐，胃内容物且酸且苦，在某外院诊为急性胃炎。刻下症见：表情痛苦面容，弯腰捧腹，呻吟不止，查右上腹轻度压痛，反跳痛（－），莫非氏征（＋），舌红苔薄黄，脉弦滑数。遂诊断为胃脘痛。以乌梅丸加减。

辨证：寒热错杂，肝胃失和。

治法：清温并施，寒热平调，疏肝和胃。

处方：乌梅15g　　　炒白芍15g　　　川椒6g　　　淡干姜3g
　　　炒黄连6g　　　川楝子9g　　　延胡索9g　　　青陈皮6g
　　　枳壳10g　　　苏叶梗^各6g　　　青竹茹9g

3剂，水煎服。

二诊：服1剂药后，上腹痛减轻，2剂药后痛尽止，3剂后尚能进食而不吐。宗上方继以疏肝理气之品，调和脾胃，2周后诸证悉除。

2. 解某，女，37岁。

患者素有十二指肠溃疡病史，每年春秋发作。近1周因出差奔波，起居不时，饮食不调，生活规律紊乱而突发上腹部疼痛拒按，食后加重，反酸嗳气，并伴恶心呕吐，严重时呕吐胆汁，水米难以下咽。曾在某外院诊为胃溃疡急性发作，胆囊炎不排除。刻下症见：胃痛剧烈，泛酸烧心，喜暖畏寒，唇焦口燥，手足欠温，大便干燥，小便短赤，舌质淡暗少津，苔薄白，脉象弦细。方拟乌梅丸加减。

辨证：寒热错杂，中运失健，胃气失和。

治法：清温并施，健脾利湿，和胃止痛。

处方：乌梅12g   桂枝5g   花椒3g   高良姜9g

       蒲公英15g   炒黄连6g   当归9g   延胡索9g

       煅瓦楞子9g   杭白芍15g   生白术9g   炒吴茱萸6g

4剂，水煎服。

二诊：药后上腹痛好转，但仍时有泛酸嗳气，知饥欲食，稍进流食，舌脉同前，上方加乌贼骨15g、生麦芽30g。3剂，水煎服。

三诊：药后症状基本消失，效不更方，继服7剂。再另配越鞠保和丸1/3袋，日服2次，以巩固疗效。

3. 刘某，女，32岁。

患者3天前无明显诱因突发上腹部急性持续性疼痛，且阵发性加剧，并伴恶心呕吐，不得进食，口干口苦，口渴思饮，水入即吐，兼有恶寒身热，心烦易怒，午后尤著，大便3日未行。B超提示：胆囊炎。自述晚饭后及夜间疼痛较著，牵及后背部酸痛不适，胃腹与两胁作胀，舌质红，苔黄厚腻，脉沉弦滑数，尤以两手关脉更弦。方用乌梅丸化裁。

辨证：湿热内蕴，上热下寒，肝气犯胃。

治法：清上温下，疏肝理气，和胃利湿。

处方：乌梅9g   高良姜6g   细辛2g   川黄连6g

       广木香6g   广陈皮9g   杭白芍12g   乌药9g

       吴茱萸3g   清半夏12g   茯苓15g   金钱草30g

       川楝子9g   延胡索9g

3剂，水煎服。

二诊：药后上腹部疼痛基本消失，唯感食后胀满不适，上方加焦稻芽10g、焦麦芽10g、焦山楂15g、建神曲12g。4剂，水煎服。

三诊：药后食入腹胀好转，舌脉同前，继服14剂。又服加味逍遥丸1/3袋，日服2次，痊愈。

按语：上述病例分析，虽引起急性上腹痛的病种有溃疡、胆囊炎，及其他炎症之不同，但其病机则一，实则由寒热错杂、气机不达、肝失疏泄而致，故用乌梅丸加减化裁治疗。通过临床运用观察，乌梅丸绝非单一为蛔厥、久利而设，而是治疗厥阴病的主方。凡是病情的发展演变，其性质如有上热下寒、寒热错杂、虚实夹杂之临床见证者，皆可根据具体病症，以本方加减治之。

| 再论眩晕之治 |

眩晕一症，临床颇为多见，究其病因病机虽然错综复杂，但不外虚实两途。临证时当谨遵"扶其所主，先其所因"之旨，详审标本缓急而治之。

一、肾精不足，脑髓不满

《灵枢·海论》篇："脑为髓之海，其输上在于其盖，下在风府。……髓海有余，则轻劲多力，自过其度，髓海不足，则脑转耳鸣，胫酸眩冒，目无所见，懈怠安卧。"偏于阴虚者多见颧红盗汗，五心烦热，口咽干燥，午后低热，舌红少苔，脉细数且弦。法拟补肾益精，清热养阴。方用左归丸化裁：山茱萸、熟地黄、枸杞子、菟丝子、鹿角胶、龟甲胶、桑椹、女贞子、山药。阴虚内热较盛者加盐知母、盐黄柏、地骨皮、制鳖甲、牡丹皮；五心烦热，口咽干燥较著者，加莲子心、焦栀子、玄参、天花粉；两目干涩，视物不清者，加石斛、菊花、白芍、夜明砂；腰酸膝软者加桑寄生、川续断、怀牛膝；偏于阳虚者可用杜仲炭、金毛狗脊、山茱萸、仙灵脾、肉桂、巴戟天、鹿角胶、川羌活。

二、阴虚阳亢，化热生风

其症可见：头目眩晕，耳鸣失聪，头痛且胀，面色潮红，心烦易怒，失眠多梦，口干口苦，腰酸腿软，或伴麻木，舌红苔薄而黄，脉象弦细且数，尤以左脉弦大。法拟滋阴潜阳，清热息风。方用天麻钩藤饮加减：天麻、钩藤、生石决明、夏枯草、熟地、白芍、何首乌、生龙牡、女贞子。若头晕较甚者加白蒺藜、生龙牡、生紫贝齿；头晕欲仆，恶心欲呕者，加旋覆花、生赭石、灵磁石、生寒水石；耳鸣频作者加蝉蜕、酒大黄；心急易怒，目珠红赤者，加羚羊角[冲]、栀子、黄芩、桃仁、红花、龙胆草；头摇肢颤，舌强语謇者，加珍珠母、鸡血藤、制全蝎、生龙齿、木通、制龟甲。

三、气虚血瘀，清阳不举

其症可见：眩晕时发时止，伴头痛如针刺，气短心悸，胸部憋闷，稍劳加重，健忘失眠，唇舌淡暗，舌尖边瘀点或瘀斑，舌下脉络瘀紫，脉象沉滞而涩。法拟益气活血，化瘀通络。方用归脾汤合通窍活血汤化裁：炙黄芪、党参、当归、川芎、桃仁、红花、天麻、苏木、赤芍、三七粉、白术。若气虚至甚，言微语低，少气多汗，倦怠少力者，重用黄芪、炙黄精、山药、小麦；头痛针刺较剧者加延胡索、穿山甲、生蒲黄；胸闷刺痛者加川郁金、降香、薤白头、瓜蒌；若阳气不足，畏寒肢冷者加桂枝、炮附子。

四、痰浊中阻，蒙蔽清阳

《丹溪心法·头眩》云："头眩，痰挟气虚并火，治痰为主，挟补气药及降火药。无痰则不作眩，痰因火动，又有湿痰者，有火痰者。"临床可见：眩晕时作，头重如裹，视物不清，胸闷恶心，胃腹胀满，不思饮食，甚则呕吐痰涎，倦怠嗜睡，舌淡苔白且腻，脉象弦滑或濡数。法拟燥湿化痰，健脾和胃。方用半夏天麻白术汤化裁：半夏、天麻、生白术、枳实、陈皮、茯苓、生薏苡仁、盐泽泻。若头晕耳鸣，四肢麻木可加钩藤、白蒺藜、生龙牡、木瓜；头目胀痛，心烦口苦，口中黏腻加藿香、佩兰叶、竹茹、夏枯草、黄连；面部虚浮者加防风、羌活、苍术；恶心呕吐频作者加生赭石、旋覆花、生姜片、草豆蔻、厚朴；胸部脘闷不舒者加郁金、石菖蒲、杏仁、制紫菀；胃脘胀甚，纳呆食少者加砂仁、白檀香、厚朴、枳实、鸡内金、神曲；胃腹冷痛，喜暖喜按者加吴茱萸、高良姜、乌药、木香；痰浊壅盛，食入即吐有热者加川黄连、苏叶、竹沥、天竺黄、胆南星；食后反吐有寒者加丁香、柿蒂、扁豆、生姜等。

对于眩晕一症，据临床观察，因男女有别、老少不同、轻重不一、虚实夹杂，治疗亦异。只有详审病因，把握病机，辨证准确，立法严谨，用药得当，才能获得满意的疗效。同时根据"初病在气，久病入血"的病理转机，一般病程时间较长的，在拟方施药中酌加一些活血化瘀药，如：苏木、桃仁、红花、穿山甲、赤芍、蒲黄之属，效果更佳。

| 如何治疗早泄 |

　　早泄在临床上并非少见，西医学认为该病属于性功能衰弱或性神经衰弱症。患者虽不觉大病在身，确也深感痛苦难言。根据临床观察、外科检查以及精子化验，患者与常人大致相同。然而有部分患者，通过前列腺检查，可见不同程度的肿大增生、充盈，前列腺液化验，可见有少量或成堆的脓球、白细胞，卵磷脂小体占视野50%~80%不等。由此可见，前列腺的病变也是引起早泄的病因。故对于前来就医的早泄患者，首先应排除前列腺疾病。

　　早泄一症，其症结关键在于物质基础不足，也即阴精（血）匮乏，虚火妄动，热扰精室，肾虚失摄，此其一也；水不涵木，肝木偏亢或郁火下趋，络于阴器（阴茎），宗筋放纵，此其二也；湿热下注，引动相火，精气离位，湿热中阻宗筋，阴茎失于精血填充，或泄或痿，此其三也；思虑过耗，心阴不足，化源缺如，心肾不交，水火不济，此其四也。现将临床中常见的早泄中医辨证分型举例如下。

　　1. 阴虚内热

　　其症可见：身体瘦弱，神疲力乏，五心烦热，颧红盗汗，两目干涩，舌红苔薄，脉沉细数。方药：知母9g，黄柏9g，牡丹皮12g，生地黄12g，熟地黄12g，枸杞子15g，山药15g，盐泽泻15g，白芍15g，女贞子9g，桑椹30g，木通6g，生甘草梢9g。伴性急易怒，头晕头痛，口苦口干，属肝阳上亢者酌加石决明、生龙牡、紫贝齿、牛膝；伴腰酸肢软者加桑寄生、杜仲、续断。

　　2. 心脾两虚

　　此乃化源不足，心火妄动。其症可见：心慌心悸，头晕乏力，眠差梦多，气短纳呆，舌淡尖红，苔薄，脉沉细无力。药用：生黄芪30g，当归15g，龙眼肉12g，缩砂仁[后]6g，柏子仁12g，炒枣仁15g，夜交藤15g，莲子心6g，莲子肉15g，白术12g 太子参15g，五味子9g，茯神木15g。心悸重者加珍珠母、远志、丹参；纳呆腹胀明显者加生稻芽、生谷芽、生麦芽、莱菔子、生山楂、藿香、佩兰、厚朴；头身麻木者加桑枝、鸡血藤、阿胶。

　　3. 湿热下注

　　其症可见：周身困乏，胸膈满闷，口干口渴不欲饮，口苦心烦，嗜睡纳呆，小便短赤或混浊不清，大便黏腻不爽，舌苔白腻或黄腻，甚者口中发甜，脉沉濡而滑。方药：鲜藿香12g，佩兰12g，薏苡仁30g，胡黄连9g，半夏12g，茯苓15g，木通6g，川草薢12g，滑石15g，竹叶9g，通草6g，大豆黄卷9g，赤小豆30g。若伴前列腺炎者，可加野菊花、败酱草、蒲公英、金钱草、生草梢、桃仁、红花、当归、赤芍、鲜茅根、大小蓟、萹蓄、灯心草。

4. 水不涵木

即为君相火旺，心肾不交。其症可见：精神疲惫，颜面潮红，心悸易怒，眠差梦多，腰酸膝软，遗精滑精，下肢无力，舌红苔薄，脉弦细数。方药：知母9g，黄柏9g，牡丹皮12g，茯苓12g，远志12g，麦冬15g，煅龙牡^各30g，制龟甲15g，桑椹15g，枸杞子15g，炒枣仁30g，夜交藤30g，莲子心9g，肉桂6g，生地黄30g。遗精、滑精较著者可酌加五味子、金樱子、芡实。

5. 木郁化火，宗筋放纵

其症可见：精神抑郁，急躁易怒，胸胁胀满，时时隐痛，善太息口苦，小便涩痛，舌赤苔黄，脉弦滑数，左关脉沉弦且大。方药：醋柴胡9g，合欢皮30g，青皮9g，陈皮9g，焦栀子12g，制香附9g，当归12g，丹皮12g，代代花9g，玫瑰花9g，郁金9g，淡木通6g，丝瓜络9g，青黛6g。若胸胁疼痛较重者加川楝子、延胡索；口苦甚者加竹茹、黄连、龙胆草、生甘草。

同时当嘱患者精神放松，节欲保精，禁忌酒后行房，免除恐惧之感，配合服药，多可获效。

|治病求本之我见|

《阴阳应象大论》云："阴阳者，天地之道也，万物之纲纪，变化之父母，生杀之本始，神明之府也，治病必求于本。"所谓本者，一者本于阴阳，二者本于质也，也就是疾病之根本。医家张介宾在《景岳全书·求本论》中云："万物皆有本，而治病之法，尤唯求本为首务。所谓本也，唯一而无二也。盖因外感者，本于表也；或因内伤者，本于里也。或因热者，本于火也；或因冷者，本于寒也；邪有余者，本于实也；正不足者，本于虚也。但应察其因何而起，起病之因，便是病本。"治病求本是中医学所独有的，且具有浓郁的特色，不同于一般的"对症治疗"，也不同于西医学"辨病治疗"的一种严谨的中医治疗手段和方法，真可谓中医临床治疗学之真谛。

然目前临床治疗当中存在着一种弊端，那就是有些人忽视中医学"治病求本"的基本原则，大开"头痛医头，脚痛医脚"之戒，没能很好地遵循中医学特定的诊察方法，置八纲、脏腑辨证于不顾，而是问病下药。比如：咳嗽喘憋给消咳喘；咽痛给清咽丸；头晕给清眩丸；便干给牛黄解毒丸；眠差给朱砂安神丸；肝痛给疏肝止痛；胸痛给冠心苏合；腰痛给腰痛片。汤药也如此，如：头病予川芎、白芷；胁胀予川楝子、青皮；口苦予胆草、竹茹；纳差予焦三仙、鸡内金；牙痛予荜茇、细辛；腿软予杜仲、牛膝；气短予黄芪、党参等。症状一系列，用药一大堆，不四诊相参、辨证施治，不判断到底是哪一经、哪一腑、哪一脏，不察其病本在表在里、在气在血、在阴在阳、属虚属实，而是随心所欲、信手开药，药方七拼八凑、杂乱无章。更有甚者，投病人之所好，病人点什么药就开什么药。不仅浪费大量药材，增加不必要的医疗开支，而且往往给病人带来由于治疗失当而产生的难言之苦，甚或延误病情，造成不堪设想的严重后果。

那么如何能药到病除呢？医家王应震提的好："见痰休治痰，见血休治血；无汗不发汗，有热莫攻热；喘生休耗气，精遗不涩泄；明得个中趣，方是医中杰。""明得个中趣"实际上就是通过审证求因、追本溯源，知晓疾病的实质。如此治疗，随拨随应，效如桴鼓，可谓医中之圣杰。引申来讲，试以痰为例，"脾为生痰之源，肺为贮痰之器"，脾恶湿，湿伤脾，脾阳不振，聚湿生痰，上贮于肺，肺失宣降，故有咳痰气喘是症。此当责之于脾，健脾利湿乃治病之本。然命门火衰，肾阳无从蒸动，膀胱无从气化，水湿无从下窍而出，泛溢于上，水困中州，湿聚生痰，同样可出现咳痰气喘是症，而治法则不同。治当以温肾助阳、化气利水，此乃治病之本。又如"恶寒"一症，与新感内伤有别。新感恶寒多加衣被而恶寒不减，当用辛温或辛凉解表散寒为主；内伤恶寒则多加衣被而恶寒即减，还应温阳益气、实卫固表为急。在临证治疗中，症状错综复杂，舌脉千变万化，这不但需要用高深的理论基础来指导临床，更重要的是根据病症的转归演变过程，把握住证候的性质特点。譬如《素问·至真要大论》中"诸寒之而热者取之阴，热之而寒者取之阳"，说明了疾病的症象与其本质不同，乃是真寒假热、真热假寒的病本表现。所谓"诸寒之而热者取之阴"，是指病本阴虚标证发热，如用石膏、黄芩、栀子、紫雪等苦寒直折之品，而热不退，治本当施生地、龟甲、牡丹皮、知母之属，阴虚发热可除，也即王冰所云"壮水之主，以制阳光"。然"热之而寒者取之阳"是指病本阳虚阴盛，故辛热散寒，如用麻黄、荆芥、细辛、桂枝而寒不退，治本当附子、干姜、肉桂、鹿角之药，阳虚恶寒可蠲。

诸如此类，不胜枚举。未能"对症下药"，见寒热之，见热寒之，见咳治咳，见喘定喘，如此治之，也可能暂时奏效。然不详审病因、不遵辨证求本之旨，致使邪气内陷，深伏于里，最终酿成大病，不亦晚乎？因此，应重视求本在临床上的重要意义。

急性病毒性脊髓炎之治

病案举例

姚某某，男，18岁，1980年10月14日入院。

6天前，患者因长途骑车，汗出受风。当晚突感额部剧痛，周身不适，胸部牵及少腹胀满且痛，双下肢发凉，麻木痿软无力不能行走。当地卫生室给予复方阿司匹林及羚翘解毒丸，并肌注两针（药名不详），症状如故。3天后症状加重，遂至县医院就诊，诊断为急性病毒性脊髓炎，未作处理，于14日转我院，诊断为痿证。刻下症：胸脘牵及腹部胀痛拒按，身热汗出，面目俱赤，口渴喜凉饮，烦躁不安，已近8日无大便，下肢麻木痿软无力，舌质红，苔黄厚且干，脉象沉弦滑大。

辨证：热结阳明胃腑，腑气不通。

治法：软坚攻下，通腑泻实。

处方：枳实9g　　　　大黄6g　　　　芒硝12g　　　　厚朴9g

　　　生姜9g　　　　半夏12g　　　　瓜蒌30g

3剂，水煎服。

二诊：药后大便已通，臭秽异常，胸腹胀痛减半，双下肢已微微能动，可抬高30cm左右，舌苔稍退略黄，脉弦滑稍沉，唯胃脘痛甚，小便仍不得自解，阴茎痛，后改用调胃承气汤加味。

处方：芒硝9g　　　　大黄6g　　　　金钱草30g　　　　生草梢12g

　　　木香9g　　　　麦冬30g　　　　鸡内金10g　　　　莱菔子12g

　　　琥珀面^冲3g

三诊：服3剂后，胃纳已如常，搀扶已能缓缓步履，唯下肢少力且麻，并有凉感。嘱其加强功能锻炼，再拟调理脾胃，散风活络，养血荣筋之剂。

处方：生黄芪30g　　　焦白术12g　　　宣木瓜15g　　　草豆蔻12g

　　　麦谷芽^各15g　　威灵仙12g　　　鸡血藤30g　　　杜仲炭12g

　　　乌梢蛇12g　　　秦艽12g　　　大熟地12g　　　怀牛膝15g

　　　络石藤15g

3剂，水煎服。另配虎潜丸服用，每日两次，每次1丸。

四诊：药后症状大减，下肢较前稍有力，发凉减轻，舌质淡红，苔薄，脉弦滑。嗣后拟前方加减连服30余剂，步履已如常人，痊愈出院，随访未见复发。

按语：患者长途疾行，阳气膨胀，有失"阳气者，所以温分肉，肥腠理，充皮肤，司开阖者也"之责，故不得卫外而为固，使之开阖失司，腠理开汗大泄，寒邪乘虚入侵，湿热之气被遏，阻于经脉，不通则痛。正如《素问·生气通天论》云："湿热不攘，大筋软短，小筋弛长，软短为拘，弛长为痿。"此其一也。《素问·痿论》谓："有所远行劳倦，逢大热而渴，渴则阳气内伐，内伐则热舍于肾。肾者，水脏也，今水不胜火，则骨枯而髓虚，故足不任身，发为骨痿。故〈下经〉曰：骨痿者，生于大热也。"因大热，伤津耗血，津血乃阴之属，阴者水之性，水不能涵养肝木，肝主经筋，失于荣养而发为痿症，此其二也。本例病症，实属气阴两虚，本虚标实之证，因热结阳明胃腑，出现痞、满、燥、实、坚，实邪积热，伤阴耗液，故有口干口渴喜饮，胸腹痛而拒按；

热扰心神，则烦躁不安，上扰清窍则头痛欲裂；汗出气虚，卫外不固，寒邪入侵，气血痹塞，筋脉失濡，则下肢无力痿软麻木。总之痿之成因甚多，不尽相同，治疗亦异。但一般"治痿独取阳明"，实为治痿之大法，以补虚为主。然此患者虽本虚而以"胃家实""阳明腑实"证为急，故择其急则治标之法，施用承气之辈而首获大功。嗣后造方施药，以固护后天，滋养肝肾，散风活络为治，病愈出院，西医检查：神经系统及各种化验指标均正常。

| 解毒利湿软肝汤效用 |

针对临床常见肝病，余自拟解毒利湿软肝汤一方。药物组成：白花蛇舌草、虎杖、茵陈、土获等、穿山甲、制鳖甲、桃仁、丹参、土鳖虫、川楝子、鸡内金、太子参、野于术。本方主治胁痛、积聚、癥瘕、臌胀（早期肝硬化、轻度腹水等），且根据临床症状，加减变通，疗效卓著。组方分析：白花蛇舌草清热利湿解毒，虎杖《名医别录》记载："主通利月水，破留血癥结。"茵陈《名医别录》记载："通身发黄，小便不利，除头热，去伏瘕。"土获等《本草纲目》云："健脾胃，强筋骨，去风湿……恶疮痈肿。"四药相合重在清化湿热，解毒利肝，辅以散结化癥。穿山甲《本草从新》曰："善窜，专能行散，通经络达病所。"制鳖甲《神农本草经》云："主心腹癥瘕坚积、寒热，去痞，息肉，阴浊……"二药配伍入肝脾血分，既能滋阴退热，又可软坚散结，对肝硬化、肝脾肿大有较明显的临床效果。桃仁《名医别录》曰："止咳逆上气，消心下坚，除卒暴出血，破癥瘕，通脉，止痛。"丹参《神农本草经》云："主心腹邪气……寒热积聚，破癥除瘕，止烦满，益气。"二药合用入心肝二经血分，有祛瘀活血、凉血消肿之功。土鳖虫《药性论》记载："治月水不调，破留血积聚。"三药据现代药理研究证明，可促进肝脏生理功能好转，并能促进肝脾肿大缩小柔软。川楝子《用药法象》云："入心及小肠，止上下部腹痛。"与鸡内金合用可理气和肝，止痛散结，健胃消食，行痞除满。佐以野于术燥性少，补气力强，合太子参健脾益气，以强后天之本，实宗"见肝之病，当先实脾"之旨。由此可见本方具有活血化瘀、软肝散结、解毒利湿、益气健脾之效。

临床加减用药：湿热蕴结于上加黄芩、桑白皮；湿热中阻加川黄连、川厚朴；湿热在下加炒苍术、盐黄柏；大肠湿热加秦皮、地榆、败酱草；膀胱湿热加金钱草、野菊花、车前子；湿热郁于肌肤加山栀仁、青连翘；毒热入于血分加制大黄、粉丹皮、垂盆草、半枝莲；营分郁热加水牛角、赤芍、紫草；热重于湿，毒热偏盛加龙胆草、蒲公英、板蓝根、青黛；湿重于热，湿浊偏盛加清半夏、生薏苡仁、草豆蔻；肝郁血瘀酌加土鳖虫，慎用三棱、莪术、西红花；肝郁气滞加醋柴胡、青陈皮、制香附；软坚散结加生牡蛎、盐桔核、荔枝核；气火郁结加夏枯草、焦栀子、粉丹皮；肝肾阴虚加润玄参、女贞子、旱莲草、桑椹子；肝血虚亏加大当归、大熟地、杭白芍、阿胶珠；阴虚有热加肥玉竹、大生地、制龟甲、川石斛、麦门冬；中气不足加西洋参、炙黄精、怀山药；肾阳不足，命门火衰加仙灵脾、仙茅、巴戟天、肉桂心、菟丝子。根据临床用药观察，对周身浮肿伴有轻度腹水者可选用汉防己、黑大豆、赤小豆、玉米须、胡芦巴、冬瓜皮、生薏苡仁、盐泽泻、猪苓等；对蜘蛛痣、毛细血管扩张、血小板偏低者，可选用蒲黄、羊蹄根、白茅根、生藕节、大生地、粉丹皮、润玄参、青连翘、广角、犀角、焦山栀、荷叶、地骨皮、小蓟、花生衣等。上药治证可见营热伤络而现目赤、鼻衄、齿衄、肌衄（皮下出血）等。

按语：此方根据余多年临床实践，反复推敲，筛选拟定，并依具体病情特设加减用药规范。本方治以攻补兼施，扶正祛邪，采取急则治标、缓则图本的治疗方案，经临床验证，疗效甚佳，同时也体现了辨证与辨病相结合的学术观点和治疗肝病重在解毒利湿、软肝护脾的独到疗法。

|外感疾病寒热病因之辨|

外感疾病，不外风寒、风热两大类，倘若不明寒热致病之因，盲目采用"寒者热之""热者寒之"之法，在某种程度上极易造成延误之弊。风寒与风热皆是自外侵袭人体而致病，故"有一分恶寒，便有一分表证"。寒与热是两种不同性质的致病因素，作用于人体又可反映出不同的病症表现。风虽为阳邪，善行数变，但与寒热结合，又可形成但寒无热的风寒证及但热无寒的风热（风温）证。就外感而言，天地之影响、季节气候之变化、人体素质之差异、感邪轻重之不同、病程之长短与疾病的预后都有直接的关系。

张仲景在《伤寒论》中指出："伤于寒，一日太阳，二日少阳，三日阳明，四日太阴，五日少阴，六日厥阴，六经传遍，七日必愈。"但临床常见普通感冒竟有10日不愈，甚或数月以致半年不愈者，原因何在？其可能是多方面导致的，如辨证不准，审因不确；感邪寒热，多寡不清；患者延误，病机转化；素体虚弱，病邪内陷……临证时，医者要从宏观和微观角度诊视病人，切忌"头痛医头，脚痛医脚"。首先应从病人发病的全过程辨证，比如畏寒与恶寒有别。畏寒，喜暖近火，多加衣被可解，此为阳虚，脉当沉弱而缓，倘若表受寒邪伤风，脉当稍浮，治宜温里解表。外感恶寒，身冷疼痛，多加衣被而不解，此乃卫阳被遏，营气不利，脉浮紧无汗是也，法当辛温解表。外感寒热多寡不同，但恶寒不热，周身疼楚，头痛项强无汗，咽不痛口不渴，舌淡苔白，脉浮紧，方用麻黄汤或葛根汤；但恶风微汗出，头痛鼻塞，脉浮缓，方用桂枝汤加减；恶寒重，发热轻，头身疼痛，或有汗，或无汗，咽干口燥，舌尖口唇薄白，脉浮稍数，方用荆防败毒饮；恶寒轻，发热重，头痛身热，咽痛口干，大渴引饮，便干溲赤，舌红苔黄，脉浮数有力，方用银翘散为之；若身热不甚咳嗽较著，桑菊饮治之；但恶热不恶寒，身大热，口大渴，大汗出，脉洪大，阳明热盛（气分热极），当用辛甘大寒的白虎汤治之。以上仅为外感寒热治疗之大法。

治疗外感，其关键还在于辨明寒热是否同时出现，即怕冷或发热同时出现。所以提示我们临证时首先应询问病人恶风寒的同时有无发热，此为治疗之关键。临床中有相当一部分病人先冷后热，热时不冷，寒热交替出现，正如《伤寒论》少阳病之谓"口苦，咽干，目眩，寒热往来，胸胁痞满，默默不欲饮食，心烦喜呕"是症，并且"但见一证便是，不必悉具"。也就是说病邪自太阳传至少阳，在半表半里户枢之候。此时治疗并非麻桂、银翘、桑菊所为，亦并非太阳、阳明在卫、在气，而是必须采取特殊的和解之剂，诸如小柴胡汤、厚朴达原饮、七宝截疟汤等等，方能邪去人安。在治疗外感疾病中，不可忽视寒热以及寒热的多寡、发作形式和演变规律，以提高临床疗效。

| 特殊药物的使用 |

1. 藤梨根（猕猴桃根）

性味：甘、酸，寒。归胃、肝、膀胱经。

功效：清热解毒，疏风除湿，利尿。应用于胃癌、食管癌等肠胃肿瘤，临床常与石见穿、半枝莲、蒲公英、蛇莓同用。治疗风湿痹症，周身关节疼痛，常与青风藤、豨莶草、威灵仙同用。用于黄疸疾病及小便不利，短少色黄，可与海金沙、金钱草、车前子、茵陈蒿同用。

2. 凌霄花

功效：清热解毒。因其气轻而上浮，对于临床因湿热引起的疮疡、湿疹、牛皮癣等，尤其是发生在头面部位效果更好，常配以白芷、牡丹皮、赤芍、皂刺、紫花地丁等。

3. 重楼（蚤休）

清热解毒圣药，主要治疗疮疡肿毒，即走表可治湿疹、风疹、带状疱疹等疾病，又可走里清热，清理胃肠实热，常配伍连翘、地肤子、白鲜皮、滑石等。

4. 猫爪草

功效：化痰散结，清热解毒，消肿。用于瘰疬痰核，尤其近来对于治疗甲状腺结节、淋巴结核有一定的疗效，常与夏枯草、生牡蛎、土贝母、百部等同用。

5. 生铁落（铁落花）

此药质重体寒，善于潜镇肝阳上亢，或治疗痰热扰动引起的精神、神经紊乱，相当于中医学的躁证、狂证及严重的失眠等病。如出现严重的昼夜不眠而非一般药所不能及者，加上铁落花合煅磁石、生龙齿、生龙骨等；若躁扰不宁以铁落花合生石膏、生寒水石、羚羊角，水牛角粉、生大黄等。

6. 儿茶

功效：清热泻火。为治疗牙龈肿痛、出血及口腔溃疡要药，常配伍五倍子、蒲公英、荜茇、黄连等，有清热解毒，消肿止痛的功效。

7. 片姜黄

功效：行气破血，通经止痛。常用于血脉瘀滞的多种证候，治疗气滞血瘀的胸胁刺痛，常与醋柴胡、川楝子、延胡索、络石藤合用；若血滞经闭引起的腹痛，又配以三棱、莪术、当归、川芎。

8. 厚朴花

此药辛温体轻上浮，具有芳香化湿，醒脾开胃，行气宽胸之效。适用于体弱气滞引起的胸闷不适、胃满纳呆等，可合用砂仁、苏梗、炒莱菔子等。

9. 功劳叶

功效：清热泻火，燥湿解毒。治疗咽痛红肿可合用北豆根、马勃、锦灯笼；治疗湿热下痢、黄疸、吐血、牙龈出血，可加木香、金钱草、荷叶；若目赤肿痛，可加夏枯草、胆南星、决明子、密蒙花等。

10. 白梅花（绿萼梅）

功效：解郁除烦，开胃生津。特别是由于气滞不舒，脾气困顿，不思饮食者，可参用砂仁、苏梗、焦三仙、莱菔子；若痰气交滞咽中似有物咯之不出，吞之不下，如梅核气者，可合用生牡蛎、昆布、香附、合欢花、厚朴、茯苓、半夏，效果显著。

11. 人参叶

此药补气之力较缓较平，但滋阴生津之力较著，常治疗因胃阴不足，暑热伤气耗津，以及阴虚内热引起的乏力、纳呆、口干口渴。另外经过研究，本品具有抗疲劳以及增强肾上腺皮质功能的作用。

12. 石见穿（石打穿）

功效：清热解毒，活血化瘀。临床常用于噎膈、反胃，相当于食管癌、贲门癌、胃癌，常与蛇莓、藤梨根、半枝莲、白花蛇舌草合用；若食后即吐者，可用2～5岁男孩童便兑入石见穿的煎液，徐徐咽之显效。

13. 鹅不食草

主治外感风寒闭阻三阳之首，引起的头面胀痛，鼻塞流涕，多用于慢性鼻炎，急性发作以及过敏性鼻炎，喷嚏不止常与浮萍、辛夷、黄药子、羌活同用；若出现风疹、荨麻疹等周身瘙痒较著，可加防风、连翘、蝉蜕、六一散等。

14. 木蝴蝶

功效：清热育阴，生津止痛。用于阴虚内热而致的咽干且痛，常与天花粉、玄参、百合、蝉蜕之品合用。

15. 水红花子（狗尾巴花）

功效：散血消瘀，消积止痛，利水消肿。治疗长期瘀血阻络而引起的两胁作胀、胃腹胀满、水湿内停导致的水肿等，可合用川楝子、青皮、莪术、焦三仙、槟榔、胡芦巴等；若腹部食积不消（小儿痞块积聚）可合用生牡蛎、鸡内金、焦山楂、水蛭；若颈部淋巴结核可合用夏枯草、刺蒺藜、皂刺、生牡蛎、土贝母。

16. 土贝母

攻效：清热散结，消肿止痛。常合用生牡蛎、蒲公英、连翘、夏枯草、昆布、天花粉，治疗甲状腺结节或甲状腺瘤；若皮肤疮疡瘙痒，可与皂刺、紫花地丁、金银花合用。

17. 红景天

功效：清肺补气，养心益智。适用于身体虚弱，短气乏力，胸闷胸憋等。西医学认为，针对缺血造成的疲乏少力、呼吸迫促，本品可起到强心、抗疲劳、抗过氧化作用，常与丹参、太子参、党参、人参合用。本品还具有活血化瘀功效，若见瘀血引起的口鼻发青，舌质紫暗，可加当归、西红花。

18. 龙葵

功效：清热解毒，活血消肿，通利小便。用于咽喉肿痛，常与锦灯笼、大青叶、北豆根、金荞麦合用；若疮疡肿毒，瘙痒异常，可加紫花地丁、蒲公英、苦参、皂刺等。此药可用于多种癌症，特别对于胃癌、鼻咽癌、子宫颈癌、膀胱癌等，如胃癌可合用白英、半枝莲、蛇莓；鼻咽癌可合用黄药子、白花蛇舌草、石上柏；子宫颈癌可加天南星、墓头回（败酱草根）、土茯苓；膀胱癌可合用白英、天葵、白花蛇舌草；肝癌可合用鳖甲、莪术、斑蝥等。

19. 分心木（隔心木、胡桃夹）

功效：补肾固精。若有遗精、滑精等精关不固者，可加金樱子、芡实米、五味子收摄精关；若有遗尿不止者可加覆盆子、桑螵蛸、煅牡蛎等；若有肾不纳气，久咳久喘不止者，可加蛤蚧、百合、冬虫夏草。

20. 杜仲

性味：甘，温。归肝、肾经，主产于云南、贵州、四川、湖北等地。

功效：补肝肾，强筋骨，安胎。

在临床上主要治疗由于肝肾不足（阴虚阳虚皆可用）导致腰膝酸软无力且伴

疼痛，下肢痿证及下肢酸软，或阳痿，小便频数。此药炒用药力大，故常配伍使用，如青娥丸、健腰丸（《和剂局方》），配伍补骨脂、大蒜、核桃肉、杜仲。治疗周身酸楚无力，筋骨较弱，配方如金刚丸（《张氏医通》），配伍肉苁蓉、菟丝子、杜仲、萆薢、巴戟天、紫河车、鹿胎。

现今通过临床观察，其配伍川续断、狗脊、桑寄生、杜仲等强筋壮骨，效果更好。偏于阴虚者配以山茱萸、鸡血藤、熟地、山药、枸杞子、桑椹、生阿胶；偏于阳虚者可合用仙茅、仙灵脾、肉桂、鹿角胶、鹿胎、菟丝子。另外本品是临床上保胎的圣药，用于肝肾不足而胎动不安者，如杜仲丸（《证治准绳》）；治疗妊娠胎动，腰痛而坠，本药可合用桑寄生、山茱萸、熟地、山药等。本品还可作为泡酒料之一，配伍杜仲、枸杞子、狗脊、肉苁蓉、锁阳等。

21. 虎杖

性味：苦，寒。归肝、肺、胆经。产于我国大部分地区。

功效：祛痰止咳，利湿退黄，清热解毒，活血行瘀。临床主要用于肝胆湿热引起的黄疸以及湿热引起的带下、阴痒、热淋等。治疗胆囊炎、胆结石、黄疸性肝炎，伴黄疸指数升高，常配以金钱草、海金沙、茵陈、蓼大青叶、白茅根、六一散、地耳草、垂盆草。

治疗疮疡肿毒，大便秘结，热病大热烦渴，可加知母，生石膏，连翘，生寒水石，天花粉。外用研末加麻油或浓茶叶调涂，可治烧伤、毒蛇咬伤等。若小便疼痛，热淋者可加金钱草、龙葵、木通、萹蓄、瞿麦、通草、琥珀面、车前子、灯心草。

22. 水蛭

性味：辛、咸，平，有小毒。归肝经。

本品为活血化瘀、破血消癥要药，可治疗臌胀（癥瘕积聚）。用于胸痹疼痛（冠心病、心绞痛）时，可加入3～5g，最多可用9g。堕胎或治疗胎死宫中不下者，常配伍三棱、莪术、当归、土鳖虫、虻虫、山甲、三七。另外，本品还可治疗颜面中风、周围性面瘫、中枢性面瘫等。

学术传承
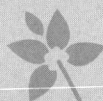
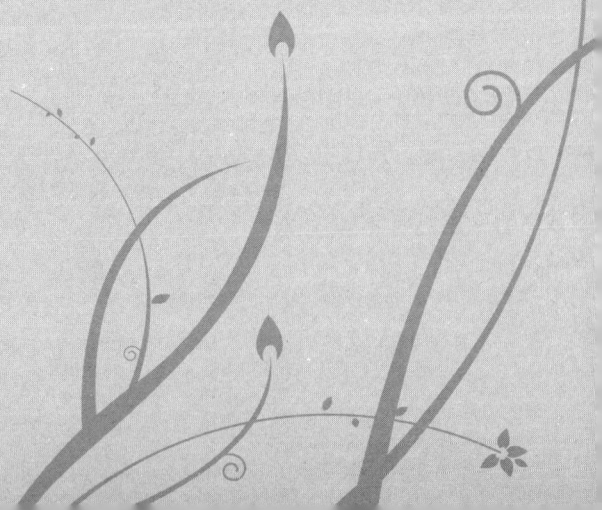

|从肝论治眩晕经验|

金宇安教授是北京市中医药"薪火传承3+3工程"基层老中医传承工作站指导老师，全国首批名老中医学术经验继承工作屠金城教授的继承人，从医40余年，饱览医学典籍，反复潜心钻研医理，精研临床。笔者有幸跟随金宇安教授临证学习，受益匪浅。金教授在对脾胃病论证精微的同时，从肝论治眩晕、昏蒙等症也有显著疗效，现将其经验总结如下。

一、从肝论治的临床思路

1. 病因病机

眩晕在临床上比较常见，随着现代人生活水平的提高、饮食结构的改变、工作压力的增大，发病有逐年上升之势。眩晕最早见于《内经》，称为"眩冒""眩"。如《灵枢·口问》云："上气不足，脑为之不满，耳为之苦鸣，头为之苦倾，目为之眩。"眩晕多与肝脾肾功能失调及风、火、痰、瘀、虚有关，而其中主要责之于肝，《素问》有"诸风掉眩，皆属于肝"之说。眩晕的缘由在病机方面形成了因风、因痰、因火、因虚等不同流派。临证所见，以虚中夹实为多，虚多为肝肾阴虚、髓海不足、清窍失养；实多为肝火旺盛、肝阳上亢、痰浊中阻、气血瘀滞，以致脑转耳鸣。

金教授认为"肝为多气多郁之乡，郁离不开肝，肝郁气滞则化火生风"，正如朱丹溪所云"气血冲和，百病不生，一有怫郁，诸病生焉""气有余便生火"，火极生风，进一步提出了肝病与情志郁结的病理关系。肝气、肝风、肝火三者同出异名，肝气是火升、风动的前提，而肝火、肝风是久郁的发展。肝病的产生并不是单一性的，季节气候的影响、冷暖寒温的不适、精神情志的变化、嗜酒肥甘的无度等皆可造成肝病。现今之人，常因生活节奏加快，工作压力增大，情志不遂，加之嗜酒肥甘，饥饱劳倦，损伤肝脾，肝胆不畅，郁而化火，横逆犯脾，脾失健运，痰湿内生，郁久化火，痰火上扰，清阳不升而引致眩晕。

2. 辨治要点

眩晕一症，金教授认为，虚者居其四五；肝热夹痰者十之二三；兼夹湿、夹瘀、夹风者居之一二；实者只居其一二。从人体五行生克制化角度来看，心火焚肝木，肺金不制肝，土盛而木摇，水不涵肝木。从六腑运化来析，胆气盛实可影响肝之疏泄，胃气困顿又会造成肝气之失调，三焦通路之闭又可导致肝气之失畅。所以肝之疾，一定要观乎其他脏腑，掌握兼病、合病、并病的关系，才能辨证准确，避免差池。临证中主要常见以下证型。

（1）阴不制阳，肝阳上亢：肝气亢盛，肝阳暴涨，即所谓"气复返则生，不复返则死"。多症见眩晕明显、持续，或伴有头痛，急躁易怒，失眠多梦，面色潮红，脉弦而大。治当壮水之主，以制阳光，补益肝肾之阴，以敛戢肝木。

（2）肝胆湿热，循经上扰：由于外感湿热之邪加之饥饱失常、过食肥甘生冷或饮酒过度，饮食不节损伤脾胃而致湿热相生，蕴于肝胆，随肝气上逆，清窍受扰。多症见头晕、昏蒙，目赤多眵，口苦而黏，或伴呕恶，小便短赤，大便黏滞不爽，舌红，苔黄腻，脉弦滑。应清利肝胆湿热，使头目清阳免受其扰。

（3）肝脾不和，风痰浸淫：肝木克伐脾土，脾失健运，酿湿生痰，肝风引动伏痰，风痰上扰清窍。症见眩晕突作，肢体震颤或筋脉拘急。"见肝之病，知肝传脾，当先实脾"，故首先应扶助中焦，健运脾气，以强后天之本。

（4）水不涵木，髓海空虚：体虚年老或劳倦过度，可致耗伤精气，肾阴不足，导致水不涵木，肝肾两虚，不能上充髓海。症见上午眩晕明显，耳鸣如蝉，睡前明显，伴腰膝酸软，舌淡或舌红无苔，脉沉细。治以滋水涵木，补益精血以填髓。

（5）肝失条达，瘀阻窍络：精神长期处于紧张、焦虑状态或情绪不稳定，直接影响肝脏的疏泄功能，肝失条达，肝气郁滞，久病入络，以致血脉瘀阻不畅。症见眩晕以午后或傍晚多发，头晕多伴有头部刺痛，舌暗，脉象沉弦而滞。因"木郁达之"，故调畅肝木至关重要。

二、常用方药

从肝论治眩晕，金教授常用天麻、生龙骨、生牡蛎、石决明平肝降逆；醋柴胡、夏枯草、草决明、决明子清利肝胆；当归身、杭白芍养血柔肝；兼有肝胆湿热者，酌加龙胆草、茵陈、藿香、佩兰、粉丹皮、泽泻、虎杖、马鞭草清利湿热；痰湿偏重者选用橘红、茯苓、法半夏、竹茹、胆南星、白前化痰；红景天扶正固本；女贞子、旱莲草、生地黄平补肝肾，免生滋腻。

三、病案举例

王某，女性，65岁。

主诉：眩晕1月余。视物旋转，目赤，眼部分泌物多而黏，伴咽痛，口干，咽痒干咳，心烦易怒，舌红，苔黄腻，脉滑数。患者素喜食油腻，既往有高血压病史10余年。

辨证：肝肾阴虚，湿热内蕴。

治法：补益肝肾，清热化湿。

处方：

茵陈20g	钩藤9g	天麻10g	草决明10g
龙胆草10g	夏枯草12g	青木香9g	菊花12g
滑石15g	红景天10g	藁本9g	黄芩12g
四季青10g	地骨皮20g	知母15g	炒栀子10g
淡豆豉10g	生地黄30g		

7剂，水煎服。

二诊：服药后，头晕明显减轻，睡眠欠佳，舌淡红，苔薄微黄，脉沉滑。此为肝胆湿热渐去，余热未清，治以平补肝肾，清热除烦。上方去龙胆草、滑石、栀子、四季青，加女贞子15g、泽泻10g、合欢皮12g、珍珠母^先30g。继服7剂病愈。

按语：患者平素性情急躁，气机不舒，日久则郁而化火，加之老年人，真阴渐亏，水不涵木，阴不制阳，阳亢化火生风，因素嗜油腻，脾失健运，又为肝木所克，痰湿酝酿，肝风夹湿，上窜巅顶，发为眩晕。肝开窍于目，肝火扰动，则目赤；火为热邪，内耗阴液，以致咽痛、口干；舌红苔黄腻，脉滑数均为肝火夹痰湿之象。本病涉及肝、脾、肾三脏，由肝风引动而发，即为兼病。金教授重用茵陈，以之为君药，在治疗肝胆不利所致诸疾中尤为多用。现代药理学证明，茵陈有显著的保肝作用，同时还有利胆、促进胆汁分泌、增加胆汁中胆酸和胆红素排出的作用。另外，金教授在临床中还擅用红景天补肾、益气活血，以达到扶正固木的目的。

四、小结

中医学认为"头为诸阳之会""唯厥阴肝经，能上达巅顶"。肝体阴而用阳，具有刚柔曲直之性，有畅达敷布一身之阴阳气血之功。肝病还易犯脾，肝血需肾精滋养。金教授认为眩晕一症，其发病多与肝脏病变有关，且多为本虚标实，肝血虚或肝肾阴虚为本，后有风、火、痰、湿、瘀等浊邪上干清窍，造成气血运行阻滞，清阳之气不得上举于脑窍，发为眩晕。治疗肝之疾，一定要观乎其他脏腑，掌握兼病、合病、并病的关系，明辨致发本病的主要矛盾，要谨遵"伏其所主，先其所因"之旨。金教授正是基于这一临床治疗规律，根据肝脏本身的生理功能——主藏血、主筋膜、开窍于目、在志为魂、罢极之本、权主疏泄条达、其性体阴用阳的特点，故在临证时补偏救弊，释缚肝脏之累，恢复肝脏之能。"不可拘泥，当须活用"，如此治疗才有方寸。

| 论治黄疸病经验 |

黄疸是以目黄、身黄、小便黄为主症的一种病症，其中目睛黄染尤为本病的重要特征。《内经》中即有关于黄疸病名和主要症状的记载，如《素问·平人气象论》言："溺黄赤，安卧者，黄疸……目黄者，曰黄疸。"汉代张仲景的《伤寒杂病论》把黄疸分为黄疸、谷疸、酒疸、女劳疸、黑疸5种，其创制的茵陈蒿汤成为历代治疗黄疸的重要方剂。《诸病源候论》《圣济总录》两书中均提到"阴黄"一证。元代罗天益在《卫生宝鉴》中又进一步把阳黄与阴黄的辨证施治加以系统化，对临床具有重要指导意义。程钟龄的《医学心悟》创制的茵陈术附汤至今仍为治疗阴黄的代表方。

通过多年的临床实践，金教授认为黄疸病因复杂，因于内者，饮食不节，肥甘厚味，嗜酒浓茶，七情所伤。因于外者，自然环境的影响、季节气候的变异、六淫侵袭，均可导致湿热发黄、火劫发黄、燥热发黄、寒湿发黄以及虚黄等。然黄疸又分为阴黄与阳黄之别，阳黄大多湿热相搏，阴黄乃寒湿作祟。

一、施治原则

1. 治黄先解毒，毒清黄自除

（1）化湿解毒：使用芳香化湿或辛凉之品，配合苦寒燥湿、清热解毒药物，如野菊花、藿香、佩兰、茵陈、白豆蔻、黄芩、黄连等。

（2）凉血解毒：湿热滞于血脉，热盛于湿者，当清解血中之毒热，药用：板蓝根、白茅根、青黛、草河车、蒲公英、金银花、土茯苓、牡丹皮、大黄、白花蛇舌草等。

（3）泻下解毒：湿热之邪趋于下焦，采用以二便通利导邪外出的方法。药用：败酱草、秦皮、黄柏、川萆薢、大黄、大豆黄卷、北胡连、白头翁等。

（4）祛湿解毒："治黄不利湿，非其治也"，故利小便是治黄的根本大法。药用：车前子、木通、白通草、萹蓄、瞿麦、金钱草、六一散、猪茯苓、赤小豆等。

2. 治黄当治血，血行黄自退

湿热久酿，蕴于血分，故有"瘀热发黄，瘀血发黄"之证，治当以凉血活血、温通散瘀之法。

（1）凉血活血：清血中之热，散血中之瘀，使血脉和畅，湿热得除。药用：牡丹皮、白茅根、生地黄、藕节、小蓟、赤芍、大黄等。

（2）养血散瘀：湿热瘀滞血脉，邪热灼耗阴血，故采用此法。药用：红花、益母草、当归、泽兰、郁金、丹参、白芍、香附、阿胶等。

（3）温通化瘀：血寒瘀滞或湿从寒化，血脉瘀阻，当行温阳通脉的药物。药用：嫩桂枝、炮附子、威灵仙。

3. 治黄要治痰，痰祛黄自蠲

湿热蕴结，久酿成痰，痰滞血络，郁而发黄。治当化痰行血、活血祛瘀之法。药用：橘红、瓜蒌、天竺黄、冬瓜仁、杏仁、莱菔子、青礞石、郁金、炙杷叶、旋覆花等。

二、病案举例

患者甲，男，46岁。

主诉：全身发黄1月余。患者1个月前饮酒后突感右上腹疼痛，B超提示：胆结石，胆管阻塞。予杜冷丁止痛治疗。3周前突然出现全身发黄，色暗，尿黄，头晕，口苦，乏力，不思饮食，舌红，苔黄腻，脉滑数。既往体健，有饮酒史，性急易怒。

中医诊断：黄疸。

辨证：肝郁气滞，湿热内蕴。

治法：清热利湿，利胆退黄，疏肝解郁。

处方：茵陈60g   滑石块20g   法半夏10g   藿佩^各10g

       柴胡12g   川楝子10g   延胡索15g   生牡蛎45g

       金钱草45g   炙鸡金30g   川厚朴15g   海金沙30g

       焦四仙40g   生大黄15g   益母草30g   桃红^各20g

       赤芍30g   虎杖10g   生姜片3片

7剂，水煎服，日两次。

二诊：患者服用1周后黄疸渐轻，仍感头晕，乏力，舌红，苔黄略腻，舌底脉络瘀滞。辨证同上，加强清热活血散结之力。上方加炒栀子20g、三棱12g、马鞭草10g、穿山甲9g，再服5剂。

最终，患者经服12剂汤药后黄疸消退而愈。

按语：本方充分运用了金教授总结的施治要则，黄疸的病因病机大多由于湿热内蕴于血分居多，湿热是脏腑功能失调的病理产物，又分为湿重于热、热重于湿两类。热重于湿大多采用大剂量清热解毒、清热利湿之品，从气分入手，达邪外透，荡邪泻下。湿重于热大多施以利湿健脾、和胃安中之法，这是祛邪治本之法。再施以芳香醒脾、化湿和中、活血利湿、健脾利湿之法。方中茵陈、滑石、半夏、藿佩化湿清热，芳香健脾为主；并根据"湿得温则行"的理论，加少许生姜片以起到祛除湿邪的目的；遵从"木郁达之、火郁发之、湿邪利之、脾郁调之"之理，选用川楝子、柴胡、延胡索、生牡蛎等以疏肝解郁；益母草、赤芍、桃红养血散瘀；予大黄、金钱草、海金沙泻下解毒，导邪外出；予鸡内金、厚朴、焦四仙消食导滞，调畅气机。诸药合用，配伍得当，疗效显著。

总之，在治疗黄疸时，不论阴黄、阳黄，定要"知其所因，伏其所主"，充分运用中医理论，审证求因，辨证施治，才能取得疗效。

| 论治脾胃病经验 |

金宇安教授，从医数十载，素承家学，又师从全国著名专家屠金城教授，善理杂病沉疴，临床尤精于脾胃病，在学术思想崇尚脾胃学说，注重以胃气为本，在长期的医疗实践中形成了一套治疗脾胃病的临床经验，疗效卓著。笔者有幸跟师学习，聆听教诲，获益匪浅，现将其论治脾胃病经验总结如下。

一、补脾气，益脾阴

《灵枢》中记载"有胃气则生，无胃气则死""五脏六腑皆禀气于胃""谷气通于胃"。李杲《脾胃论》则创造性地提出"内伤脾胃，百病由生"的理论，说明脾胃在保持人体健康，抵御疾病中起到重要作用。金教授推崇李杲"人以脾胃中元气为本"的思想，认为脾胃是五脏生理活动的枢纽。脾胃受损，五脏受染，如土不生金、土不制水等。脾胃为后天之本，后天失养，则变证百出。故临床中，金教授尤注重补益脾胃。脾属阴土，胃为阳土；脾为脏宜藏，胃为腑宜通；脾以补为治，上升为健；胃以通为用，下行则顺。"太阴湿土，得阳始运"，故临床常以黄芪、太子参、茯苓、白术等补脾气；因脾失健运，水湿不得运化，易致湿邪留踞，临床常见脾虚生湿之症候，故加入厚朴、生薏苡仁、白豆蔻等燥湿利湿之品；"阳明阳土，得阴始运"，故常加用苏梗、厚朴、陈皮等降胃之品，还常加入山楂、神曲、焦三仙等醒脾开胃之药，以促脾胃功能的恢复。对于补脾气的药，金教授最善用黄芪，以黄芪不仅甘温益气，补脾兼能护肺，因母子相生之故，且用药剂量宜大。

朱丹溪曰："脾具坤静之德，而有乾健之运，故能使心肺之阳降，肝肾之阴升，而成天地之交泰，是为无病。"又云"脾土之阴受伤，转输之官失职，胃虽受谷不能运化。"缪仲淳《先醒斋医学广笔记》云："世人徒知香燥温补为治脾虚之法，而不知甘寒滋润益阴之有益于脾也。"金教授认为脾虚日久则阴亏，脾之营阴耗伤，宜补阴扶阳，脾阴复，健运得司，诸症可减。临床常用沙参、黄精、麦冬、玉竹、石斛、山药等甘寒濡润之品，现将病案举例如下。

关某，女。手术后，呃逆频而声小，体瘦神疲，气短懒言，心慌眠差，午后颧热，口干口渴，不思饮食，大便干，小便短赤。舌红无苔欠津，脉沉细数而无力。

辨证：气阴两虚，胃津不足。

治法：益气养阴，生津止呃。

处方：太子参12g　　北沙参15g　　盐知母9g　　大生地12g

　　　粉丹皮9g　　　肥玉竹9g　　耳环石斛9g　缩砂仁^后6g

　　　怀山药12g　　生麦芽15g　　麦门冬9g　　莲子肉9g

服3剂后，感觉精神好转，气力有加，呃逆稍减，口干尚调，舌脉同前，上方继7剂而愈。

二、善调气机升降

脾气主升，为胃行其水谷精微及津液水湿之化；胃气主降，为脾行其受纳腐熟之功。胃气降则水谷下行而无停滞积聚之患。脾升胃降，共同完成腐熟水谷，化生气血及升清降浊之功，使气机生生不息。正如《素问·经脉别论》云："饮入于胃，游溢精气，上输于脾，脾气散精，上归于肺，通调水道，下输膀胱，水精四布，五精并行"。故脾胃升降失调，则会产生一系列病理变化，以脾之升清与胃之降浊功能失衡为主。脾气宜升而反见下陷，可见便溏、飧泄，甚则短气、昏蒙；胃气宜降而反见上逆，则见嗳气、反胃、呕吐等症。故于补益脾胃时，常加用调节脾胃气机升降之品，如白术配枳实、枳壳配桔梗等。调畅气机，除考虑脾胃的因素，还要考虑其他脏腑气机升降失调而影响脾胃的升降，如肝失疏泄，肺失宣肃等，而不能一味只考虑脾胃。现将病案举例如下。

徐某，男。胃痛7年余，曾诊断为十二指肠球溃疡。现泛酸烧心，食后稍减，胃脘部自觉畏寒喜暖，呃逆，口干口渴，不欲饮水，大便不调，小便尚可。舌红，苔白腻微黄，脉沉弦。据析：肝气刚烈，木克脾土，故泛酸烧心，引起诸症。

辨证：脾胃虚寒，中阳不运，胃气困顿。

治法：疏肝理气，寒热平调。

处方：生赭石^先12g　旋覆花^包9g　嫩桂枝6g　　杭白芍15g

　　　炒萸连^各6g　清半夏12g　云苓块15g　缩砂仁^后6g

高良姜9g	煅瓦楞12g	海螵蛸15g	川楝子9g
延胡索9g	生姜片6g		

服3剂后，泛酸烧心明显缓解，胃脘痛减轻，呃逆好转，唯口苦纳呆。上方加青竹茹9g、生稻芽12g、生谷芽12g、生麦芽12g，再进7剂而愈。

三、喜开胃，通运兼施

金教授认为，脾胃一阴一阳，一寒一热，一燥一湿，一升一降，相反相成，协调为用，为气机升降枢纽。胃主受纳，脾主生化，虽然纳化相因，但胃纳为脾化的基础，若胃纳不开，则没有化源。故在补脾胃之前，当先开胃。而胃以降为和，脾以运为法。故降胃当用通法，健脾当用运法。如气滞者疏之以通，寒凝者温之以通，脾虚不运以健运，脾阳不振以温运。只有通运兼施，方能取得满意疗效。现将病案举例如下。

李某，女。胃胀满3月余。刻下症见：脘腹胀满，时缓时急，喜暖喜按，每日只进流食，稍进质硬食物则胃胀难忍，神疲乏力，气短懒言，大便稀。舌淡，苔白，脉沉弱。

辨证：脾胃虚弱。

治法：健脾补气，升清降浊。

处方：太子参15g	生黄芪30g	炙黄精15g	生稻芽20g
生谷芽20g	生麦芽20g	炒白术12g	枳壳12g
升麻9g	柴胡9g	大当归10g	广陈皮12g
炙甘草6g			

服7剂后，症状明显好转，可进面条等食物。继服7剂，脘腹胀满症状消失。

四、善用对药，加强疗效

金教授喜用"对药"治疗脾胃病，认为"对药"绝对不是药物的随意拼凑，更不是见寒证则热药云集，见热证则寒药聚集的杂乱无序。"对药"包涵着精深的用药经验，要根据药物的气味、归经、性能的特点，科学组合，方能起到相互协助以增药力，相互作用而展其长，两药合用另生其他作用。临床治疗脾胃病常用以下"对药"。

1. 白术配苍术

白术甘缓苦燥，气味芳香，功善补气健脾；苍术辛香燥烈，走而不守，健脾胃以燥湿，除秽浊以悦脾。两药合用，有补有泻，为健脾燥湿常用配伍。若见纳差，食后腹胀，脘闷呕恶，四肢乏力，舌苔厚腻，当补脾燥湿。而白术偏补，苍术燥湿，二者相伍可补脾益气而泻湿浊之有余，燥湿健脾以补脾气之不足。

2. 黄连配吴茱萸

黄连苦寒清热，吴茱萸辛热能入肝降逆。临床多见高龄阳气亏虚，或过用寒凉，而有寒热错杂之证。金教授将吴茱萸、黄连以1：1比例配伍，以黄连之寒清解郁热，配吴茱萸之辛热，同气相求，引热下行。且味辛能散，开其肝郁，热能治寒，去其寒凉。萸连相配，寒热并举，则复肝之调达之性，胃之腐熟水谷之功，使肝胃调和，各司其职，多有良效。

3. 川楝子配延胡索

川楝子苦寒降泻，清肝火，泻郁热，行气止痛；延胡索行血中之气滞，故能"专治一身上下诸痛"。金教授治疗胃痛多用川楝子配延胡索以止痛，疗效显著。

4. 玫瑰花配代代花

金教授还喜用玫瑰花、代代花配伍，以疏肝理气，行气宽胸，治疗因气机阻滞所致之胸闷不舒、不思饮食、呕恶等症，每得良效。并喜用生稻芽、生谷芽、生麦芽配伍，以消食宽中，使脾胃气机顺畅。

综上可见，以调和五脏、顾护脾胃、标本兼治为原则，辨病与辨证相结合，对证施治，审因辨证为金宇安教授治疗脾胃病的特色与经验。

附　录

医家简介

金宇安教授出生于北京，其祖父金亚贤老先生本为民国时期围棋国手，但感于清末、民国时期，列强侵华，国内军阀混战，百姓民不聊生，多生疾病，被外洋列强欺辱为"病夫"，亚贤公欲救民于疾苦，遂潜心研习祖国传统医学，深研《内经》《难经》《伤寒杂病论》《神农本草经》及中医各家古典医集，悬壶于京城，辨治精当，效果显著，起沉疴于危困。亚贤公常言："医者仁心。"其对待病人不论达官显贵还是贫苦之人均细心诊治，遇贫苦之人常免费诊疗，赠送药物。新中国成立以后，陈毅元帅对于围棋事业的发展非常重视，金亚贤老先生以其围棋国手之身份，受聘于中国棋院任教练，先后培养了陈祖德、吴淞笙等多位著名棋手。同时继续中医事业，曾先后为老一辈革命家、国家领导人滕代远、周荣鑫，以及梁丽珍、陈竞开等运动员诊治疾病。同时金亚贤老先生在诊病之余，于家中课训子弟，要求严格。

金宇安教授在其祖父的熏陶之下，对中医学产生了浓厚的兴趣，随其祖父学习《内经》《难经》诸经，《伤寒杂病论》《温病条辨》及各家学说，并跟随祖父应诊，后考入首都医学院（现首都医科大学）中医学专业进行系统地中医理论学习。金教授毕业后分配至北京中医药大学附属护国寺中医医院，从事中医内科工作，于1980年拜全国名老中医屠金城教授为师，成为第一批全国名老中医学术经验继承工作继承人。1994年开始承担北京中医药大学针灸推拿学院《中医内科学》授课工作，并于2004年受聘为北京中医药大学教授。

由于金教授秉承家学，酷爱中医学，读书聪颖，学以勤奋，研读经典，晓知医理，深得奥旨，加之前辈先师点校，博采名家之长，融会贯通，从理论到临床形成了一整套独特的辨证思维方法和完整的诊疗体系，为其跻身杏林打下了坚实的基础。金教授临床擅于治疗内科、妇科、外科、儿科等疑难杂病，疗效卓著，深受广大患者的好评。

临床治病，强调"百病之治，扶土为先"。因脾胃为后天之本，生化之源，只有其强健，才能祛病愈疾。金教授非常推崇李东垣"脾胃之气既伤，而元气亦不能充，而诸病之所由生也"的理论。根据脾胃的性质，脾为太阴之脏，恶湿喜燥，燥则脾之清阳之气上升温煦心肺，心肺和煦则下济肝肾，以滋肝肾，所以脾宜升则健。胃为阳明之腑，喜润恶燥，润则胃之浊阴下降以滋肝肾，所以胃宜降则和。这一升一降，一纳一运，相互为用。脾胃均属五行之土，居中央而灌四旁，脾胃得健，则五脏因此安和，所以扶土强健后天之本为第一要义。在治疗脾胃病时，除了一般的常法治疗药物之外，金教授还根据具体的病性，采用清上温下、寒温并用的方法，采用黄连、肉桂、吴茱萸、甘松、白芍、石见穿、藤梨根、干姜、附子、蛇莓等特殊药物配伍使用，收效颇捷。同时金教授也非常重视先天之本的培护。常用后天补先天之法，对于禀赋之气不足、虚劳诸损、发育不全、发脱齿摇，腰膝酸软以及早衰等等，采用脾肾双治的方法，使之肾气充盈，精气焕发，防止早衰，延年益寿。

阐病论治，重视脏腑辨证。金教授认为脏腑学说是中医学基础理论的精髓，也是辨证论治的基础。如肺为娇脏，柔金之性最畏者火也，心为君火，肝为相火，火性上炎，独升无降，则柔金必受其害，故又有"金受火刑"之谓。故在治疗上，金教授进一步强调了"欲得保金，当清其火""欲平其肝，当益其阴"，以期达到"肝升有制""肺降有权""火得水涵""肺金得安"的目的。因肝为刚脏，其性刚烈，喜调达而恶抑郁，一旦怫郁，则五脏不安，或气滞血瘀，或化火生风等等。治当平肝潜阳、清肝泻肝柔肝、温肝养肝、镇肝息风，以期达到"火郁发之""木郁达之""风郁散之"的目的。心为君主之官，《内经》云："主明则下安，主不明则十二官危矣。"心为阳脏，以阴润之为常，若外受温热之邪，内伤心血不足，心阴亏虚，尤其是肾阴匮乏，不能上济于心，则心火独亢而发病，故常用滋阴降火、清心安神，使心火得清，君主则明。

诊查入微，辨证疑难。金教授临床辨证准确，立法严谨，用药的当，尊古而不泥古，临床治疗有桴鼓之效。对于疑难杂病，金教授也有独到的见解和特殊的治疗方法，常获得满意的疗效，深受广大医患好评。

　　金教授不仅是一位学识广博、治学严谨、疗效显著的中医临床专家，同时也是一位优秀的中医教育家。他对教育学生非常重视，认为"百年大计，教育第一"，尤其是中医药人才的培养。教学期间认真备课，查阅典籍，编写教程，书写教案，教学中擅于采取"取类比象"的方法，不断加强学生的形象思维，从感性认识上升为理性认识，使学生在有限的时间内尽快掌握所学知识。临床带教工作也是如此，针对病人治疗采取中医学，四诊相参，辨证论治的法则，给学生分析病性，立法处方，进行实战演练，为早出人才，默默耕耘。2015年金教授被北京市中医管理局确定为北京市中医药传承"双百工程"指导老师，同时，金教授也是北京中医药大学附属护国寺中医医院四期院级老中医学术传承工作的指导老师，为医院培养了多位学术继承人。2014年金教授成为北京市西城区院际间继承工作指导老师，为培养辖区内中医药人才尽心竭力。